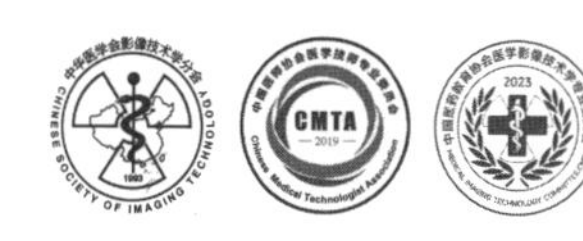

中 华 医 学 会 影 像 技 术 分 会
中国医师协会医学技师专业委员会
中国医药教育协会医学影像技术学专业委员会
组织编写

影像技师临床工作指南

主　编　余建明　李真林

副主编　马新武　牛延涛　高剑波　雷子乔　周学军　暴云锋

人民卫生出版社
·北　京·

图书在版编目（CIP）数据

影像技师临床工作指南 / 余建明，李真林主编．—北京：人民卫生出版社，2024.5（2024.8 重印）

ISBN 978-7-117-36346-4

Ⅰ.①影…　Ⅱ.①余…②李…　Ⅲ.①医学摄影－指南　Ⅳ.①R445-62

中国国家版本馆 CIP 数据核字（2024）第 097768 号

影像技师临床工作指南

Yingxiang Jishi Linchuang Gongzuo Zhinan

主　　编：余建明　李真林
出版发行：人民卫生出版社（中继线 010-59780011）
地　　址：北京市朝阳区潘家园南里 19 号
邮　　编：100021
E - mail：pmph @ pmph.com
购书热线：010-59787592　010-59787584　010-65264830
印　　刷：天津善印科技有限公司
经　　销：新华书店
开　　本：889 × 1194　1/32　　印张：12.5
字　　数：302 千字
版　　次：2024 年 5 月第 1 版
印　　次：2024 年 8 月第 2 次印刷
标准书号：ISBN 978-7-117-36346-4
定　　价：69.00 元
打击盗版举报电话：010-59787491　E-mail：WQ @ pmph.com
质量问题联系电话：010-59787234　E-mail：zhiliang @ pmph.com
数字融合服务电话：4001118166　E-mail：zengzhi @ pmph.com

编　　委

（以姓氏笔画为序）

丁金立　（首都医科大学附属北京天坛医院）
马新武　（山东第一医科大学附属省立医院）
王世威　（浙江中医药大学附属第一医院）
牛延涛　（首都医科大学附属北京同仁医院）
尹建东　（中国医科大学附属盛京医院）
吕发金　（重庆医科大学附属第一医院）
刘　杰　（郑州大学第一附属医院）
刘小明　（华中科技大学同济医学院附属协和医院）
刘义军　（大连医科大学附属第一医院）
孙存杰　（徐州医科大学附属医院）
孙建忠　（浙江大学医学院附属第二医院）
李　伟　（山东第一医科大学第一附属医院）
李　博　（河北医科大学第四医院）
李大鹏　（南京医科大学第一附属医院）
李真林　（四川大学华西医院）
李锋坦　（天津医科大学总医院）
杨　明　（华中科技大学同济医学院附属协和医院）
杨晓鹏　（郑州大学第一附属医院）
何玉圣　［中国科学技术大学附属第一医院（安徽省立医院）］
余建明　（华中科技大学同济医学院附属协和医院）
汪启东　（浙江大学医学院附属第一医院）

前　言

《影像技师临床工作指南》(以下简称《指南》)是在 2013 年出版的《放射师临床工作指南》的基础上,由中华医学会影像技术分会专家组、中国医师协会医学技师专业委员会专家组和中国医药教育协会医学影像技术学专业委员会联合编著。本《指南》主要面向我国基层医疗机构的影像技术人员,以及我国各级医院的初级和中级影像技术人员。本《指南》作为常规、基本的各种医学影像检查操作技术的工具书,力求成为随身携带的口袋书。在编写的过程中以临床实用和够用为撰写目的,强调基本知识和基本技能。

“医疗精准,影像先行;影像精准,技术先行;技术精准,规范先行”。随着我国广大人民群众生活水平的不断提高,并且对自身的健康日益重视,预防性就医和实际需求的就医有不断增长的趋势。在国家健康战略广泛实施的情况下,国家卫健委要求检查检验结果互认,以降低老百姓就医时的经济负担和精神负担,提高老百姓就医质量和就医感受。同时,在现代临床医疗工作中,望、闻、问、切、视、触、叩、听等诊疗方法的弱化,以及循证医学和精准医疗的广泛实施,各种影像检查在临床疾病的诊治中发挥着十分重要的作用。而在影像存储与传输系统

(picture archiving and communication system,PACS)等信息化手段广泛应用于医院的今天,影像技术工作人员均在第一线工作的前台。他们承担着患者的接诊,检查方法的选择,疾病的初步认知,检查后的图像是否回答了临床的问题和是否满足诊断的需要,是否决定结束检查,以及如何选择正确的影像学方法,准确诊断疾病和判断疾病转归等工作,这就依靠影像技术人员的基本技能和临床经验。可见,影像技术人员在现代化医院中发挥着举足轻重的作用。有鉴于此,各种影像检查的操作规范就显得十分重要,这就是编写本《指南》的目的所在。

本《指南》遵循医学影像技术二级学科下相关亚学科的技术更新周期不断变短的现状,紧跟医学影像技术二级学科下相关亚学科的技术日新月异的发展步伐,追踪医学影像技术二级学科下相关亚学科的技术的新方法和新技术。本《指南》共十五章,第一章为绪论,第二章为数字 X 线检查技术,第三章为 CT 成像基础与图像质量控制,第四章为头颈部 CT 检查技术,第五章为胸部 CT 检查技术,第六章为腹部与盆腔 CT 检查技术,第七章为脊柱与四肢骨关节 CT 检查技术,第八章为 DSA 检查技术基础与介入治疗技术,第九章为人体各部位血管性的介入诊疗操作技术,第十章为非血管性的介入治疗技术,第十一章为磁共振成像检查技术基础,第十二章为头颈部磁共振成像检查技术,第十三章为胸部磁共振成像检查技术,第十四章为腹部与盆腔磁共振成像检查技术,第十五章为肌肉骨骼与脊柱脊髓及外周血管磁共振成像检查技术。上述章节的撰写遵循基本知识和基本技能的原则,以临床实用为出发点,以解决临床问题为落脚点。

由于时间紧迫和任务繁重以及编者水平所限，书中的缺点和错误在所难免，在此恳请广大读者不吝赐教，提出宝贵的改进意见，以完善本《指南》的内容。

余建明　李真林

2024 年 4 月

目　录

第一章　绪　　论

第一节　数字 X 线成像技术的发展

一、数字化摄影技术

计算机 X 射线摄影（CR）的出现和发展推动了数字化摄影（digital radiography，DR）的发展进程。1986 年，布鲁塞尔第 15 届国际放射学术会议首次提出数字化 X 线摄影的物理学概念。当时 DR 技术采用的 X 线探测器是光电探测器 - 摄像管 / 电荷耦合元件（charge-coupled device）- 电视成像链，其空间分辨力和密度分辨力还不能满足临床需求。

90 年代后期，薄膜晶体管（thin film transistor，TFT）阵列等新技术的应用，使数字化 X 线摄影的探测器研制取得了突破性进展，多种类型的固态一体化平板探测器（flat-panel detector，FPD）投入临床应用，在图像质量、操作流程和检查时间等方面具有显著优势。

DR 技术成功地实现了 X 线影像的数字化采集、处理、传输、显示和存储的一体化。随着数字化 X 线摄影技术相关硬件、算法及软件的发展，DR 技术得到了飞速发展。除具有常规 DR 功能外，还兼有动态、功能、融合、能谱、组织均衡、拼接、立体、移动等多种成像功能。

二、乳腺成像技术

乳腺X线摄影早年采用钨靶X线球管进行乳腺X线摄影，获得的软组织图像对比度差，也没有合适的压迫装置，不仅容易产生图像运动性模糊，还使受检者在检查过程中接受过大的辐射剂量。1965年，第一个钼靶X线球管用于乳腺摄影；1973年，旋转阳极钼靶X线球管投入使用，同年出现自动曝光控制技术，以及压迫器在乳腺机上使用；1976年，滤线栅用于乳腺摄影；1981年，小焦点（0.1mm）的X线球管启用；1996年，电荷耦合器件应用于乳腺摄影机；2000年，全视野平板探测器投入使用；2002年，计算机辅助检测用于乳腺摄影；2004年，三维乳腺摄影技术投入使用；2006年，数字融合断层成像技术用于乳腺X线检查。

近年来，出现了光敏感性高的量子计数数字乳腺X线摄影（microdose mammography，MDM），其在提高图像质量和降低辐射剂量方面取得了显著成效。欧洲多项大样本量的临床研究表明，相较于非晶硒探测器的常规数字乳腺X线摄影系统，MDM系统可平均降低受检者约40%的辐射剂量。国内一项基于亚洲人群的辐射剂量对比研究结果显示，MDM系统可降低受检者60%以上的辐射剂量。

（余建明　吕发金　张志伟）

第二节　CT技术的发展

计算机体层成像（computerized tomography，CT）是电子计算机控制技术和X线断层摄影技术相结合的产物。

1917年，奥地利数学家J. H. Radon提出一个二维或三维的物体可以由它投影无限集合，并可以单一地重建出来；1963年，美国物理学家A. M. Cormack研究了用X线投影数据重建图像的数学方法；1971年9月，第一个原型CT设备安装在Atkinson Morley医院；1972年11月，在芝加哥北美放射学会（RSNA）年会上，物理学家Allan Macleod Cormack和工程师Godfrey Newbold Hounsfield向全世界宣布CT设备研制成功。1979年，为CT发明作出重要贡献的他们获得了诺贝尔生理学或医学奖。

早期的CT原型机只能做头颅检查。1974年，美国George Town医学中心的工程师Ledley设计出了全身CT扫描机，该阶段的CT处于非螺旋的逐层步进扫描阶段。

1989年，在传统步进扫描的基础上，CT采用了滑环技术和连续移动检查床的成像技术，实现了螺旋扫描。螺旋CT（helical or spiral CT）与非螺旋CT相比缩短了扫描时间，降低了传统CT遗漏细小病变现象的发生概率，拓展了CT在胸腹部的应用范围。

1998年，多排螺旋CT的问世，球管-探测器系统围绕人体旋转一圈能同时获得多幅断面图像，与单排螺旋CT相比，大大提高了扫描速度。多排螺旋CT增加了z轴的覆盖范围，缩短了CT检查时间，提高了运动器官的图像质量，是CT发展史上一次明显的飞跃。

2004年，在RSNA年会上推出的64排螺旋CT，又称容积CT，开创了容积数据成像的新时代。该CT的扫描速度和覆盖范围大大增加，提高了z轴方向的空间分辨力和时间分辨力，使心脏冠状动脉的图像质量得到了改善，实现了各向同性成像，使CT检查心脑血管和空腔脏器成为常规，是CT发展史上的又一次飞跃。

2005年，在RSNA年会上，西门子公司推出了双源螺旋

CT,使得CT进入“后64层时代”。双源CT使用两个X射线源和两套探测器来采集图像,两个X线球管可以在不同的能量状态下工作,通过两个X线球管在不同kV下的数据采集,实现双能量成像,拓展了CT的临床应用范围。

2007年,在RSNA年会上,日本东芝公司推出了320层CT,使CT进入了动态容积扫描时代。该CT具备320排探测器,每个探测器单元0.5mm,*z*轴宽度160mm,具备不动床就可以扫描成年人心脏或大脑的能力,获得多期相的图像和数据。同一年的RSNA会上,飞利浦公司推出的iCT具备4D扫描能力,采用128排探测器单元,每排探测器单元宽度0.625mm,总宽度80mm,具备动态容积扫描能力,机架转速0.27s/360°,使心脏冠脉成像能力大为提高。2008年5月,通过美国FDA认证的GE Discovery CT 750HD,是通用电气公司在Light Speed VCT基础上发展出来的128层CT,该CT采用Gem Stone探测器,通过球管kV(80kV和140kV)的瞬态切换,可以产生101个单能级CT图像,该CT采用能谱栅技术,在增强组织对比度、去除金属伪影、能量去骨以及区分骨质和碘等方面具有一定的临床应用价值,此次CT发展的飞跃集中在组织能量成像和功能成像方面。

CT检查的辐射剂量一直是制约其发展的主要因素之一。在扫描环节,通用电气、飞利浦、西门子和东芝都推出了自动毫安调节技术,西门子还推出了自动kV调节技术——智能最佳kV扫描技术和X-CARE技术。在图像重建环节,上述四大厂商分别推出了基于硬件水平提升的迭代算法ASiR、iDose4、SAFIRE和AIDR。在图像处理环节,又都推出了2D或3D的降噪技术。

目前常规采用的优化技术有ECG自动毫安技术、心脏滤线器、3D自动毫安技术、短几何设计和电子收集器、四维实时剂量调节技术等。CT技术的发展呈现出几个大的方向,即更宽的探测器、更快的机架旋转速度、更低的辐射剂量。CT发展的再一次飞跃是以X线剂量硬件调制和软件上的迭代算法为标志的低剂量技术,使CT检查进入低剂量、微辐射的成像时代。

人工智能技术的加入,让CT实现了智能摆位。CT搭载"数字化天眼视觉认知系统"等核心技术,实现自动定位和摆位,同时配置隔室操作的功能,使技师不需要进入CT扫描室,在操作间就可以完成设备的操作。此外,人工智能和深入学习用于迭代重建可加速图像重建的速度,改善图像的质量、降低噪声等。总之,人工智能和深入学习的应用将逐步实现智能化CT检查。

(余建明 吕发金 张志伟)

第三节 DSA技术的发展

1896年,瑞士人Haschek和Lindenthal在截肢的手上进行了动脉血管造影的实验研究;1923年,Berberich和Hirsh首次在人体上做了血管造影检查;1929年,Dos Santos采用长针经皮腰部穿刺行腹主动脉造影成功,将血管造影技术又向前推进了一步;1931年,Forsmann从自己的上臂静脉将导尿管插入右心房,首创了心导管造影术,并因此获得了诺贝尔奖;20世纪50年代的Sones和60年代Judkins开展了选择性冠状动脉造影;1953年,Seldinger经皮股动脉穿刺术,使血管造影的风险性和创伤性大为减少,至今仍在使用;1962年,Ziedes des plantes发明了X线照片减影术,获得了无骨骼重叠的脑血管减影图像;20世纪80年代初,开始了在X线电视系统的基础上,利用计算机对图像信号进行数字化处理,使模拟视频信号经过采样，再经模数转换（A/D）后直接进入计算机进行存储、处理和保存，再经数模转换（D/A）进行显示与打印，形成数字 X 线成像技术，该技术促成了专用数字减影血管造影设备 DSA 系统的诞生。

1978 年，德国的 Heintzen Brenndeke 教授领导的研究小组研制成功了第一台可实时减影的设备，对狗的心脏进行了实时减影；1979 年，Wisconsin 大学 Kruger 领导的一个研究小组最先设计出数字视频影像处理器，从而奠定了数字减影血管造影的基础；1980 年 3 月，在 Cleveland Clinic 医院安装了数字减影血管造影（DSA）的商用机。DSA 是由美国的威斯康星大学的 Mistretta 小组和亚利桑那大学的 Nadelman 小组首先研制成功，于 1980 年 11 月在芝加哥召开的北美放射学会上展示了此种商用 DSA 装置。

DSA 成像系统随着临床介入医学的发展和需求的提高，其设备的硬件与软件发展十分迅猛，新的成像技术和成像方法不断涌现。目前机器设备的性能、成像方式、采集速度和图像处理等方面都得到了极大的发展。DSA 设备呈现空间分辨力和密度分辨力高、成像的动态范围大、余辉小，可作快速采集，辐射剂量低等趋势。

（余建明　吕发金　张志伟）

第四节　MRI 技术的发展

磁共振成像（magnetic resonance imaging，MRI）是利用生物体内的磁性原子核（多数为氢核）在磁场中的特性表现而进行成像的技术。MRI 的物理基础是核磁共振（nuclear magnetic resonance，NMR）理论。

磁共振现象于1946年第一次由布洛克(Block)领导的美国斯坦福研究小组和普塞尔(Puroell)领导的麻省理工学院研究小组分别独立发现,因此布洛克和普塞尔共同获得了1952年的诺贝尔物理学奖;1970年,美国纽约州立大学的物理学家及内科医生达马迪安(Raymond Damadian)发现了小鼠正常组织和病变组织的MR信号明显不同,奠定了MRI在医学领域应用的基础;1977年,达马迪安与其同事研制成功了人类历史上第一台全身MRI装置,并获得了第一幅全身轴位质子密度加权像;1980年,诺丁汉大学的摩尔等人获得了第一幅具有诊断价值的人体头部磁共振图像,拉开了MRI进入临床应用的序幕;1984年,美国FDA正式批准其应用于临床;1985年,中国首次引进MRI;1993年,功能MRI(functional magnetic resonance imaging,fMRI)得到了发展,将人脑各部位的功能信息图像化显示;1989年,安科公司生产出我国第一台永磁型MRI扫描机。之后,国内外的各种场强、各种类型和各种功能的MRI扫描机不断投入临床应用。

磁体的发展主要朝着高场强、短磁体、大孔径、零液氦及静音等方向发展;梯度系统主要向着高梯度场强、高梯度切换率和双梯度方向发展,同时拥有完美的梯度线性;射频系统向着多源射频发射技术、多通道阵列式全景一体化线圈及数字信号处理的方向发展。

2006年,由Donoho与Candes等人提出了压缩感知(compressed sensing,CS)技术,是近年来发展起来的快速MRI新技术。其充分利用了k空间域信息冗余特性,经过稀疏变换、不相干欠采样、非线性重建三个部分,实现了部分k空间域数据重建组织影像的过程,提高了成像的速度。压缩感知MRI可与多种定量MRI、磁敏感度成像、功能成像技术融合,显著缩短了MRI扫描时间。

MRI新技术主要有：全脑连续式激发3D动脉自旋标记(arterial spin labeling,ASL)成像技术、心脏单次心跳成像技术、全心三维延迟强化成像技术、全身大血管4D成像技术、超快速三维动态成像技术。MR定量分析和分子成像技术主要有脂肪定量分析、铁元素定量分析、组织参数定量分析、定量磁化率成像、酰胺质子转移(amide proton transfer,APT)/化学饱和转移成像(chemical exchange saturation transfer,CEST)、体素内不相干运动(intravoxel incoherent motion,IVIM)/扩散峰度成像(diffusion kurtosis imaging,DKI)定量分析及动态对比增强(dynamic contrast enhancement,DCE)定量技术等为组织提供了更多的功能、代谢和分子等信息。

(余建明 吕发金 张志伟)

第二章　数字X线检查技术

第一节　X线检查基础知识

一、X线检查定位的基本依据

X线检查时，以人体标准解剖学姿势、方位、轴与面作为定位的基本依据。

（一）人体标准解剖学姿势

人体标准解剖学姿势（anatomical position）是指身体直立，两眼平视前方，两足并拢，足尖向前，双上肢下垂于躯干两侧，掌心向前。X线检查技术中，描述任何人体结构、进行X线检查和阅片时，无论受检者处于何种体位，均以人体标准解剖学姿势作为定位的依据。

（二）解剖学方位

一般性的解剖学方位，有上下、前后、内侧外侧、内外、远近等。近头侧者为上（superior），近足侧者为下（inferior）；上、下也可分别用颅侧（cranial）、尾侧（caudal）来表示；近身体腹侧面者为腹侧（ventral）或前面（anterior），近身体背侧面者为背侧（dorsal）或后面（posterior）；近正中矢状面为内侧（medial），远离正中矢状面为外侧（lateral）；对于空腔器官，近内腔者为内（internal），离内腔远者为外（external）；在四肢，距肢根部较近者为近侧(proximal),反之为远侧(distal)。也有部分特定部位的方位,如前臂靠近尺骨者为尺侧(ulnar),靠近桡骨者为桡侧(radial);小腿靠近胫骨者为胫侧(tibial),靠近腓骨者为腓侧(fibular)等方位确定。

(三)轴与面

1. 轴 垂直轴(vertical axis)是垂直于地平面,贯穿人体上下的连线,亦称长轴;冠状轴(coronal axis)是平行于地平面,贯穿人体左右两侧的连线;矢状轴(sagittal axis)是平行于地平面,贯穿腹部和背部的连线。垂直轴、冠状轴和矢状轴均互相垂直。

2. 面 矢状面(sagittal plane)是指前后方向,垂直于地平面,将人体分为左右两部分的平面;正中矢状面(median sagittal plane)是经过人体正中的矢状面;水平面(horizontal plane)是与地平面平行,将人体分为上下两部分的平面;冠状面(coronal plane)是指左右方向,将人体分为前后两部分的平面。矢状面、水平面、冠状面均互相垂直。

(四)关节运动

1. 屈、伸 关节沿冠状轴运动,组成关节的两骨之间的角度变小称为屈;反之,角度增大称为伸。

2. 内收、外展 关节沿矢状轴运动,骨向正中矢状面靠近为内收,远离正中矢状面为外展。

3. 旋转 关节环绕矢状轴或冠状轴做回旋运动时称为旋转。肢体的前面向内侧旋转时称为旋内,向外侧旋转时称为旋外。

(五)图像信息和标记

图像信息及标记应放置于影像的边角处,不得与诊断信息重叠。图像四角分别显示医疗机构名称、检查日期及时间、受检者姓名、性别、年龄、X线编号、kV、mA/mAs、照射野、窗宽、窗位和缩放率等。图像一侧通常有标尺显示。

关于照片的左右标记，头颅五官、胸部、脊柱、腹部、骨盆及四肢双侧的正位检查，一般将右(或左)字放置在图像侧边的右(或左)上方；四肢单侧等偏侧部位的正位检查将右(或左)字放置在图像的右(或左)上方。各部位侧位摄影均根据摄影的方位，将右字或左字放置在图像的前上方。被检部位的左、右方位标记千万不能出错，在手动标记时务必注意，否则将直接影响影像诊断和临床的诊疗。同时，应注意方位标记应该放置在照片的空旷区，不要遮挡影像的诊断区域。

二、体表解剖标志

体表解剖标志是指在人体表面上可看到或触到的固定标志点，与体内的解剖部位或脏器有对应的位置关系。在人体表面上划定的径线也可作为解剖标志。X 线检查时，以这些体表标志作为依据，对应体内的解剖部位来进行检查时的定位。

(一) 头颅

1. 头颅体表标志

(1) 鼻根：鼻骨根部，两侧眼眶之间。其深部为筛骨、筛窦。

(2) 外耳孔：即外耳门。外耳孔前方约 1cm 处为下颌骨髁突的下颌头，张闭口运动时可扪及其活动。外耳孔前上方各约 2.5cm 处深部对应正中矢状面处为蝶鞍。

(3) 乳突：位于外耳孔的后下方，是颞骨岩部后下方肥厚的突起，内有含气的乳突小房。

(4) 枕外隆凸：是枕骨后下方粗糙的突起，位于枕骨大孔的后方。

2. 头颅的体表定位线　头颅的体表定位线是 X 线检查的重要基准线。

(1) 听眶线(orbitomeatal line，OML)：常记作 ABL，即人类学基线(anthropological base line，ABL)，又称大脑基底线，即

Reid' 基线(Reid's base line),指外耳孔上缘与同侧眼眶下缘的连线,为人体解剖学的水平线,与解剖学水平面平行。

(2)听眦线(orbitomeatal base line,OMBL):又称眶耳线,X线检查基线(radiographic base line,RBL),为外耳孔与同侧眼外眦的连线,听眦线与同侧听眶线成12°~15°角。听眦线是头颅X线检查和CT、MR颅脑扫描的基准线。

(3)听鼻线(acanthiomeatal line,AML):外耳孔中点与同侧鼻翼下缘的连线,与同侧听眦线约成25°角。

(4)瞳间线(interpupillary line,IPL):两侧瞳孔间的连线,与水平面平行。

(5)听眉线(supraorbitomeatal line,SML):又称上眶耳线,外耳孔与眉间的连线,与同侧听眦线约成10°角。此线为基线的平面,与颅底平面基本一致。

(二)颈部

1. 舌骨 位于颈中线最上方,相当于第4颈椎水平。

2. 甲状软骨 成年男性在甲状软骨上缘处构成高突的喉结,其后方正对第5颈椎。

3. 环状软骨 位于甲状软骨的下方。临床上常在此处作急救气管切开或用粗针头穿入以解救窒息。环状软骨平第6颈椎,是喉与气管、咽与食管的分界点。

4. 胸骨颈静脉切迹 相当于第2、3胸椎椎间盘水平。

(三)胸部

1. 胸骨 胸骨角为胸骨柄与胸骨体相交处向前的突起,两侧连接着第2肋骨,可作为计数肋骨的标志。胸骨角向后平对第4胸椎体下缘,后方对着气管分叉处。胸骨柄中分处相当于主动脉弓的最高点。剑胸关节相当于第9胸椎水平,可表示胸膜正中线的分界,也可作为心下缘膈肌和肝脏上面的前分界线。

2. 喙突 锁骨中外1/3交界处下方的锁骨下窝内可触及

喙突。肩关节做屈伸运动时,可扪及喙突在移动。

3. 肋骨　锁骨下方自第2肋骨开始可触到各肋。第2、3肋骨呈水平,往下各肋骨逐渐斜行,第2前肋间最宽,第5、6肋骨最窄。肋骨的最低点相当于第3腰椎水平。

4. 乳头　男性乳头对第4肋骨,相当第7、8胸椎水平。女性乳头位置低,个体差异较大,不宜做体表定位点。

5. 心尖搏动点　在左侧第5肋骨间锁骨中线内侧约2cm处,可见心尖搏动点。当左侧卧位时,心尖位置移往左侧,仰卧位心尖搏动点可升高一肋。

6. 肩胛骨　肩胛骨位置介于第2至第7肋之间,肩胛下角平第7胸椎。

7. 胸部的径线

(1)前正中线:沿身体前面正中线所做的垂直线。

(2)锁骨中线:经锁骨中点所做的垂直线。

(3)腋前线:沿腋窝前缘所做的垂直线。

(4)腋后线:沿腋窝后缘所做的垂直线。

(5)腋中线:沿腋前线、腋后线之间连线的中点所做的垂直线。

(6)肩胛线:两臂下垂时,经肩胛下角所做的垂直线。

(7)后正中线:经身体后面正中线,即沿各椎骨棘突所做的垂直线。

(四)腹部

腹部外形与腹腔器官的位置因人而异。矮胖型的人,膈、肝脏、盲肠与阑尾等位置较高,胃趋于横位;瘦长型的人则与此相反。小儿因各系统发育不平衡,膈位置较高,肝脏比例大于成人,骨盆比例小于成人,因此腹部外形比例较大。老年人因肌肉乏力,韧带松弛,故内脏下垂,位置低下,下腹部呈明显隆凸状。体位改变对腹腔器官位置的影响也很明显,卧位器官上移、膈上升。直立时则相反。

腹部的体表标志有剑突、肋弓、第11肋前端。在下方有耻骨联合、坐骨结节、髂前上棘、髂嵴、脐等。

1. 髂嵴和髂前上棘　两侧髂嵴最高点连线，约平第4腰椎棘突。髂嵴的前端为髂前上棘。

2. 坐骨结节　是坐骨最低部，是坐位时的承重点。

3. 耻骨联合　骨盆分界的标志之一，也是妊娠期尺测子宫长度的标志。

4. 脐　脐的位置不恒定，介于第3、4腰椎之间。

（五）脊柱

脊柱的体表定位标志汇总见表2-1。

表2-1　脊柱的体表定位标志

部位	前面观对应平面	侧面观对应平面
C_1	上颚	
C_2	牙齿咬合面	
C_3	下颌角	
C_4	舌骨	
C_5	甲状软骨	
C_6	环状软骨	
C_7	环状软骨下2cm	颈根部最突出的棘突
T_2~T_3椎间盘	胸骨颈静脉切迹	肩胛上角
T_4椎体下缘	胸骨角	
T_7	胸骨体中点	肩胛下角
T_{11}	胸骨剑突末端	
L_1	剑突末端与脐连线中点	
L_3	脐上3cm	肋弓下缘（最低点）
L_4	脐	髂嵴

续表

部位	前面观对应平面	侧面观对应平面
L_5	脐下 3cm	髂嵴下 3cm
S_2	髂前上棘连线中点	
尾椎	耻骨联合	

三、X 线检查的体位与摄影方向

（一）X 线检查术语

1. 中心线　在 X 线束中，居中心的那一条线称中心线。

2. 斜射线　在 X 线束中，中心线以外的线称斜射线。

3. 源 - 像距　即焦 - 像距，是指 X 线球管焦点到探测器的距离。

4. 源 - 物距　即焦 - 物距，是指 X 线球管焦点到被检体的距离。

5. 物 - 像距　是指被检体到探测器的距离。

（二）X 线检查命名原则

1. 根据中心线入射的方向命名　如中心线经胸部后方射入，穿过胸部前方，垂直射入探测器的体位称为胸部后前位。

2. 根据被检体与探测器的位置关系命名　如左前胸部紧贴探测器的斜位称左前斜位。

3. 根据被检体与检查床的位置关系命名　如人体的左侧紧贴检查床称为左侧卧位。

4. 根据被检体的体位及中心线的入射方向命名　如人体仰卧于检查床上，探测器垂直于床面，中心线经人体一侧水平射入探测器的体位称为仰卧水平侧位。

5. 根据被检体姿势命名　如胸部前弓位、小儿双髋的蛙式位。

6. 根据某部位的功能命名　如颈椎的过伸、过屈位，颞颌关节的张口位与闭口位。

7. 根据检查体位创始人的名字命名　如乳突劳氏位、髋关节谢氏位等。

(三) X线检查体位

1. 正位　包括正位(anteroposterior projection，AP)和后前位(posteroanterior projection，PA)，被检体冠状面与探测器平行，中心线经被检体的前方(或后方)射入，从后方(或前方)射出，如胸部后前位、腰椎正位和四肢的正位等。

2. 侧卧位(lateral position，LP)　被检体的一侧靠近探测器，冠状面与探测器垂直，中心线经被检体的另一侧入射，如头颅侧位、胸部侧位、四肢侧位等。

3. 斜位(oblique position)　被检体前部或后部的一侧贴近探测器，冠状面不与探测器平行或垂直，如胸部左前斜位、颈椎右后斜位等。右前斜位(right anterior oblique position，RAO position)又称第一斜位，身体右前部贴近探测器，左后部远离探测器，X线从左后方射向右前方。左前斜位(left anterior oblique position，LAO position)又称第二斜位，身体左前部贴近探测器。同理，还有右后斜位(right posterior oblique position，RPO position)和左后斜位(left posterior oblique position，LPO position)。

4. 卧位(recumbent position)　检查床水平，受检者以任何姿势卧于台面上，包括仰卧位、俯卧位和侧卧位等。仰卧位(supine position)指受检者平卧，背侧在下，腹侧在上；俯卧位(prone position)指受检者腹侧在下，背侧向上，头部可偏向一侧；侧卧位(lateral position)指受检者左侧或右侧在下，对侧在上。

5. 水平位　受检者仰卧、俯卧或侧卧于检查床上，探测器垂直于检查床面,X线中心线平行于地平面,进行水平成像,摄取被检体的正位或侧位像。如左(或右)侧卧水平正位指受检者左(或右)侧卧于台面上,X线水平成像,摄取正位像;仰卧水平侧位指受检者仰卧于台面上,X线水平成像,摄取被检体的侧位像;俯卧水平侧位指受检者俯卧于台面上,摄取被检体侧位像。

6. 立位(upright position) 受检者的身体直立,垂直轴与地面垂直的姿势,分站立位和坐立位两种,如腹部的站立正位,足的站立侧位(足弓位)。

7. 轴位(axial position) 中心线与被检体长轴平行的检查体位,如髌骨轴位和跟骨轴位等。

8. 头低足高位 受检者仰卧于台面上,台面倾斜使头侧比足侧低。

9. 特殊位 枕顶位、鼻颏位、额鼻位、前弓位、切线位等。

(四)X线摄影方向

中心线入射被检体时的方向称为摄影方向。

1. 矢状方向 中心线与身体矢状面平行,如前后方向为中心线经被检体的前方射入,从后方射出;腹背方向为中心线经被检体的腹侧射向背侧。

2. 冠状方向 中心线与身体冠状面平行,如左右方向是中心线经被检体的左侧射向右侧;右左方向是中心线经被检体的右侧射向左侧。

3. 斜射方向 中心线从被检体的矢状面与冠状面之间入射,从另一斜方向射出。如左前斜方向指中心线经被检体的右后方射向左前方;右后斜方向指中心线经被检体的左前方射向右后方。

4. 上下方向 也称轴方向,指中心线经被检体的头侧射向尾侧或者由尾侧射向头侧。

5. 切线方向 中心线入射被检部位时与被检部位或病灶边缘相切。

6. 内外方向 中心线经被检体的内侧射向外侧。

7. 外内方向 中心线经被检体的外侧射向内侧。

8. 背底方向 中心线经被检体的足背侧射向足底侧。

9. 掌背方向 中心线经被检体的手掌侧射向手背侧。

10. 前后方向 中心线经被检体的前方射向后方。

11. 后前方向 中心线经被检体的后方射向前方。

(五) X线检查步骤

1. 阅读检查申请单 在医院信息系统(hospital information system,HIS)或放射信息系统(radiology information system,RIS)上找到受检者的资料,或者在X线机操作台上登记受检者的资料。认真核对受检者姓名、年龄、性别,了解病史,明确检查部位和检查目的。

2. 确定检查体位 根据申请单和检查目的确定检查体位。

3. 检查前准备 进行腹部和尿路等部位的检查时,建议提前清除肠道内容物,否则容易影响诊断。常用的方法有口服泻药法(如口服番泻叶或25%甘露醇)或清洁灌肠法。

4. 衣着的处理 X线检查前须除去衣物或身体部位可能影响图像质量的高密度物体,如发卡、纽扣、胸罩、饰物和膏药等。敏感部位检查时要注意受检者的隐私保护。关闭检查室房门,无关人员不得进入检查室。受检者身着衣物要适当,技师的动作要规范,避免误会,不得有侵犯受检者权益的动作。

5. 呼吸训练 曝光时受检者的呼吸会导致运动模糊,严重影响图像的质量。一般受呼吸运动影响的部位,如胸腹部,需要屏气曝光;不受呼吸运动影响的部位,如四肢,不需要屏气曝光。需要屏气曝光的部位,X线检查前应做好受检者的呼气、吸气和屏气训练,取得受检者合作。

(1) 平静呼吸下屏气：检查心脏、上臂、肩、颈部及头颅等部位，呼吸动作会使胸廓肌肉牵拉以上身体部位发生颤动，故检查时可平静呼吸下屏气。

(2) 深吸气后屏气：用于胸部及膈上肋骨的检查，这样可使肺内含气量加大，对比更鲜明，同时膈肌下降，肺野及肋骨较广泛地暴露于膈上。

(3) 深呼气后屏气：深吸气后再呼出屏气，这样可以增加血液内的氧气含量，延长屏气时间，达到完全制动的目的。常用于腹部或膈下肋骨的检查，呼气后膈肌上升，腹部体厚减薄，影像较为清晰。

(4) 缓慢连续呼吸：在曝光时，受检者进行浅慢的呼吸动作，目的是使重叠组织因呼吸运动而模糊，感兴趣部位可清晰显示，常用于胸骨斜位检查。

(5) 平静呼吸不屏气：用于四肢及脊柱等部位的检查。

6. 体位设计　根据检查部位和检查目的选取相应的体位，固定好检查部位，尽量减少受检者的痛苦。为避免肢体移动，应使肢体处于较舒适的姿势后给予固定。同时向受检者解释，取得密切配合，保持肢体不动。当被检部位厚度相差悬殊时，利用 X 线球管阳极效应或在体厚较薄的一侧放置楔形铝板进行补偿，体位摆好后应迅速曝光。

7. 中心线与源 - 像距的确定　通过手动或自动定位方式对准中心线。一般中心线应垂直于探测器，并对准检查部位的中心。当检查部位不与探测器平行而成角时，中心线应垂直肢体和探测器夹角的分角面。倾斜中心线的检查体位，应使中心线倾斜方向平行于滤线栅条，以避免栅条切割 X 线。

根据检查部位的要求选择合适的源 - 像距。如胸部为 180cm，心脏为 200cm，颈椎立位为 150cm，其他部位一般为 100cm。检查时应尽量使肢体贴近探测器，并与探测器平行。

肢体与探测器不能靠近时，应根据X线机负荷相应增加源-像距，同样可得到放大率小、清晰度高的效果。肢体与探测器不能平行时，可运用几何学投影原理尽量避免影像变形。

按照检查部位的大小和源-像距选用合适的遮线器（铜片或铝片等）过滤对成像无益的X线。体厚超过15cm或应用60kV以上管电压时，需加用滤线栅，并按滤线栅使用的注意事项进行操作。探测器要放置稳妥，X线球管对准检查部位后应锁住，防止移动。

8. 辐射防护 做好受检者照射野邻近辐射敏感器官的X线防护，特别是对乳腺、性腺、晶状体和甲状腺等敏感器官的防护。可使用铅衣、铅围裙和铅围脖等防护用品。

9. 选择曝光条件 确认受检者信息，根据检查部位的位置、体厚、生理、病理情况和机器条件，选择检查部位、体位、焦点、管电压、管电流、曝光时间和照射野等，或者使用自动曝光程序。

（1）体位选择：在控制台上检查部位、体位的选择必须与受检者的实际体位一致，以保证图像的方位标记正确。若选取错误会导致图像的左右翻转。

（2）焦点选择：X线检查时，在不影响X线球管负荷的原则下，尽量采用小焦点，以提高X线图像的清晰度，减小图像的几何学模糊。小焦点一般用于四肢、鼻骨的X线检查。大焦点一般用于胸部、腹部和脊椎等较厚部位的X线检查。

（3）曝光条件的选择：X线检查前需了解受检者的病史和检查目的，根据检查部位的密度和厚度，选择合适的管电压、管电流和曝光时间。在不影响图像质量的前提下，一般采用高电压、低电流和厚过滤，以减少X线辐射量。受呼吸动作影响大的检查部位、婴幼儿及不合作的受检者应尽可能缩短曝光时间。

（4）照射野的选择：X线检查时，尽量缩小照射野，以减少受检者的辐射量及散射线的影响。照射野不应超过探测器范围。

10. 曝光　以上步骤完成后，再次确认控制台各曝光条件无误，需屏气曝光的部位，需受检者控制呼吸，然后曝光。

11. 数字图像处理　曝光完成后及时查看图像的质量及图像的相关信息，确认无误后，进行图像处理，如调节窗宽、窗位、空间频率处理、裁剪、旋转和方位标记等，使图像的密度和对比度等符合临床要求。

12. 打印图像，并将图像传到影像存储及传输系统（picture archiving and communication system，PACS）供医生诊断。

13. 告知受检者领取检查结果的时间和方式。

（暴云锋　余建明　马新武　牛延涛　陈　勇　孙存杰　李大鹏　胡鹏志）

第二节　人体常用部位的DR检查技术

一、头部X线摄影

（一）头颅后前位

1. 摄影要点

(1)摄影体位：受检者俯卧于摄影台上，两臂放于头部两旁，使头颅正中矢状面垂直台面并与台面中线重合。下颌内收，听眦线与台面垂直，两侧外耳孔与台面等距。照射野和探测器包括含下颌骨的整个头部。

(2)源像距（source image distance，SID）：100cm。

(3)中心线：垂直对准枕外隆凸，经眉间垂直射入探测器中心。

2. 标准影像显示

(1)显示头颅正位影像，图像包括全部颅骨及下颌骨升支。

(2)矢状缝与鼻中隔位于图像正中，眼眶、上颌窦和筛窦等左右对称显示。

(3)颞骨岩部上缘位于眼眶正中，两侧眼眶外缘与颅骨外缘等距，颅骨骨板及骨质结构显示清晰。

3. 注意事项与临床意义

(1)采用站立位易于摆位，也可采用仰卧正位或水平侧位，受检者移动较少且安全性提高。

(2)不合作的受检者采用头颅固定设备或由协助检查的人员帮助固定头部。

(3)头部发现血肿，疑有凹陷型骨折者，需加摄头颅切线位。

(4)该体位为临床常用体位，用于头颅的外伤和先天畸形等病变的检查。

(二) 头颅侧位

1. 摄影要点

(1)摄影体位：受检者俯卧于摄影台上，头部侧转，被检侧贴近台面。头颅矢状面与台面平行，瞳间线与台面垂直，下颌稍内收，听眶线与台边垂直。照射野和探测器包括含下颌骨的整个头部。

(2)SID：100cm。

(3)中心线：对准外耳孔前、上各2.5cm处，垂直射入探测器中心。

2. 标准影像显示

(1)显示头颅侧位整体观影像，图像包括全部颅骨及下颌骨升支。

(2)蝶鞍位于图像正中偏前，蝶鞍各缘呈单线的半月状阴影，无双边影。

(3)前颅窝底线重叠为单线，两侧乳突外耳孔、下颌骨小头基本重叠。

3. 注意事项与临床意义

(1) 可采取仰卧水平侧位、站立或坐位侧位，颅正中矢状面平行于检查床，达到标准侧位。

(2) 急诊宜采用水平侧位：受检者移动较少，提高安全性。

(3) 该体位常用于头颅的外伤、骨折和先天畸形等病变的检查。

(三) 头颅前后半轴位

1. 摄影要点

(1) 摄影体位：受检者仰卧于摄影台上，头部正中矢状面垂直于台面并与台面中线重合。下颌内收，使听眦线垂直台面，两侧外耳孔与台面等距。照射野和探测器包括全部枕骨。

(2) SID：100cm。

(3) 中心线：向足侧倾斜 30° 角，对准眉间上方约 10cm 处射入，从枕外隆凸下方射出。

2. 标准影像显示

(1) 显示头颅正位影像，图像包括全部枕骨、岩骨、眶骨及下颌骨升支。

(2) 矢状缝与鼻中隔位于图像正中，眼眶、上颌窦和筛窦等左右对称显示。

(3) 临床观察顶骨后部，枕骨、内耳道、鞍背及床突等结构影像。

3. 注意事项与临床意义

(1) 头颅前后轴位主要针对头颅外伤，特别是枕部受伤后排除骨折。受检者可能出现颈部强直，头部后仰的状态。可使用泡沫垫高枕部，下颌部用手加压固定，尽量使听眦线垂直于台面，并适当加大 X 线球管的倾斜角度。

(2) 中心线向足端倾斜不能大于 35° 角，否则影像的模糊度加大，枕部变形加重，影响到枕部线性骨折的显示。

(3)该体位常用于头颅的外伤和先天畸形等病变的检查。

(四)鼻骨侧位

1. 摄影要点

(1)摄影体位:受检者俯卧于摄影台上,头部转成侧位,颞部贴近台面,下颌内收,瞳间线与台面垂直,头颅矢状面与台面平行,鼻根部置于探测器中心。正中矢状面垂直于台面并与台面中线重合。

(2)SID:100cm。

(3)中心线:经鼻根部垂直射入探测器。

2. 标准影像显示

(1)包括眼眶区、鼻根部和整个鼻部软组织。

(2)双眼眶下缘、后缘重叠良好。

(3)鼻骨的纹理清晰、骨皮质锐利,软组织可见。

3. 注意事项与临床意义

(1)鼻骨组织很薄,摄影区域小,注意调整曝光条件,必要时放大摄影。

(2)该体位为临床观察鼻骨侧面整体影像,重点观察鼻骨骨折。

二、脊柱与骨盆X线摄影

(一)颈椎侧位

1. 摄影要点

(1)摄影体位:受检者侧立于摄影架前,两足分开使身体站稳,外耳孔与肩峰连线位于探测器中心。头部后仰,下颌前伸,头颈部正中矢状面平行于摄影架面板,上颌门齿咬合面与乳突尖端连线与水平面平行。双肩尽量下垂,必要时辅以外力向下牵引。照射野和探测器上缘包括外耳孔,下缘包括肩峰。

(2)SID:150cm。

(3) 中心线：经甲状软骨平面颈部的中点，水平方向垂直射入探测器中心。

2. 标准影像显示

(1) 显示全部颈椎侧位影像，第1~7颈椎显示于影像正中。

(2) 各椎体前后缘均无双缘现象，各体骨质、各椎间隙及椎间关节显示清晰。

(3) 下颌骨不与椎体重叠，气管、颈部软组织层次清楚。

3. 注意事项与临床意义

(1) 必要时采用外力向下牵拉双手臂，使双肩部向下移动，利于显示出第7颈椎。

(2) 外伤后颈椎摄影具有潜在危险性，只能采取仰卧水平侧位摄影。搬动时特别要注意头部和躯干部的整体移动，必要时应有临床医师的帮助，避免在检查时造成二次损伤。

(3) 颈部软组织摄影，颈部侧位可显示咽、喉软组织水肿和咽后壁脓肿。在摄影时嘱受检者深吸气后，口鼻闭合，做强行呼气动作，以便增加鼻咽腔内压力和含气量，使气体与咽壁软组织形成对比。

(4) 该体位为临床常用体位，用于颈部外伤和颈椎退行性病变等疾病的检查。

(二) 颈椎张口位

1. 摄影要点

(1) 摄影体位：被检者前后仰卧位或站立位，颈背部贴靠检查床/台，正中矢状面垂直于检查床并与检查床中线重合，瞳间线平行于检查床。疑似脊髓损伤的受检者在医师的帮助/指导下摆位。头部稍后仰，嘱受检者尽量张大口。此时调整头部后仰程度，使上颌门齿咬合面与乳突尖连线垂直台面。瞳间线平行于检查床，确保头部和颈部没有旋转。

(2) SID：100cm。

(3)中心线：①站立位或仰卧正位，中心线通过两嘴角连线中点（平行于上颌咬合平面和颅基底部连线）；②当受检者头部后仰困难时，中心线应向头端适当倾斜，平行于上颌咬合平面和颅基底部连线。

2. 标准影像显示

(1)第1、2颈椎于上、下齿列之间显示，第2颈椎位于其正中。

(2)上、中切牙牙冠与枕骨底部相重，第2颈椎齿突不与枕骨重叠，单独清晰显示。

3. 注意事项与临床意义

(1)观察第2颈椎齿突，寰枢关节。注重齿突骨折、前后弓骨折、寰枢关节情况，以及有无先天性改变。

(2)齿状突良好显示依赖于头部后仰，头部后仰角度到位的标准是前门齿叠加在颅基底部边缘。后仰不足前门齿与齿状突重叠；后仰过度颅基底部与齿状突重叠。

(3)适当控制照射野，注意避免甲状腺被照射。

（三）颈椎后前斜位

1. 摄影要点

(1)摄影体位：受检者面向探测器站立，身体旋转使冠状面与探测器成45°~50°角。下颌稍前伸，上肢尽量下垂。颈椎长轴置于探测器长轴中线，左、右标记应注明。后前斜位观察同侧椎间孔，右前斜显示右侧椎间孔，左前斜显示左侧椎间孔。前后斜位观察对侧椎间孔，右后斜显示左侧椎间孔，左后斜显示右侧椎间孔。

(2)SID：150cm。

(3)中心线：中心线经甲状软骨平面颈部的中点，水平垂直射入探测器。

2. 标准影像显示

(1)显示颈椎斜位影像，第1~7颈椎显示于图像正中。

(2)近检测器的侧椎间孔、椎弓根体显示清晰。椎间孔显示于椎体与棘突之间，椎弓根位于椎体正中。

3. 注意事项与临床意义

(1)椎体骨质、各椎间隙及椎间关节显示清晰，下颌骨不与椎体重叠。

(2)临床观察颈椎椎间孔、小关节及椎弓根情况。

(四)胸椎正位

1. 摄影要点

(1)摄影体位：受检者仰卧于摄影床上，两臂放于身旁，头稍后仰。身体正中矢状面垂直于床面并与探测器中心线重合，下肢屈髋屈膝使两足平踏床面。照射野和探测器上缘包括第 7 颈椎，下缘包括第 1 腰椎。

(2)SID：100cm。

(3)中心线：经胸骨角与剑突连线中点垂直射入。

2. 标准影像显示

(1)第 7 颈椎、胸椎及第 1 腰椎在图像正中显示。

(2)棘突序列位于椎体正中，两侧横突、椎弓根对称显示，各椎体间隙和椎体骨纹理显示清晰。

3. 注意事项与临床意义

(1)由于心脏、横膈和上腹腔器官重叠在下胸椎上方，胸椎正位的曝光参数应以下胸椎的摄影条件为基准。

(2)对于明显后凸畸形(俗称驼背)的受检者，或外伤 / 术后的受检者，可以在背部皮肤凸出高点的上下两端垫上泡沫垫，中心线对准角平分线中心，或采用俯卧位摄影方式。

(3)胸椎侧弯受检者的背部可能左右不对称，不能整体贴靠床面 / 台面，人体冠状面平行床面的标志是上段颈胸部和上段腰部需要保持正位，不能旋转。

(4)该体位为临床常用体位，用于外伤、退行性病变、肿瘤和骨结核等病变的检查。

(五) 胸椎侧位

1. 摄影要点

(1)摄影体位：受检者侧卧于摄影床上，脊柱长轴与床面长轴平行。两臂上举屈曲，头枕于近床面侧的上臂上，下肢屈曲以固定身体。身体正中冠状面垂直于床面，脊柱置于探测器中心。照射野和探测器上缘包括第7颈椎，下缘包括第1腰椎。

(2)SID：100cm。

(3)中心线：对准第6或第7胸椎垂直射入。

2. 标准影像显示

(1)第3~12胸椎呈侧位显示于影像正中，略有后突弯曲，不与肱骨重叠。

(2)椎体各缘呈切线状显示，无双边现象，椎间隙清晰明确。肺野部分密度均匀与椎体对比调和，各椎体及附件结构易于分辨，骨纹理清晰显示。

3. 注意事项与临床意义

(1)第1~3胸椎可能因肩部厚度过大而曝光不足。必要时可加大曝光条件，进行局部摄影。

(2)因左、右肋骨在胸椎上的重叠，可采用缓慢匀速的胸式呼吸，在胸部和肋骨运动时进行曝光，目的是模糊肋骨影像，使胸椎显示良好。曝光条件采用低毫安(mA)，长曝光时间。

(3)该体位为临床常用体位，用于外伤、退行性病变、肿瘤和骨结核等病变的检查。

(六) 腰椎正位

1. 摄影要点

(1)摄影体位：受检者仰卧于摄影台上，双上肢放于身体两侧或上举抱头，人体正中矢状面垂直台面，并与台面中线重合。两侧髋部和膝部弯曲，使腰部贴近台面，以矫正腰椎生理曲度，减少失真。照射野和探测器上缘包括第11胸椎，下缘包括上部骶椎。

（2）SID：100cm。

（3）中心线：经第3腰椎（髂嵴上3~4cm处）垂直射入探测器。

2. 标准影像显示

（1）图像包括第11胸椎至第2骶椎。

（2）椎体序列显示于图像正中，两侧横突、椎弓根对称显示。

（3）第3腰椎椎体各缘呈切线状显示，无双边现象，椎间隙清晰可见。

3. 注意事项与临床意义

（1）腰椎站立位可显示腰椎结构在自然负重情况下的受力状态。

（2）腰骶关节构成一般较稳定。若需要显示腰骶关节正位影像，腰椎常规正位由于关节面倾角与X线投影方向不一致，腰骶部结构变形且不能显示出腰骶关节间隙。

（3）该体位为临床常用体位，用于外伤、退行性病变、肿瘤和骨结核等病变的检查。

（七）腰椎侧位

1. 摄影要点

（1）摄影体位：受检者侧卧于摄影台上，双上肢自然上举抱头，双下肢屈曲，膝部上移。腰部用棉垫垫平，使腰椎序列平行于台面，并置于台面中线。照射野和探测器上缘包括第11胸椎，下缘包括上部骶椎。

（2）SID：100cm。

（3）中心线：经第3腰椎（髂嵴上3~4cm处）垂直射入探测器。

2. 标准影像显示

（1）图像包括第11胸椎至第2骶椎椎骨。腰椎椎体各缘无双边现象，尤其是第3腰椎。

(2)椎体骨皮质和骨小梁清晰可见,椎弓根、椎间孔和邻近软组织可见,各椎间关节、腰骶关节及棘突可见。

3. 注意事项与临床意义

(1)临床观察腰椎侧位形态、排列曲度、棘突、椎间孔、关节突及骨质情况。

(2)该体位为临床常用体位,用于外伤、退行性病变、肿瘤和骨结核等病变的检查。

(3)对较重病情的受检者进行腰椎功能性X线检查,检查前一定要进行安全性评估。若本次检查不能保持体位时,检查时由陪同人员帮助固定受检者。

(八)骶尾椎正位

1. 摄影要点

(1)摄影体位:受检者仰卧位于摄影台上,后腰部和骨盆紧贴检查床,人体躯干轴线与床面中线重合。确保躯干部和骨盆没有旋转,双手臂置放在身体两侧。

(2)SID:100cm。

(3)中心线:垂直于耻骨联合和髂前上棘在正中矢状线连线的中点(两侧髂前上棘连线下方3cm处)。

2. 标准影像显示 分别显示骶骨、尾骨正位影像;骶中嵴位于图像正中,骶骨与尾骨骨质结构清晰,骶孔左右对称。

3. 注意事项与临床意义

(1)骶尾骨外伤,常规检查采用X线垂直摄影,可同时观察到骶椎和尾椎的半轴位整体影像,椎孔与骨边缘可能部分重叠。确定病变部位或复查可采用斜位摄影,单独显示病变组织。

(2)骶骨与尾骨的骨结构差异较大,曝光参数应以骶骨的摄影条件为基准。

(3)当外伤或其他因素导致盆腔干扰影不能去除或可疑骨折时,可采用融合体层正位摄影。

（九）骶髂关节正位

1. 摄影要点

(1)摄影体位：受检者仰卧于摄影台上，人体正中矢状面垂直台面，并与台面中线重合。双下肢伸直，或双髋和双膝稍弯曲并用棉垫稍垫高，使腰椎摆平。照射野和探测器上缘超出髂骨嵴，下缘包括耻骨联合。

(2)SID：100cm。

(3)中心线：向头侧倾斜10°~25°角，对准两髂前上棘连线中点，射入探测器中心。

2. 标准影像显示

(1)图像正中显示两侧骶髂关节的正位影像，左右对称，对比良好。

(2)骶髂关节间隙显示清晰。

3. 注意事项与临床意义

(1)当各种因素导致盆腔干扰影不能去除或可疑骨折时，可采用融合体层正位摄影。

(2)该体位为临床常用体位，用于退行性病变、类风湿关节炎、肿瘤等病变的检查。

（十）骨盆正位

1. 摄影要点

(1)摄影体位：受检者仰卧于摄影台上，人体正中矢状面垂直台面，并与台面中线重合。两下肢伸直，双足轻度内旋10°~15°，两侧髂前上棘至台面的距离相等。照射野和探测器上缘包括髂骨嵴，下缘达耻骨联合下方3cm。

(2)SID：100cm。

(3)中心线：对准两髂前上棘连线中点下方3cm处，垂直射入探测器。

2. 标准影像显示

⑴图像显示骨盆腔位于正中，含全部骨盆诸骨及股骨近端1/4，且左右对称。

⑵耻骨不与骶椎重叠，两侧大粗隆内缘与股骨颈重叠1/2；两侧髂骨翼与其他诸骨密度均匀，骨纹理清晰可见。

3. 注意事项与临床意义

⑴骨盆外伤后不宜清洁肠道，另外，损伤可能会引起肠道积气，若影响到细节观察，可采用融合体层正位摄影。

⑵非必要情况，妊娠期前3个月内避免骨盆区X线摄影。当必须做此项检查时，由于不能对性腺实施有效辐射防护，应履行告知义务并获得受检者/家属同意。

⑶该体位为临床常用体位，用于外伤、退行性、先天畸形、肿瘤等病变的检查。

（十一）全脊柱站立正位

1. 摄影要点

⑴摄影体位：受检者站立于摄影架前，身体正中矢状面垂直于探测器并与中线重合，双上肢自然下垂，手心朝前，双足稍分开与髋同宽，足尖朝前稍内旋10°~15°角，身体稍后仰，使上颌门齿咬合面至乳突尖的连线垂直于探测器，照射野和探测器上缘包括第1颈椎，下缘包括耻骨联合。

⑵SID：150~180cm。

⑶中心线：球管从头侧沿脊柱中线依次往足侧拍摄，自动追踪平板探测器进行间断曝光，曝光结束后软件自动拼接合成全脊柱影像。

2. 标准影像显示

⑴影像上缘包括第1颈椎，下缘包括双侧髋关节。

⑵第1颈椎至骶尾椎位于影像正中显示，棘突位于椎体正中显示；下颌骨下缘与枕骨下缘重合，双侧肩关节、髋关节对称

显示。

(3)图像拼接处椎体完整、骨质连续，脊柱各椎体骨小梁清晰显示。

3. 注意事项与临床意义

(1)受检者配合困难或病情严重不能站立时，不能拍摄此体位。

(2)临床观察整体脊柱侧弯程度及测量Cobb角等，制定合理矫形和手术方案。

（十二）全脊柱站立侧位

1. 摄影要点

(1)摄影体位：受检者站立于摄影架前，身体侧面贴近探测器，身体冠状面垂直于探测器。下颌上抬至枕骨水平，双上肢上举，使肱骨与躯干成30°角，肘关节屈曲，双手握紧摄影架扶手，双足稍分开，足尖朝前。照射野上缘包括外耳孔上3cm，下缘包括股骨近端外侧正中与耻骨联合水平。

(2)SID：150~180cm。

(3)中心线：球管从头侧沿脊柱依次往足侧拍摄，自动追踪平板探测器进行间断曝光，曝光结束后软件自动拼接合成全脊柱影像。

2. 标准影像显示

(1)影像上缘包括寰枕关节，下缘包括骶尾椎。

(2)第1颈椎至骶尾椎在影像正中清晰显示，下颌骨未与颈椎重合；双侧肩关节、髋关节完全重合显示。

(3)图像拼接处椎体完整、骨质连续，脊柱各椎体骨小梁清晰显示。

3. 注意事项与临床意义　临床观察脊柱生理曲度，判定脊柱前后凸程度，制定合理矫形和手术方案。

三、胸部X线摄影

（一）胸部后前位

1. 摄影要点

(1)摄影体位：受检者面向摄影架站立，两足分开，使身体站稳，头稍后仰，前胸紧靠探测器。两手背放于髋部，双肘弯曲，尽量向前。两肩内转并放平，人体正中矢状面对探测器中心且与探测器垂直。照射野和探测器包括整个胸部，深吸气后屏气曝光。

(2)SID：180cm（观察心脏时，为200cm）。

(3)中心线：水平方向通过第6胸椎射入探测器中心。

2. 标准影像显示

(1)肺门阴影结构可辨。

(2)锁骨、乳房、左心影内可分辨出肺纹理，肺尖充分显示。

(3)肩胛骨投影于肺野之外，两侧胸锁关节对称。膈肌包括完全，且边缘锐利。

(4)心脏、纵隔边缘清晰锐利。

3. 注意事项与临床意义

(1)嘱受检者屏气后，受检者应有较短的反应时间。对不能配合呼吸的受检者，采用抓时机曝光或短时间曝光。

(2)胸部体型较小时，注意控制照射野（适当调整缩光器或将探测器上移），减少对腹部不必要的照射。

(3)女性乳腺较大可能干扰下肺野影像显示，嘱受检者将乳腺向外侧牵拉，然后前胸再贴靠摄影架。

(4)观察胸廓、肺部、心脏大血管、纵隔和膈肌等形态，进行心脏测量。

（二）胸部侧位

1. 摄影要点

(1)摄影体位：受检者侧立摄影架前，两足分开，身体站稳，双上肢上举，环抱头部，收腹，挺胸抬头。被检侧胸部紧靠探测器，胸部腋中线对准探测器中线。照射野和探测器包括整个胸部。

(2) SID：180cm（观察心脏时，为 200cm）。深吸气后屏气曝光。

(3) 中心线：水平方向，经腋中线第 6 胸椎平面射入探测器中心。

2. 标准影像显示

(1) 影像中无组织遮盖部分呈漆黑。

(2) 第 4 胸椎以下椎体清晰可见，并呈侧位投影。

(3) 从颈部到气管分叉部，能连续追踪到气管影像。心脏、主动脉弓移行部、降主动脉影像清晰。

(4) 胸骨两侧缘重叠良好。

3. 注意事项与临床意义

(1) 嘱受检者适当收腹，可帮助受检者保持直立姿态（避免胸部后倾）。

(2) 胸部体型较小时，注意控制照射野（或将探测器上移），减少对腹部不必要的照射。

(3) 观察心脏大血管形态及其后方肺组织和后方肋膈角等影像，结合正位确定病变所在的部位。

（三）肋骨正位

1. 摄影要点

(1) 摄影体位：受检者站立于摄影架前，背部紧贴摄影架面板，下颌稍仰，两足分开，使身体站稳。双肘屈曲，手背放于臀部，肘部尽量向前，身体正中矢状面垂直摄影架面板并对准探测器中线。照射野和探测器包括整个胸部。SID 为 150cm，深吸气后屏气曝光。

受检者仰卧于摄影台上，身体正中矢状面垂直台面，并对准探测器中线。双上肢置于身体两侧，稍外展。照射野和探测器上缘包括第5胸椎，下缘包括第3腰椎，两侧包括腹侧壁外缘。SID为100cm，深呼气后屏气曝光。

(2)中心线：水平方向，经第7胸椎（膈下：胸骨剑突）平面射入探测器中心。

2. 标准影像显示

(1)第1~6前肋与第1~9后肋投影于照片中，包括两侧肋膈角。第8~12肋骨在膈下显示，并投影于腹腔内。

(2)纵隔后肋骨边缘清晰显示。

(3)以上肋骨骨纹理显示清晰。

3. 注意事项与临床意义 临床上可以观察膈上肋骨骨质情况。

（四）肋骨斜位

1. 摄影要点

(1)摄影体位：被检者站立于胸片架前，面向探测器，两足分开，身体站稳。将健侧手臂上举，被检侧肘部弯曲，手腕放于髋部，手臂及肩部尽量内转。身体向被检侧转45°，使被检侧胸腋部靠近探测器。将脊柱至胸腔外侧缘的中点对准探测器中心，探测器上缘超过肩部。深吸气后屏气曝光。

(2)SID：150cm。

(3)中心线：肩胛下角处垂直射入探测器。

2. 标准影像显示

(1)第1~9肋位于影像正中显示。

(2)肋骨及肋弓清晰显示。

(3)肋骨纹理清晰显示。

3. 注意事项与临床意义 临床上可以观察肋骨骨折及病变，尤其是肋弓病变及骨折。

四、腹部X线摄影

(一)腹部仰卧位

1. 摄影要点

(1)摄影体位：受检者仰卧于摄影台上，下肢伸直，人体正中矢状面垂直台面并与台面中线重合，两臂置于身旁或上举。照射野和探测器上缘包括横膈，下缘包括耻骨联合上缘。深呼气后屏气曝光。

(2)SID：100cm。

(3)中心线：对准剑突与耻骨联合上缘连线中点垂直射入探测器中心。

2. 标准影像显示

(1)腹部全部包括在照片内。腰椎序列投影于照片正中并对称显示。

(2)两侧膈肌、腹壁软组织及骨盆腔均对称性地显示在照片内，椎体棘突位于照片正中。

(3)膈肌边缘锐利，胃内液平面及可能出现的肠内液平面，均应辨认明确。

(4)肾、腰大肌、腹膜外脂肪线及骨盆影像显示清楚。

3. 注意事项与临床意义

(1)泌尿系腹部摄影宜采用腹部仰卧位。

(2)腹部外伤异物，腹腔内穿通伤的定位，在皮肤外缘破口应放置金属标记。

(3)主要观察泌尿系统结石、腹腔脏器钙化、腹部异物和肠腔气体等情况。

(二)腹部站立正位

1. 摄影要点

(1)摄影体位：受检者站立位，背部紧贴摄影架探测器面板，双上肢自然下垂稍外展。人体正中矢状面与摄影架探测器垂直,并与探测器中线重合。照射野和探测器上缘包括横膈,下缘包括耻骨联合上缘。深呼气后屏气曝光。

(2) SID:100cm。

(3) 中心线:水平方向,经剑突与耻骨联合连线中点射入探测器中心。

2. 标准影像显示

(1) 两侧膈肌、腹壁软组织及骨盆腔均对称性地显示在照片内,椎体棘突位于照片正中。

(2) 膈肌边缘锐利,胃内液平面及可能出现的肠内液平面,均应辨认明确。

(3) 肾、腰大肌、腹膜外脂肪线及骨盆影像显示清楚。

3. 注意事项与临床意义

(1) 腹部外伤异物,腹腔内穿通伤的定位,在皮肤外缘破口应放置金属标记。

(2) 站立正位适合观察膈下游离气体、液平面较好,站立位受检者腹部应尽量伸直,在病情许可的前提下,保持体位3~10分钟,使腹腔内气体/液体充分移动到位,液气面清晰显示。

(3) 站立位由于腹部脂肪和腹腔脏器下移,使下腹部厚度加大,特别是对下腹部肥胖的受检者,应适当加大摄影条件。

(4) 主要观察全腹,着重观察消化道穿孔、肠梗阻及肾下垂等情况。

五、上肢X线摄影

(一) 手掌后前位

1. 摄影要点

(1) 摄影体位:受检者做好辐射防护后侧坐于摄影台旁,手臂伸直或屈肘约90°角,掌心向下紧贴摄影台面,五指自然分开，第三掌骨头置于探测器中心，照射野包括整个手掌和腕关节。

(2) SID：100cm。

(3) 中心线：对准第三掌骨头，垂直射入探测器。

2. 标准影像显示

(1) 全部掌指骨及腕关节包括在图像内，第三掌指关节位于图像正中。

(2) 五指自然分开，第二至五掌指骨呈正位，拇指呈斜位投影。

(3) 掌骨至指骨远端，骨纹理清晰可见，并能呈现出软组织层次。

3. 注意事项与临床意义　临床上可以诊断各掌指骨及关节骨折、脱位、骨质破坏和软组织异物等病变。

(二) 手后前斜位

1. 摄影要点

(1) 摄影体位：受检者侧坐于探测器旁，肘部弯曲。将小指和第五掌骨紧贴探测器。后将手内旋，使手掌与台面约成45°角。各手指均匀分开稍弯曲，各指尖触及探测器。

(2) SID：100cm。

(3) 中心线：对准第五掌骨头，垂直射入探测器中心。

2. 标准影像显示

(1) 指骨软组织与腕关节位于照片中央。显示手部各骨的斜位影像。第一、二和三掌骨互相分开，第四、五掌骨近端稍有重叠。

(2) 骨小梁清晰可见，周围软组织层次可见。

3. 注意事项与临床意义

(1) 标准后前斜位，保证手指骨、腕骨、腕关节骨的正确显示。

(2) 骨皮质的清晰显示，对骨折的观察很重要。

(3) 受检者配合困难或病情严重，不能坐立时，可采用仰卧位摄影。

（三）拇指正位

1. 摄影要点

（1）摄影体位：被检者面对探测器正坐，前臂伸直，肘部抬高。手和前臂极度内转，使拇指背面紧贴探测器。其他四指伸直，避免与拇指重叠。

（2）SID：100cm。

（3）中心线：对准拇指的掌指关节垂直射入。

2. 标准影像显示

（1）拇指骨软组织及第一掌骨位于照片中央。显示被检侧拇指骨质及软组织影像（评估检查范围）。

（2）拇指影像呈正位显示。

（3）骨小梁清晰显示，周围软组织清楚显示。

3. 注意事项与临床意义

（1）标准拇指正位，保证拇指骨的正确显示。

（2）骨皮质的清晰显示，对骨折的观察很重要。

（3）受检者配合困难或病情严重时，可将手稍外旋平放于摄影台上，拇指下垫一合适高度的海绵后进行检查。

（四）腕关节后前位

1. 摄影要点

（1）摄影体位：受检者坐位，腕关节成后前位，肘部弯曲约成90°角，手半握拳，腕部掌面紧贴台面，腕关节置于探测器中心。照射野包括尺桡骨远端及掌骨近端。

（2）SID：100cm。

（3）中心线：对准尺骨和桡骨茎突连线的中点，垂直射入探测器中心。

2. 标准影像显示

（1）腕关节诸骨位于照片正中，呈正位显示，照片包括尺桡骨远端及掌骨近端。

(2)掌腕关节及桡腕关节间隙显示清晰。

(3)腕关节诸骨纹理及周围软组织清晰可见。

3. 注意事项与临床意义 临床上可用于诊断腕关节诸骨骨折、脱位和骨质破坏等病变,观察骨龄发育的情况。

(五)腕关节侧位

1. 摄影要点

(1)摄影体位:受检者侧坐于摄影台旁,肘部弯曲,约成直角。手指和前臂侧放,将第五掌骨和前臂尺侧紧贴摄影台面,尺骨茎突置于探测器中心。照射野包括尺桡骨远端及掌骨近端。

(2)SID:100cm。

(3)中心线:对准桡骨茎突,垂直射入探测器。

2. 标准影像显示

(1)腕关节呈侧位显示,位于照片正中。

(2)尺桡骨远端重叠良好。

(3)腕关节诸骨纹理及周围软组织清晰可见。

3. 注意事项与临床意义

(1)腕骨、掌骨近端、尺桡骨远端的侧位影像,但互相重叠。对骨折、移位和关节脱位的观察很重要。

(2)肱骨与尺桡骨成90°角时,才能正确显示腕关节的侧位影像。

(3)受检者配合困难或病情严重,不能坐立者,可采用仰卧位摄影。

(4)临床上可用于腕关节诸骨、尺桡骨远端骨折和对位对线情况。

(六)腕关节外展位

1. 摄影要点

(1)摄影体位:受检者面向探测器就坐,自然屈肘,掌心向下。腕部自然平放于探测器上，手外展，手掌尽量向尺侧偏移，使舟骨尽量与邻近的骨骼分开，不致重叠。

(2) SID：100cm。

(3) 中心线：对准尺骨和桡骨茎突连线的中点，垂直射入探测器。

2. 标准影像显示

(1) 包括掌骨与尺桡骨远端。显示被检侧舟骨、掌骨近端、尺桡骨远端的骨质、关节及周围软组织影像。

(2) 为舟骨长轴展开影像，与其他骨的邻接面显示清晰。

(3) 骨小梁清晰显示，周围软组织清楚显示。

3. 注意事项与临床意义

(1) 标准舟骨正位，保证腕骨、掌骨近端、尺桡骨远端的正确显示。

(2) 舟骨长轴展开影像，与其他骨的邻接面显示清晰对骨折及移位和关节脱位的观察很重要。

(3) 石膏固定腕远端不能抬高者，可掌心向下，桡骨侧抬高20°角，尺骨侧紧贴探测器，经舟骨射入。

(七) 前臂正位

1. 摄影要点

(1) 摄影体位：受检者侧坐于摄影台旁，前臂伸直，掌心向上，背面紧贴摄影台面。前臂长轴与探测器长轴平行，前臂中点置于探测器中心。照射野上缘包括肘关节，下缘包括腕关节。

(2) SID：100cm。

(3) 中心线：对准前臂中点，垂直射入探测器。

2. 标准影像显示

(1) 显示尺、桡骨正位影像，腕关节和/或肘关节呈正位像显示。

(2)前臂诸骨纹理及周围软组织清晰可见。

3. 注意事项与临床意义

(1)受检者配合困难或病情严重,不能坐立,可采用仰卧位摄影。

(2)尺桡骨全长正位影像。

(3)腕关节、肘关节的正位影像。

(4)临床上可以用于诊断尺、桡骨骨折和软组织异物等病变。

(八)前臂侧位

1. 摄影要点

(1)摄影体位:受检者面向摄影台一端就坐,屈肘约成90°角。前臂呈侧位,尺侧紧贴摄影床面,手掌面垂直探测器,肩部下移,尽量接近肘部高度。前臂中心置于探测器中心,照射野包含腕关节和/或肘关节。

(2)SID:100cm。

(3)中心线:对准前臂中点,垂直射入探测器。

2. 标准影像显示

(1)影像显示尺骨、桡骨、腕关节和/或肘关节的侧位影像。

(2)布局合理,图像包括腕关节和/或肘关节,至少应包括一个关节,尺桡骨呈侧位影像。

(3)影像清楚显示骨小梁和周围软组织。

3. 注意事项与临床意义

(1)肱骨与尺桡骨成90°角,肩部尽量下移时,才能正确显示尺桡骨的侧位影像。

(2)受检者配合困难或病情严重,不能坐立时,可采用仰卧位摄影。

(3)临床上可用于观察尺桡骨折,结合前臂正位片,观察骨折处对位对线,以及金属异物等情况。

(九) 肘关节正位

1. 摄影要点

(1) 摄影体位：受检者面向摄影台一端就坐，前臂伸直，掌心向上，尺骨鹰嘴突置于探测器中心，肱骨尽量贴近探测器。照射野包括肱骨下段和尺桡骨上段。

(2) SID：100cm。

(3) 中心线：对准肘关节(肘横纹中点)垂直射入探测器。

2. 标准影像显示

(1) 图像包括肱骨远端及尺桡骨近端，其关节间隙显示在图像正中。

(2) 关节面呈切线位显示，明确锐利。

(3) 鹰嘴窝位于肱骨内外髁正中稍偏尺侧。肘关节诸骨纹理和周围软组织清晰可见。

3. 注意事项与临床意义

(1) 肩部尽量下移时，才能正确显示肘关节正位影像。

(2) 若肘关节不能伸直，或有石膏固定的情况下，可使前臂及上臂与胶片的夹角一致，并加以固定。

(3) 受检者配合困难或病情严重，不能坐立时，可采用仰卧位摄影。

(4) 临床上可用于观察肘关节骨折、脱位等情况。

(十) 肘关节侧位

1. 摄影要点

(1) 摄影体位：受检者面向摄影台一端侧坐，屈肘成90°~120°角，肘关节内侧紧贴摄影台面。掌面垂直探测器。肩部下移，肱骨尽量贴近探测器。照射野包括肱骨下段和尺桡骨上段。

(2) SID：100cm。

(3) 中心线：对准肘关节间隙，垂直射入探测器。

2. 标准影像显示

(1)尺骨与肱骨的关节间隙显示明确,锐利。

(2)肱骨外髁重叠,呈圆形投影。

(3)肘关节诸骨纹理清晰,周围软组织层次分明。

3. 注意事项与临床意义

(1)肘关节诸骨及关节的侧位骨质、形态。

(2)肱骨与尺桡骨成 90° 角,肩部尽量下移时,才能正确显示肘关节的侧位影像。

(3)受检者配合困难或病情严重,不能坐立者,可采用仰卧位摄影。

(4)临床上可用于观察肘关节骨折和脱位等情况。

(十一)肱骨正位

1. 摄影要点

(1)摄影体位:受检者仰卧于摄影台上,手臂伸直稍外展,掌心朝上。对侧肩部稍垫高,使被检侧上臂尽量贴近探测器,上臂中点置于探测器中心。照射野包括肩关节和肘关节。

(2)SID:100cm。

(3)中心线:对准肱骨中点,垂直射入探测器。

2. 标准影像显示

(1)显示肱骨的正位影像。

(2)长轴与图像平行,至少包括一个邻近关节,软组织影像显示良好。

3. 注意事项与临床意义

(1)肱骨的全长正位影像。

(2)肩关节、肘关节的正位影像。

(3)若受检者的肩关节因外伤有外固定,不能仰卧时,可站立位摄影。

(4)临床上可用于观察肱骨骨折和软组织异物等情况。

(十二) 肱骨侧位

1. 摄影要点

(1) 摄影体位:受检者仰卧于摄影台上,对侧肩部稍垫高,使被检侧上臂尽量贴近探测器。被检侧上臂与躯干稍分开,肘关节弯曲成90°角,手掌置于胸前。肱骨长轴与探测器长轴平行一致,肱骨中点置于探测器中心,照射野包括肩关节和肘关节。

(2) SID:100cm。

(3) 中心线:对准肱骨中点,垂直射入探测器。

2. 标准影像显示

(1) 显示肱骨的侧位影像。

(2) 长轴与图像平行,至少包括一个邻近关节,软组织影像显示良好。

3. 注意事项与临床意义

(1) 肱骨的全长侧位影像。

(2) 肩关节、肘关节的侧位影像。

(3) 若受检者的肩关节因外伤有外固定,不能仰卧时,可站立位摄影。

(4) 临床上可用于观察肱骨骨折,结合肱骨正位影像观察骨折的对位对线情况。

(十三) 肩关节正位

1. 摄影要点

(1) 摄影体位:受检者仰卧于摄影台上,被检侧肩胛骨喙突置于台面正中线上。被检侧上肢向下伸直,掌心向上。对侧躯干稍垫高,使被检侧肩部紧贴探测器,照射野和探测器上缘超出肩部,外缘包括肩部软组织。

(2) SID:100cm。

(3) 中心线:中心线对准喙突,垂直射入探测器。

2. 标准影像显示

(1)影像包括肩关节诸骨,其关节位于图像正中或稍偏外显示。

(2)肩关节盂前后重合,呈切线位显示,不与肱骨头重叠,关节间隙显示清晰明了。

(3)肱骨小结位于肱骨头外1/3处显示。肱骨头、肩峰及锁骨纹理显示清晰,周围软组织层次清晰可辨。

3. 注意事项与临床意义

(1)肩关节的正位影像。

(2)显示肩锁关节,关节盂与肱骨头间的间隙。

(3)受检者配合困难或使用外固定时,可采用站立位摄影,患侧肩关节尽量紧贴探测器,或使对侧稍远离探测器,肱骨外旋,可正确显示肩关节的正位影像。

(4)临床上用于观察关节骨折、脱位、骨质破坏和软组织异物等病变。

(十四) 冈上肌出口位

1. 摄影要点

(1)摄影体位:受检者站立于摄影架前,面向探测器,患侧肩关节紧贴探测器。身体冠状面与探测器成35°~40°角,患侧肘关节屈曲、外展。

(2)SID:90~100cm。

(3)中心线:经肩锁关节水平射入探测器。

2. 标准影像显示

(1)影像包括肩峰、肱骨近端、肩胛骨以及锁骨远端。

(2)肱骨头位于冈上窝正中,肩峰形态完整清晰显示。

(3)肩峰、肱骨头及锁骨远端骨小梁清晰显示。

3. 注意事项与临床意义　临床用于观察肩峰形态、骨质厚度及肩峰到肱骨头之间的距离,间接评估冈上肌的损伤程度。

(十五)锁骨后前位

1. 摄影要点

(1)摄影体位:受检者俯卧于摄影台上,被检侧锁骨中点对准探测器上1/3横线中点,头面部转向对侧,使锁骨与台面贴近,被检侧手臂内旋,掌心向上。肩部下垂,使肩部与胸锁关节持平。

(2)SID:90~100cm。

(3)中心线:通过锁骨中点,向足侧倾斜10°角。

2. 标准影像显示

(1)锁骨的正位影像,骨质密度较高。

(2)形态较平直,内1/3与胸廓相重叠。

(3)肩锁关节与肩峰清晰显示。

3. 注意事项与临床意义 观察锁骨的正位影像,用于锁骨骨折的诊断。

六、下肢X线摄影

(一)足正位

1. 摄影要点

(1)摄影体位:受检者仰卧或坐于摄影台上,被检侧膝关节弯曲,足底部紧贴摄影台面。第三跖骨基底部放于探测器中心,探测器与足部长轴一致。照射野和探测器上缘包括足趾,下缘包括足跟。

(2)SID:100cm。

(3)中心线:通过第三跖骨基底部,垂直(或向足跟侧倾斜15°角)射入探测器。

2. 标准影像显示

(1)图像包括跗骨、趾骨及跖骨,第三跖骨基底部位于图像正中。

(2)跗骨到趾骨远端密度适当,骨纹理清晰可见。舟距关节与骰跟间隙清晰可见。

3. 注意事项与临床意义

(1)为了趾骨、跖骨和跗骨的正确显示,在摆位时足底一定要紧贴探测器。

(2)疑似外伤摆位时足底不能紧贴探测器者,可在受检者的足底垫一楔形海绵垫。

(3)临床上用于诊断骨及关节骨折、脱位、骨质破坏和软组织异物等病变。

(二) 足内斜位

1. 摄影要点

(1)摄影体位:受检者坐于摄影床上,被检侧膝部稍弯曲,足底部紧贴摄影床。然后将躯干和小腿向内侧倾斜,使足底与床面成20°~30°角。第三趾骨底部置于探测器中心,使探测器中线与足部长轴平行。

(2)SID:100cm。

(3)中心线:对准第三跖骨底部,垂直射入探测器。

2. 标准影像显示

(1)全足显示于照片正中。显示被检侧足的骨质、关节面及周围软组织的影像。

(2)显示被检侧足的斜位影像。

(3)骨小梁和周围软组织清晰显示。

3. 注意事项与临床意义　为保证第一至五趾骨的独立显示,足底与床面的倾斜角度不得超过30°角。

(三) 跟骨侧位

1. 摄影要点

(1)摄影体位:受检者侧卧于摄影台上,被检侧下肢外侧缘紧贴台面,膝部弯曲;被检侧足部外踝紧贴探测器,使足底平面垂直探测器；跟骨置于探测器上。

(2) SID：100cm。

(3) 中心线：中心线对准跟距关节，垂直射入探测器。

2. 标准影像显示

(1) 照片包括踝关节及部分距骨，跟骨位于照片正中，呈侧位影像。

(2) 距骨下关节面呈切线位显示，其关节间隙清晰可见。

(3) 跟骨纹理清晰可见。

3. 注意事项与临床意义

(1) 受检者配合困难或病情严重时，可采用仰卧位摄影。

(2) 为保证跟骨的完全侧位，摆位时要求被检侧足部外踝一定紧贴床面。

(3) 临床上用于诊断骨及关节骨折、脱位、骨质破坏和软组织异物等病变。

(四) 跟骨轴位

1. 摄影要点

(1) 摄影体位：受检者仰卧或坐于摄影床上。被检侧下肢伸直，足尖向上，踝部向头侧极度弯曲，使足部长轴与摄影床形成直角。

(2) SID：100cm。

(3) 中心线：向足底倾斜 35°~45° 角，对准第三跖骨底部，射入探测器中心。

2. 标准影像显示 骨小梁和周围软组织清晰显示。

3. 注意事项与临床意义 受检者足背不能背屈时，可在足跟垫一定高度的海绵垫。

(五) 踝关节正位

1. 摄影要点

(1) 摄影体位：受检者仰卧或坐于摄影台上，被检侧下肢伸直，将踝关节置于探测器中心。小腿长轴与探测器中线平行，足稍内旋10°~15°角，足尖下倾。照射野和探测器上缘包括整个踝关节。

(2) SID：100cm。

(3) 中心线：通过内、外踝连线中点上方1cm处，垂直射入探测器。

2. 标准影像显示

(1) 踝关节位于影像下1/3中央，关节面呈切线位，其间隙清晰可见。

(2) 胫腓联合间隙不超过0.5cm。

(3) 踝关节诸骨纹理清晰锐利，周围软组织层次清晰可见。

3. 注意事项与临床意义

(1) 受检者配合困难或病情严重时，可采用仰卧位摄影。

(2) 临床上用于诊断骨及关节骨折、脱位、骨质破坏和软组织异物等病变。

(六) 踝关节侧位

1. 摄影要点

(1) 摄影体位：受检者侧卧于摄影台上，被检侧靠近台面。被检侧膝关节稍屈曲，外踝紧贴摄影台面，足跟摆平，使踝关节成侧位。小腿长轴与探测器长轴平行，将内踝上方1cm置于探测器中心。照射野和探测器上缘包括整个踝关节。

(2) SID：100cm。

(3) 中心线：对准内踝上方1cm处，垂直射入探测器。

2. 标准影像显示

(1) 距骨滑车面内外缘重合良好。

(2) 腓骨小头重叠于胫骨正中偏后，踝关节位于影像下1/3正中显示。

(3) 踝关节诸骨纹理清晰锐利，周围软组织层次清晰可见。

3. 注意事项与临床意义

(1)为保证踝关节的完全侧位,摆位时要求被检侧足部外踝一定紧贴床面。

(2)临床上用于诊断骨及关节骨折、脱位、骨质破坏和软组织异物等病变。

(七)胫腓骨正位

1. 摄影要点

(1)摄影体位:受检者仰卧或坐于摄影台上,被检侧下肢伸直,足稍内旋。小腿长轴与探测器长轴一致,照射野和探测器上缘包括膝关节,下缘包括踝关节。

(2)SID:100cm。

(3)中心线:对准小腿中点,垂直射入探测器。

2. 标准影像显示

(1)显示小腿的正位影像,胫骨在内,腓骨在外,平行排列,上下胫腓关节皆有重叠。

(2)胫腓骨完整显示于图像正中,与探测器板长轴平行排列,并包括邻近一个关节。

(3)骨小梁和周围软组织清晰显示。

3. 注意事项与临床意义

(1)为防止受检者抖动,膝关节以上和踝关节以下可用沙袋固定。

(2)临床上用于诊断骨及关节骨折、脱位、骨质破坏和软组织异物等病变。

(八)胫腓骨侧位

1. 摄影要点

(1)摄影体位:受检者侧卧于摄影台上,被检侧靠近台面。被检侧下肢膝关节稍屈,小腿外缘紧贴摄影台面。小腿长轴与探测器长轴一致。照射野和探测器上缘包括膝关节,下缘包括踝关节。

(2) SID：100cm。

(3) 中心线：对准小腿中点，垂直射入探测器。

2. 标准影像显示

(1) 显示小腿的侧位影像，胫骨在前，腓骨在后，平行排列，上胫腓关节重叠较少，可以看到关节面。下胫腓关节重叠较多，关节面隐蔽。

(2) 膝关节、踝关节呈侧面影像。

(3) 骨小梁和周围软组织清晰显示。

3. 注意事项与临床意义

(1) 为防止受检者抖动，膝关节以上和踝关节以下可用沙袋固定。

(2) 临床上用于诊断骨及关节骨折、脱位、骨质破坏和软组织异物等病变。

(九) 膝关节正位

1. 摄影要点

(1) 摄影体位：受检者仰卧或坐于摄影台上，被检侧下肢伸直，髌骨下缘置于探测器中心。小腿长轴与探测器长轴平行。照射野上缘包括股骨下端，下缘包括胫腓骨上端。

(2) SID：100cm。

(3) 中心线：对准髌骨下缘，垂直射入探测器。

2. 标准影像显示

(1) 图像包括股骨两髁，胫骨两髁及腓骨小头，其关节面位于图像正中。

(2) 腓骨小头与胫骨仅有少量重叠。

(3) 膝关节诸骨纹理清晰可见，周围软组织层次可见。膝关节完整显示于图像正中，与图像长轴平行排列。

3. 注意事项与临床意义

⑴为防止受检者的膝关节旋转，需确保股骨与胫腓骨的正位。

⑵临床上用于诊断骨及关节骨折、脱位、骨质破坏和软组织异物等病变。

(十) 膝关节侧位

1. 摄影要点

⑴摄影体位：受检者侧卧于摄影台上，被检侧膝部外侧靠近台面。被检侧膝关节屈曲成90°~125°角。髌骨下缘置于探测器中心，髌骨面与探测器垂直。照射野上缘包括股骨下端，下缘包括胫腓骨上端。

⑵SID：100cm。

⑶中心线：对准胫骨上端，垂直射入探测器。

2. 标准影像显示

⑴膝关节间隙位于照片正中，股骨内外髁重叠良好。

⑵髌骨呈侧位显示，其与骰骨间隙分离明确，关节面边界锐利，无双边。股骨与胫骨平台重叠极小。

⑶膝关节诸骨纹理清晰可见，周围软组织可以辨认。

3. 注意事项与临床意义

⑴为保证髌骨的正确显示，要求受检者的股骨与胫腓骨的屈曲角度在135°。

⑵踝关节用沙袋垫高。

⑶临床上用于诊断骨及关节骨折、脱位、骨质破坏和软组织异物等病变。

(十一) 股骨正位

1. 摄影要点

⑴摄影体位：受检者仰卧于摄影台上，被检侧下肢伸直，足尖向上稍内旋，使两足趾内旋接触。股骨长轴与探测器中线平

行。照射野和探测器上缘包括髋关节，下缘包括膝关节。

（2）SID：100cm。

（3）中心线：对准股骨中点，垂直射入探测器中心。

2. 标准影像显示

（1）股骨呈正位显示于图像正中。股骨头、颈体、髁部骨质、髋及膝关节和股部软组织形态层次均清晰显示。

（2）股骨完整显示，并包括邻近一个关节。

（3）股骨骨质、骨小梁和周围软组织均清晰显示。

3. 注意事项与临床意义

（1）为保证股骨的正位显示，足尖应向上稍内旋。

（2）不能完整显示股骨者，应以病变端为主。

（3）临床上用于诊断骨及关节骨折、脱位、骨质破坏和软组织异物等病变。

（十二）股骨侧位

1. 摄影要点

（1）摄影体位：受检者侧卧于摄影台上，被检侧下肢伸直，大腿外侧紧贴台面。被检侧下肢伸直，膝关节稍弯曲，约成135°角，股骨长轴与探测器长轴平行。照射野上缘包括髋关节，下缘包括膝关节。

（2）SID：100cm。

（3）中心线：对准股骨中点，垂直射入探测器。

2. 标准影像显示

（1）影像显示股骨头、颈体、髁部、髌骨和膝关节骨质的侧位影像，髋关节为侧位稍斜，膝部的内、外髁难以全部重叠。

（2）股骨完整显示于图像正中，并包括邻近一个关节。

（3）股骨骨质、关节面、骨小梁和周围软组织的影像均清晰显示。

3. 注意事项与临床意义

(1)受检者不能完全侧卧者,可选取斜位。

(2)不能完整显示股骨者,应以病变端为主。

(3)被检侧髋部和膝部成直角。

(4)临床上用于诊断骨及关节骨折、脱位、骨质破坏和软组织异物等病变。

(十三)髋关节正位

1. 摄影要点

(1)摄影体位:受检者仰卧于摄影台上,被检侧髋关节置于台面中线。下肢伸直,双足跟分开,足尖稍向内旋20°角。股骨头放于探测器中心,股骨长轴与探测器长轴平行。照射野上缘包括髂骨,下缘包括股骨上端。

(2)SID:100cm。

(3)中心线:对准股骨头(髂前上棘与耻骨联合上缘连线的中点垂线下方5cm处),垂直射入探测器。

2. 标准影像显示

(1)照片包括髋关节、股骨近端1/3,同侧耻坐骨及部分髂骨翼。

(2)股骨头大体位于照片正中,或位于照片上1/3正中,大粗隆内缘与股骨颈重叠1/2,股骨颈显示充分。

(3)股骨颈及闭孔无投影变形,沈通氏线光滑锐利,曲度正常。

(4)髋关节诸骨纹理清晰锐利,坐骨棘明显显示,周围软组织也可辨认。

3. 注意事项与临床意义

(1)摆位时足尖一定要向内旋转,两足相对。

(2)临床上用于诊断骨及关节骨折、脱位、骨质破坏和软组织异物等病变。

（十四）双侧髋关节正位（蛙式位）

1. 摄影要点

（1）摄影体位：被检者仰卧于摄影床上，身体正中矢状面对准台面中线，双侧髋部及膝部屈曲，股骨外旋与床面约成30°角（成人为75°角）。

（2）SID：100cm。

（3）中心线：对准两侧股骨大粗隆连线中点，垂直射入探测器中心。

2. 标准影像显示

（1）整个髂骨及股骨上端包括在照片中，显示双侧髋关节的骨质、关节面及周围软组织的影像。

（2）显示双侧髋关节的正位影像。

（3）骨小梁和周围软组织的影像清晰显示。

3. 注意事项与临床意义　摆位时上身躺正，保证受检者的双侧髂前上棘在同一水平线。

（十五）双下肢全长正位

1. 摄影要点

（1）摄影体位：受检者站立，双足并立，足尖稍内旋10°~15°角，双手放置在移动架的扶手上，正中矢状面与探测器中线重合，足与双肩同宽，分段或连续曝光，无缝拼接，标尺摆放位置尽量位于两腿正中，不影响双下肢显示。

（2）SID：150~180cm。

（3）中心线：对准双下肢中心水平射入探测器中心。

2. 标准影像显示

（1）显示双下肢诸骨的正位影像。

（2）骨盆及双下肢诸骨均显示在照片中，骨边缘锐利、骨小梁及周围软组织清晰可见，标尺不倾斜，可清晰读数。

3. 注意事项与临床意义

(1) 受检者配合困难或病情严重不能站立时，不能拍摄此体位。

(2) 临床上用于对髋关节置换和下肢矫正等术前诊断和术后评估。

（暴云锋 余建明 马新武 牛延涛 陈 勇 孙存杰 李大鹏 胡鹏志）

第三节 乳腺X线检查技术

乳腺X线摄影检查可以清晰显示乳腺组织，较好地发现乳腺各种良、恶性肿瘤病变。尤其对乳腺钙化非常敏感，可以观察到微小钙化点和钙化簇，是早期发现并诊断乳腺癌的有效检查方法。

一、乳腺摄影的基础知识

（一）乳腺定位方法

乳腺的定位方法一般采用以下两种：

1. 四象限法 按照四象限分区法将乳腺分成5个区域：即外上象限（外上1/4）、内上象限（内上1/4）、外下象限（外下1/4）、内下象限（内下1/4）和中央区。

2. 时钟法 把乳腺比喻成一个时钟，即按照指针指向的时间位置，将乳腺分成12份小区域，例如6点钟的位置即乳头垂直向下的位置。

（二）正常乳腺的分型与优质图像显示

1. 正常乳腺的分型 根据乳腺腺体和脂肪比例分为脂肪型、少量腺体型、多量腺体型和致密型。

正常乳腺在X线片上表现为圆锥形，底在胸壁上，尖为乳头，各种解剖结构在图像优良且有足够脂肪衬托的X线片上一般均可见。其中乳头、乳晕、皮肤、乳房悬韧带、血管为中等密度，脂肪为低密度。

2. 优质图像显示 优质的乳腺X线片应显示：①乳头；②乳晕为1~5mm；③皮肤，在切线位厚0.5~1.5mm，密度中等；④皮下脂肪；⑤乳房悬韧带；⑥乳腺导管；⑦乳腺实质（纤维腺体组织）；⑧乳后脂肪层及胸肌；⑨乳腺血管；⑩腋前及乳腺内淋巴结，腋前淋巴结有时较大，甚至直径>2cm。

二、乳腺X线标准摄影体位

在摄影体位的选择中，内外斜位（mediolateral oblique position，MLO position）和头尾位（crancial position，CC position）是乳腺摄影的常规体位，必要时可追加体位，以最大限度地显示病变。乳腺摄影时受检者通常取立位，也可采取坐位。

（一）内外斜位

1. 摄影要点

（1）摄影体位：被检者面对乳腺机，微向外转，调整乳腺机使摄影平台与胸大肌外侧缘平行。受检者被检侧上臂抬高，手向前抓住手柄，肩部放松，肘部弯曲，使被检侧腋窝凹陷处置于摄影平台外上角，技师提升被检侧的乳腺向前、向内牵拉乳腺组织和胸大肌靠近摄影平台边缘，然后向上向外固定在摄影平台上。压迫的同时用手拉伸展平乳腺，并保持乳腺的位置不变，将手从上外方抽出。最后向下牵拉腹部组织以打开乳房下皮肤皱褶。嘱受检者保持身体不动，平静呼吸下屏气曝光。

（2）中心线：X线经乳腺内上向外下投射至探测器中心。机架角度为30°~60°（高瘦者50°~60°，矮胖者30°~40°，一般受检者为40°~50°）。

(3)曝光参考条件:一般采用自动曝光控制。①青春期乳腺组织间对比度低,一般用35~40kV,80~90mAs。②发育期(包括妊娠期)乳腺变化较大,一般用35kV,120~150mAs。③哺乳期乳腺发育完全,有乳汁积存,密度增高,摄影时尽量将乳汁排空,选用较大曝光条件。④有哺乳史,乳腺处于静止稳定状态,一般用28~32kV,40~50mAs。⑤老年女性一般用25~30kV,30~40mAs。

2. 标准影像显示

(1)胸大肌显示充分,其下缘能显示到后乳头线或以下。

(2)乳腺下褶皱展开,且能分辨。

(3)腺体后脂肪组织充分显示。

(4)乳腺无下垂,乳头呈切线位显示。

(5)无皮肤皱褶和伪影。

(6)左右乳腺影像对称放置呈菱形。

(7)影像层次分明,病灶清晰显示,能显示0.1mm的细小钙化灶。

3. 注意事项与临床意义 内外斜位显示的乳腺组织较为全面,除乳腺外还可观察外上方的乳腺腋尾部、胸大肌、腋前淋巴结等,能大致确定局限性病变的上下空间位置。

(二)头尾位

1. 摄影要点

(1)摄影体位:被检者面对乳腺机站立,被检侧乳腺对准摄影平台中线,肩部放松、下垂,面部转向非检侧。充分托起乳腺并向前拉伸放于摄影平台中央,调节摄影平台高度至托起后的乳腺下部折叠处,胸壁内侧紧贴摄影平台前缘,被检者非检侧的手向前抓住手柄。向前方拉伸展平乳腺组织同时进行压迫,并在结束加压之前将手从前方抽出。展平乳腺外侧的皮肤皱褶。嘱受检者保持身体不动,平静呼吸后屏气曝光。

(2) 中心线：X线自上而下，经乳腺上方垂直入射探测器中心。

(3) 曝光参考条件：同内外斜位。

2. 标准影像显示

(1) 包含乳腺基底部，尽量显示部分胸大肌。

(2) 头尾位与内外斜位摄影的乳头后线长度差≤1cm。

(3) 充分显示腺体后脂肪组织。

(4) 无皮肤皱褶，无伪影。

(5) 乳头呈切线位显示，不可与乳腺组织重叠。

(6) 双侧乳腺头尾位图像相对呈球形。

(7) 影像层次分明，病灶清晰显示，能显示0.1mm的细小钙化灶。

3. 注意事项与临床意义　头尾位是内外斜位的补充，可确定局限性病变的内外空间位置。

三、乳腺X线追加摄影体位

追加体位是对于标准摄影体位不易显示出的部位，通过从其他方向的摄影以及把感兴趣区做为重点的摄影方法，以便最大限度地显示病变或利于介入操作。常见追加摄影体位见表2-2。

四、数字乳腺体层合成

数字乳腺体层合成（digital breast tomosynthesis，DBT）是一项基于平板探测器技术的高级应用。在成像过程中，X线球管在一个弧形范围内匀速移动，从不同角度对乳腺进行摄影，以获得一系列低剂量的二维图像，进而重建为一系列类似三维的容积断层影像，使乳腺中不同位置、高度、形态的病变得以在不同层面进行显示。

表2-2 乳腺X线追加摄影体位

<table>
<tr><th colspan="2">追加体位</th><th>摄影要点</th><th>中心线</th><th>显示要求及用途</th></tr>
<tr><td rowspan="2">(一)乳腺侧位摄影</td><td>内外侧位(ML)</td><td rowspan="2">1. 体位：球管架旋转90°角，摄影平台顶部在胸骨上切迹水平，受检者胸骨紧贴摄影平台边缘，颈部前伸，向摄影平台方向转动受检者使压迫板经过前部肌肉。受检者手臂外展置于摄影平台侧面，肘屈曲使胸大肌放松，旋转受检者直至乳腺呈现真正侧位，且位于摄影平台中央。
2. 如以诊断为目的，则病灶侧靠近摄影平台，可减小几何模糊；以穿刺为目的，则病灶靠近有孔穿刺板，以方便进行穿刺操作。</td><td>X线自内向外水平射入探测器中心。中心为受检侧乳腺的中心。</td><td rowspan="2">1. 显示：乳头轮廓可见，乳头无下垂，并处于切线位；实质后的组织清晰显示；实质侧面组织清晰显示；包含胸壁组织，乳腺下部无折叠；无皮肤皱褶；影像层次分明，病灶显示清晰，能显示0.1mm的细小钙化灶。
2. 明确乳腺内病灶的上下解剖位置关系，便于准确地进行乳腺穿刺定位、微小病灶的术前定位。</td></tr>
<tr><td>外内侧位(LM)</td><td>X线自外向内水平射入探测器中心。</td></tr>
<tr><td colspan="2">(二)乳沟位(CV)</td><td>1. 体位：受检者面对乳腺机，头转向一侧。双侧乳腺放置在摄影平台上，向前拉伸双侧乳腺的所有内侧组织，以便乳沟成像。
2. 摄影范围：双侧乳腺所有内侧及后侧组织。
3. 注意：若探测器位于乳沟开放位置的下面，必须使用手动曝光技术。</td><td>X线自头端射向尾端，中心为双乳腺内侧乳沟区。</td><td>1. 显示：两侧乳腺组织对称，充分显示双乳内侧组织；尽可能显示胸骨前软组织；两侧乳腺组织显示均匀(压力均匀)；乳腺后内深部显示良好；无皮肤皱褶；影像层次分明，病灶显示清晰，能显示0.1mm的细小钙化灶。
2. 适用于极端靠近乳腺内侧深部的局限性病变。</td></tr>
</table>

续表

追加体位	摄影要点	中心线	显示要求及用途
(三) 扩展头尾位(XCC)	与常规头尾位相似,根据需要适当向左或右微微转体。	X线自上向下投射。中心在乳头胸壁垂直连线的外侧(外侧扩展头尾位)或内侧(内侧扩展头尾位)。	常规头尾位不能充分显示乳腺内侧或外侧深部病变,或有假体者推移假体往后,分段显示假体前方的乳腺组织。
(四) 尾头位(FB)	与头尾位相反,X线球管位于乳腺下方,探测器位于乳腺上方进行摄影。站位与头尾位相同,技师用手提升受检者乳腺高度,使乳腺上部基底紧贴检查台边缘,使压迫板前缘对准乳腺下皱褶,向上压迫乳腺。	X线自下向上投射。中心同头尾位。	当怀疑乳腺上方病变时,为避免常规头尾位压迫板移动距离过长致乳腺上位病灶滑脱、漏摄时采用;另瘦体型小乳腺、男性乳腺、驼背和装有起搏器受检者也可最大限度地显示乳腺组织。
(五) 腋尾位(AT)	可使用专门的小压迫板拍摄腋尾位,体位与内外斜位相似,探测器与胸大肌平行。	中心线偏上,在乳头与腋窝之间。	更好地显示腋前腋尾区域情况,副乳或腋前组淋巴结等。

续表

<table>
<tr><th colspan="2">追加体位</th><th>摄影要点</th><th>中心线</th><th>显示要求及用途</th></tr>
<tr><td colspan="2">(六) 切线位(TAN)</td><td>根据检查部位调节摄影平台高度、机架角度,可用常规压迫板或点压压迫板。视情况选择自动或手动曝光。</td><td>X线经可疑点皮肤表面进行切线位投射。</td><td>显示局部乳腺皮肤或皮下组织的钙化、肿块等病变,避免投影到腺体内,造成误诊。</td></tr>
<tr><td rowspan="2">(七) 点压放大摄影</td><td>点压摄影(S)</td><td>1. 体位:按已摄取乳腺影像的体位要求放置。
2. 测量从乳头至病变的垂直距离,在上下或内外方向上测量乳头至病变距离及从病变到皮肤表面的距离。用手模拟加压,将三个测量值转换成标记来确定病变的具体位置,然后将压迫装置放在病变上方。</td><td rowspan="2">中心为病变位置。</td><td rowspan="2">1. 所选区域位于摄影中心,组织层次分明,病灶显示清晰。
2. 点压摄影助于显示密集组织区域内模糊或不明确的病变,放大摄影对钙化灶的数目、分布和形态显示更好。为评价常规乳腺摄影中的局灶性微小改变,可选择点压摄影、放大摄影或两者结合的点压放大摄影。</td></tr>
<tr><td>放大摄影(M)</td><td>确定合适的放大率,其他同点压摄影。</td></tr>
<tr><td colspan="2">(八) 转动位摄影(RL RM)</td><td>顺时针或逆时针旋转乳房,改变乳房内部乳腺组织的投射角度,保持旋转状态进行压迫后摄影。旋转方向需标记在图上。</td><td>中心同头尾位或内外斜位。</td><td>常规摄影后,需排除投射路径上致密乳腺组织掩盖病变时,可加摄旋转头尾位或旋转内外斜位。</td></tr>
</table>

续表

追加体位	摄影要点	中心线	显示要求及用途
(九) 上外下内斜位摄影(SIO)	摄影平台的角度取决于乳头和病变间的连线方向。	X 线自外上向内下投射。中心线与内外斜位相同。	适用于乳腺内侧及深部病变的显示。
(十) 外内斜位(LMO)	调整机架,X 线球管位于乳腺外下,探测器位于乳腺内上方,受检者身体前倾,受检侧手臂上抬,胸骨紧贴平台前缘,压迫板自乳房外下缘向内上压迫,注意乳房下皱褶。	X 线自外下向内上投射。中心线与内外斜位相同。	适用于内侧病变、放置心脏起搏器或胸部凹陷的受检者。
(十一) 植入物退避位摄影(ID)	假体植入隆乳术后的乳腺摄影除常规头尾位和内外斜位摄影外,使用 Eklund's 方法摄影,方法是将假体尽量向胸壁方向挤推,同时向外牵拉乳腺,使乳腺实质组织尽量充分显示于曝光野内,有利于显示其中的病灶。	同头尾位或内外斜位。	退避位摄影可避免假体与乳腺组织重叠遮掩病灶。

1. 摄影要点　DBT的内外斜位和头尾位为其常规摄影体位，必要时进行附加体位。DBT摄影时压力较常规低，有利于病灶显示。注意避免皮肤褶皱或腺体压迫不均匀造成的伪影，以及受检者头部肩部等进入照射野范围。正确选择乳腺检查中的曝光参数。球管在一定的角度范围(15°~25°)扫描，连续9~25次曝光采集图像。经计算机重建得出厚度为0.2~1mm的与探测器平行的断层图像。

2. 标准影像显示　同常规摄影的影像显示要求。

3. 注意事项与临床意义　可以分离重叠的组织结构，多层面显示，提高乳腺癌检出的敏感性和特异性，提高被检者流通量，有望替代CT和MRI的部分检查，低剂量的三维立体重建显示。

（暴云锋　余建明　马新武　牛延涛　陈　勇　孙存杰　李大鹏　胡鹏志）

第四节　数字X线造影检查技术

一、子宫输卵管造影

子宫输卵管造影(hysterosalpingography，HSG)是利用专用器械从子宫颈口注入对比剂，以显示子宫腔及两侧输卵管位置、形态和大小的检查方法。目前仍为妇产科的常用检查方法。

1. 适应证　原发或继发不孕症、寻找子宫出血的原因、内生殖器畸形；对于考虑绝育或再育者，可观察输卵管、子宫腔情况；子宫肌瘤、附件及盆腔其他器官的疾病等。

2. 禁忌证　碘过敏、急性和亚急性内外生殖器炎症及盆腔炎症、全身性发热、严重的心肺疾病、月经期、妊娠期、产后、流产和剖宫术后6周内。

3. 摄影要点　受检者仰卧于摄影台上，正中矢状面对准并垂直台面中线。两臂置于体侧，照射野上缘达髂前上棘，下缘包括耻骨联合。

4. 造影方法

(1)造影前准备：一般无需特殊准备，造影时间应选择在月经停止后3~7天内。

(2)对比剂：使用浓度为300mgI/mL或370mgI/mL的非离子型碘对比剂。

(3)操作技术：受检者仰卧在台上，常规消毒铺巾，由妇产科医生将导管插入子宫颈管内，透视下注射对比剂，在子宫和输卵管充盈时停止注射，即刻摄取第一张照片，即为子宫腔输卵管的充盈像；注射碘水后30分钟或注射碘化油后24小时摄取第二张照片，了解对比剂是否进入腹腔，以判断盆腔是否有因慢性炎症而发生的粘连。

(4)术后处理：检查后如下腹及腰部疼痛，应休息1小时后再离开。术后须休息1周，给予抗生素预防感染。

5. 图像质量控制

(1)正常造影子宫腔呈倒置三角形，底边在上，为子宫底，下端与子宫颈管相连。两侧输卵管自子宫角伸向盆腔两侧，呈迂曲柔软的线条状影，由内端向外端分为间质部、峡部、壶腹部和伞部。如果输卵管通畅，对比剂可进入腹腔，分布于肠管之间以及子宫直肠陷窝和子宫膀胱陷窝内，呈多条弧形和波浪形条纹影。

(2)注入对比剂的同时，在透视下动态观察对比剂进入子宫腔和输卵管的过程，影像重叠时可转动体位或改变X射线管及床面方位，在透视下对合适的图像进行摄影。

(3)透视发现子宫腔轮廓不清，周围出现条纹状和树枝状阴影时，为对比剂进入子宫静脉征象，应立即停止注药。

(4)尽量缩短透视时间,减少X线的照射量。

二、静脉尿路造影

静脉尿路造影(intravenous urography,IVU),又称排泄性尿路造影或静脉肾盂造影(intravenous pyelography,IVP),是通过静脉注入对比剂,经肾脏排泄使全尿路显影的方法。它不仅可以观察泌尿系统的形态结构,而且可以了解肾脏的分泌功能。

1. 适应证 肾和输尿管疾病,如结核、肿瘤、结石、先天畸形、慢性肾盂肾炎和肾损伤等;不明原因的血尿或脓尿;腹膜后肿瘤,了解肿瘤与泌尿器官的关系及排除泌尿系疾病;尿道狭窄无法插入导管行逆行尿路造影者。

2. 禁忌证 碘对比剂过敏者;严重肝、肾功能不全;全身器官严重衰竭,包括高热、急性传染病及严重心血管疾病;甲状腺功能亢进;严重血尿和肾绞痛发作者。

3. 造影方法

(1)造影前准备:检查前12小时内禁食、禁水。检查前晚服泻药清洁肠道或检查前2小时清洁灌肠。

(2)对比剂:常用非离子型碘对比剂。一般成人用量为20~40mL;儿童因不能压迫输尿管,且肾浓缩功能不如成人,故剂量可加大,可按每千克体重0.5~1mL计算。

(3)操作技术:受检者仰卧于摄影床上,将2个圆柱状棉垫呈"倒八字"形压迫在两侧髂前上棘连线水平上,此水平相当于输尿管进入骨盆处,输尿管后方为骶骨,故在此处压迫输尿管可有效阻断其通路。在棉垫上放血压表气袋,用多头腹带将棉垫、气袋同腹部一起束紧,然后由静脉注入对比剂。当注入对比剂1~2mL后减慢速度,观察2~3分钟,如受检者无不良反应即将对比剂在2~3分钟内注完,必要时可缩短注药时间。注药过程中若有不良反应,立即停止注药。如反应轻微,待症状缓解后仍可继续造影。对比剂注射完毕，给血压表气袋注气，压力为 80~100mmHg 压迫输尿管，以阻止对比剂进入膀胱，有利于肾盂充盈显示。注射对比剂前先摄全尿路平片。在注射对比剂后 7、15 及 30 分钟摄两肾区片，如肾盂肾盏充盈显示良好，则放松腹带，当膀胱充盈后摄全尿路造影片。如肾盂肾盏显示不佳，则要加摄 60 分钟甚至 120 分钟全尿路平片。

4. 图像质量控制

(1) 正常肾盂多呈三角形，上缘凸，下缘凹呈弧形弯曲，基底位于肾窦内，尖端向内下与输尿管相连，在全尿路片上输尿管呈细带状影。尿路随时间的显影情况：在 7 分钟时，肾盂、肾盏的影像显示较淡；15 分钟后，影像显示清晰；30 分钟时，肾盂、肾盏显影最浓。如果肾功能不良，则显影延迟，密度较低，严重时可不显影。膀胱内虽有对比剂充盈，但因量较少充盈不足，故膀胱上方多呈凹陷状。正常两侧肾盂肾盏的密度相等。

(2) 腹部有巨大肿块、肥胖及腹水的受检者压迫输尿管有困难时，可采用倾斜摄影床面的方法，使受检者头低足高 30° 位以减缓对比剂及尿液流入膀胱。

(3) 对于年老体弱、5 岁以下的儿童或腹主动脉瘤及腹部手术后不久的受检者，也可采用将双倍量的对比剂 3 分钟内注射完毕，不加压迫带，取头低足高 15°~25° 位，此法受检者无压迫之苦，且能达到诊断要求。

（暴云锋　余建明　马新武　牛延涛　陈　勇　孙存杰　李大鹏　胡鹏志）

第五节　口腔数字 X 线检查技术

口腔数字 X 线检查技术是观察牙齿、上下颌骨及其关节等组织的形态及病变的重要方法，包括口腔局部X线摄影检查技术、口腔全景曲面体层检查技术和口腔锥形线束CT检查技术。目前，临床上使用的主要成像设备包括：数字牙科摄影X线机、口腔全景体层摄影机、头颅测量X线机、锥形线束CT（cone beam computed tomograph，CBCT）等。

一、局部口腔X线摄影检查技术

（一）牙齿摄影注意事项

1. 牙齿摄影体位要求头部矢状面与地面垂直，瞳间线与地面平行。上颌牙齿摄影时，听鼻线呈水平位，下颌牙齿摄影时，听口线呈水平位。

2. 牙的位置可用符号表示，画一个“十”字线，横线上为上颌牙，下方为下颌牙，竖线左右表示相应的两侧牙。由内向外，可依次用数字表示，乳牙用罗马数表示，恒牙用阿拉伯数表示。

3. 牙片摄影时，应将X线探测器贴近牙齿的舌侧。将X线探测器上有标记侧靠近正中矢状面。

4. X线探测器固定由受检者自行固定，上颌牙齿摄影时，受检者用对侧拇指轻压X线探测器背面中心，压力要适中，避免X线探测器受压变形，余4指伸直或屈曲呈半握拳，下颌牙齿摄影时，受检者用对侧示指轻压X线探测器背面中心，其余4指屈曲。

5. 摄影中心线采用分角线摄影技术，由于口腔内解剖结构原因，牙齿长轴与X线探测器平面存在一定的夹角，为了减少牙齿影像过度变形失真，采用摄影中心线垂直于牙齿长轴与X线探测器分角面的方法，并经过被检牙齿牙根的中部，以中心线与水平面平行为基准，中心线向足侧倾斜记作正角度，中心线向头侧倾斜记作负角度。

6. 为了防止口腔感染，口内摄影应注意卫生，使用一次性无菌X线探测器保护套，每次使用后必须消毒X线探测器，防止交叉感染。

7. 一般牙齿摄影条件，管电压为70~75kV，管电流量为50~80mAs，源-像距为20~30cm，同时注意对受检者的辐射防护。

（二）齿形片摄影体位

1. 上颌切牙位

(1)摄影要点：受检者坐于检查椅上，头部靠在枕托，呈基础体位，听鼻线与地面平行。受检者口张大，X线探测器置于口内，紧贴切牙的舌侧，嘱受检者用拇指固定X线探测器。

(2)中心线：中心线与矢状面平行，向足侧倾斜40°~50°(即垂直于切牙长轴与X线探测器的分角面)经鼻尖射入X线探测器。

(3)标准影像显示与临床应用：显示上颌切牙及根周组织影像。用于观察上颌切牙的形态、病变、牙根周及牙槽骨的情况。

2. 右上颌尖牙与前磨牙位

(1)摄影要点：受检者坐于检查椅上，头颅正中矢状面与地面垂直，听鼻线与地面平行。受检者尽量张口，X线探测器置于口内，紧贴上颌尖牙及双尖牙舌侧，嘱受检者用左手拇指固定X线探测器。

(2)中心线：与头颅正中矢状面成65°~70°角，与上颌咬合面成35°~45°角，经第一前磨牙(双尖牙)体表定位点射入X线探测器。

(3)标准影像显示与临床应用：显示右上颌尖牙与前磨牙的牙釉质、牙体和牙髓的影像。用于观察尖牙与前磨牙的形态、病变、牙根周及牙槽骨的情况。

3. 左下颌磨牙位

(1)摄影要点：受检者坐于检查椅上，头靠枕托，身体呈基础体位，听口线与地面平行。受检者口张大，X线探测器置于口内，紧贴左下颌磨牙的舌侧，X 线探测器长轴与咬合面平行，嘱受检者用手固定 X 线探测器。

(2) 中心线：中心线向头侧倾斜 0°~5° 角，且与正中矢状面成 80°~90° 角。经左下颌磨牙的体表定位点射入 X 线探测器。

(3) 标准影像显示与临床应用：显示左下颌磨牙及根周组织的影像。用于观察下颌磨牙的形态及牙槽骨的骨质情况。

4. 上颌咬合片位

(1) 摄影要点：受检者坐于检查椅上，头靠枕托，呈基础体位，听鼻线与地面平行。X 线探测器置于受检者口内，最大限度地推向后方，X 线探测器外缘位于切牙外 1cm 处，两侧包括磨牙，嘱受检者轻轻咬住 X 线探测器，起固定和支持 X 线探测器的作用。

(2) 中心线：摄取上颌前部咬合片时，中心线向足侧倾斜与上颌牙齿咬合面成 60°~65° 角，经鼻尖上方软骨部射入 X 线探测器；摄取上颌左、右侧牙的咬合片时，中心线向足侧和正中矢状面各倾斜 65°(即双 65°) 经被检侧颧骨前下缘射入 X 线探测器。

(3) 标准影像显示与临床应用：上颌前牙咬合片显示切牙与尖牙的正位像。上颌左、右侧牙齿咬合片显示前磨牙及磨牙牙体的影像。用于观察硬腭、上颌牙及牙槽骨的骨质情况。

5. 下颌咬合片位

(1) 摄影要点：受检者坐于检查椅上，头靠枕托，头颅正中矢面、上颌牙齿咬合面均与地面垂直。X 线探测器置于受检者口内，最大限度地推向后方，X 线探测器外缘位于切牙外 1cm 处，两侧包括磨牙。嘱受检者轻轻咬住 X 线探测器，以固定和支持 X 线探测器。

(2) 中心线：摄取下颌口底咬合片时，中心线经两侧第 2 前磨牙(双尖牙) 连线中点射入 X 线探测器。下颌颏部咬合片摄影时，中心线向背侧倾斜45°角，经下颌颏部中点射入X线探测器。

(3)标准影像显示与临床应用：下颌口底咬合片显示下颌骨体部及后部牙的轴位像，前部牙为半轴位像。下颌颏部咬合片为颏部的半轴位像，颏部骨质显示清晰。用于观察下颌牙体、下颌骨体部、舌下腺及颌下腺的病变。

二、口腔全景曲面体层检查技术

口腔全景曲面体层检查技术是利用单轴或多轴旋转获取口腔体层影像的技术，目前以三轴旋转体层摄影为主。该技术单次曝光可获得全口牙齿的体层影像，不仅能够显示上颌骨、下颌骨、颞颌关节、上颌窦、鼻腔等部位，而且能较全面地观察到全部牙列的咬合关系，牙齿各方位倾斜角度，乳恒牙交替及牙根形成情况。对于上下颌骨外伤、肿瘤、炎症、畸形等病变的观察与定位都有较大的价值。该技术已经广泛应用于口腔颌面部的影像检查。口腔全景曲面体层摄影可分为全口牙位、上颌牙位和下颌牙位三种，以全口牙位最为常用。

1. 摄影要点　受检者取立位或坐位，颈椎呈垂直状态或稍向前倾斜，抓住两侧扶手，下颌颏部置于颏托正中位置，前牙切缘咬在用于固定的牙板槽内，头部矢状面与地面垂直，用额托和头夹将头固定。通过镜子观察和调整位置，使得受检者正中矢状面层面与定位灯指示线一致。通过颏托标尺调节，按住口角线调节键使口角线束从侧面照射在体层域。

2. 中心线　听眶线和听鼻线的分角线与地面平行。

3. 标准影像显示与临床应用　显示双侧上、下颌骨、上颌窦、颞下颌关节及全口牙齿等。常用于观察全口牙形态和病变、上下颌骨肿瘤、外伤、炎症、畸形等病变及其与周围组织的关系。

三、口腔锥形线束 CT 检查技术

锥形线束 CT(CBCT)是一种高级断层影像设备,它通过使用低剂量的 X 射线围绕物体做环形数字 X 射线摄影来实现。然后将通过多次环绕(通常为 180~360 次,取决于设备型号)摄影所得的数据通过计算机重建算法进行处理,从而生成三维影像。与传统的扇形扫描 CT 相比,CBCT 的数据获取原理完全不同,但在计算机重建算法的原理方面有相似之处。这种先进的技术为临床诊断和治疗提供了可靠而精确的图像信息。

CBCT 与体层 CT(螺旋 CT)的最大区别在于成像的结构和图像的质量。通过 CBCT 可以直接获取三维图像,而不需要重建过程;而体层 CT 则需要将一维的投影数据重建为二维图像,并将多个二维切片堆积从而得到三维图像,但其图像中可能存在较严重的金属伪影。

从成像原理上看,CBCT 使用了三维锥形束 X 线扫描代替了体层 CT 的二维扇形束扫描,这样可以显著提高 X 线的利用率。同时,CBCT 还采用一种二维面状探测器取代体层 CT 的线状探测器。这种改变不仅加快了数据的采集速度,还提高了各向同性空间分辨力。

另外,口腔锥形线束 CT 检查技术具有以下特点:①体素可达 0.075mm^3,分辨率可以达到 2.6lp/mm,重建时间低于 15s;②合理的成像范围,一次扫描即可获得全口腔牙列、双侧 TMJ、头颅侧位片及正位片影像;③独特的金属伪影校正技术;④设计合理,坐式设计最大限度地减小运动伪影、节省空间;⑤软件功能强大,操作界面简单易用;⑥标准 DICOM3.0 格式,与第三方软件完美兼容。

(暴云锋　余建明　马新武　牛延涛　陈　勇　孙存杰
李大鹏　胡鹏志)

第三章　CT 成像基础与图像质量控制

第一节　基本概念与检查方法

CT 的扫描检查大体可分成以下 6 个步骤：①输入被检者资料；②设计被检者体位；③扫描前定位；④设计扫描参数及操作；⑤ CT 值测量；⑥照相设计和资料存储。

目前 CT 扫描方式基本有以下 4 种：①定位相扫描；②序列扫描；③螺旋扫描；④动态多层扫描。

一、基本概念

(一) 密度分辨力

影像中可将一定尺寸的细节从低对比度背景中辨认出来的能力，称为密度分辨力，又称低对比度分辨力(low contrast resolution)。

定义：CT 机分辨与均匀物质背景成低对比($\Delta CT \leqslant 10HU$)物体的能力。在所有断层成像中，它是最重要的性能指标之一。

具体来讲，密度分辨力包含两个方面的内容：①在一个特定的低对比度的前提下，所能检测到的最小物体的直径大小，此时我们又称其为低对比度检测能力；②对于一定直径的物体，对比度为多少，可以将物体看清楚。因此，表征密度分辨力参数应包括三个方面：一是物体的直径，二是对比度，三是剂量大小。

在规定的扫描剂量下，密度分辨力常以百分单位毫米数(%/mm)，或以毫米百分单位(mm/%)表示。通常 CT 机密度分辨范围为 0.25%~0.5%/1.5~3mm，大多数 CT 机在头颅扫描时能分辨 0.5%/2mm 的密度差。密度分辨力高是 CT 的主要优点，也是衡量一台 CT 机的重要性能指标。

(二) 空间分辨力

某物体在对 X 线吸收具有较大差异，形成高对比的条件下，影像中可辨认物体最小几何尺寸的能力，称为空间分辨力。在 CT 设备中有时也称作几何分辨力或高对比度分辨力(high contrast resolution)。

定义：在目标物质与均质背景 X 射线衰减系数相差大于 10%(ΔCT ≥ 100HU)的条件下，CT 机分辨目标物质的能力，常用单位是毫米或 lp/cm。

它是衡量一台 CT 机的重要性能指标，直接关系到 CT 机性能质量的优劣，是测试一幅图像质量的量化指标。

空间分辨力的换算：两种测试方法所得到的空间分辨率的量纲分别为 lp/cm 和 mm，其换算关系为(式 3-1)：

$$\frac{5}{\text{空间分辨力(lp/cm)}} = \text{空间分辨率(mm)} \qquad \text{式 3-1}$$

如某台 CT 机的空间分辨率为 15lp/cm，那么该 CT 机应该能分辨直径约为 0.33mm 的物体。

(三) 时间分辨力

由于多排 CT 的应用及冠脉 CTA 技术的成熟，时间分辨力在 CT 成像中也显得越来越重要，其与空间分辨力和密度分辨力，成为决定 CT 成像质量优劣的三大因素。

定义：在标准扫描方式的情况下(全扫描)，机架环绕一周采集一层（单层 CT）或多层（多层 CT）图像所需的时间。

获取影像重建所需扫描数据的采样时间，取决于机架旋转时间，并与数据采样和重建方式有关。早期的非螺旋 CT 采集一个层面所需的时间为 2 秒甚至更长；而现代的多层螺旋 CT，机架环绕一周的采集时间最短可达 0.27 秒。从机架旋转速度而言，上述的时间越短，时间分辨力越高。

（四）CT 值

物质的衰减系数与水的衰减系数之差再与水的衰减系数相比之后乘以 1 000 所得的量。其不是一个绝对值，而是一个相对值，代表 X 射线穿过组织被吸收后的衰减值。

用来表示与 X 射线 CT 影像每个像素对应区域相关的 X 射线衰减平均值的量。通常以 HU 为单位。某物质 CT 值的表达式（式 3-2）为：

$$\text{CT值} = \frac{\mu_{物} - \mu_{水}}{\mu_{水}} \times 1\,000 \qquad 式\ 3\text{-}2$$

式中：μ 为 X 线衰减系数。水的 CT 值定为 0HU，人体中密度最高的骨皮质衰减系数最高，CT 值定为 +1 000HU，而气体密度最低，定为 -1 000HU。人体中密度不同的各种组织的 CT 值则居于 -1 000HU 到 +1 000HU 的 2 000 个分度之间。

与衰减系数 μ 值密切相关的 CT 值表示的是一种相对密度（表 3-1）。从表中可见，组织原子序数越高、密度越大，CT 值越高；反之，CT 值越低。该表中的 CT 值绝对值在临床应用中，可大致确定某些组织的存在，如出血、钙化、脂肪和液体等；CT 值还可用于根据组织密度估计组织的类型，并对病变的定性分析有很大的帮助。但 CT 值的准确性也受一些因素的干扰，如 X 线束硬化、扫描参数、环境温度和相邻组织的一些情况等。

表 3-1　人体常见组织的 CT 值

组织	CT 值 /HU	组织	CT 值 /HU
密质骨	>250	肝脏	45~75
松质骨	30~230	脾脏	35~55
钙化	80~300	肾脏	20~40
血液	50~90	胰腺	25~55
血浆	25~30	甲状腺	35~50
渗出液	>15	脂肪	–50~100
漏出液	<18	肌肉	35~50
脑积液	3~8	脑白质	28~32
水	0	脑灰质	32~40

(五) 像素与体素

像素(pixel)是组成影像矩阵的基本单位。一个二维概念，具有一定的数值，大小用像素尺寸表示，是体素在成像时的表现。像素也是医学数字图像的最小单位，CT 的像素尺寸在 0.1~1.0mm 之间。

体素(voxel)是数字图像的立方体积单元，是构成某一层面影像的成像组织的最小体积单元。一个三维概念，其长、宽、高可以等长或不等长。体素常对应于像素，如将层面的厚度视为深度，那么像素乘以深度即为体素。如被成像层面的深度为 10mm，像素为 1mm × 1mm，则体素为 10mm × 1mm × 1mm。

(六) 矩阵

矩阵(matrix)是数字图像中像素纵横排列的阵列。目前 CT 机常用的矩阵是 512 × 512、1 024 × 1 024，现在 CT 设备矩阵最高可达到 2 048 × 2 048、3 076 × 3 076。

(七) 原始数据与显示数据

原始数据(raw data)是 CT 扫描后由探测器接收到的信号

经放大和模数转换后形成的数据，其间已转换成的数字信号经预处理后，尚未重建成横断面图像的这部分数据被称为原始数据。

显示数据(display data)是CT扫描后将原始数据经函数处理后所得到的构成某层面影像的数据，也是用于临床诊断的图像。

(八) 重建与重组

重建(reconstruction)是原始扫描数据经计算机采用特定的算法处理，最后得到能用于诊断的一幅横断面图像，该处理方法或过程被称为重建或图像的重建。

重组(reformation)是利用横断面图像数据重新构建图像的一种处理方法，如多平面图像重组、三维图像处理等。重组一般要求断层的厚度薄，层数多。所以，扫描和重建的横断面层的厚度越薄、图像的数目越多，重组后的图像质量越高、三维显示的效果越好。

(九) 层间距

层间距(slice interval)是相邻两层层厚中心之间的距离。当层间距大于层厚时，相邻层间存在间隙，可能遗漏小病灶；当层间距等于层厚时，层间无间隙，为连续层面；当层间距小于层厚时，相邻层相互重叠。

(十) 部分容积效应与周围间隙现象

部分容积效应(partial volume effect)是同一体素内若含有两种以上不同密度的组织，其CT值实际为各种组织CT值的平均数，不能如实反映其中任何一种组织的真实CT值的现象。换而言之，在一个层面同一体素中，如有不同衰减系数的组织，其所测得的CT值是这些组织衰减系数的平均值。因此，在临床扫描工作中，对小病变的扫描应使用薄层扫描或部分重叠扫描，以避免部分容积效应的干扰。

周围间隙现象(peripheral space phenomenon)是同一扫描层面内,与层面垂直的两种相邻且密度不同的组织,其边缘部位的CT值不能准确测得,造成CT影像上交界处影像不清晰的现象。一般密度高的组织,其边缘CT值比本身组织的CT值低。反之,密度低的组织,其边缘CT值比本身组织的CT值高。

(十一) 窗宽和窗位

窗宽(window width)表示图像所显示的像素值的范围。窗宽越大,图像层次越丰富,组织对比度相应越小;窗宽越小,图像层次越少,对比度越大。

窗位(window level)又称窗中心(window center),是影像显示的灰阶中心值。

(十二) 噪声和信噪比

噪声(noise)是无规律的不具周期性特征的信号。因量子统计涨落、电路、探测器或被测量体本身原因产生的随机干扰信号。噪声越小,图像质量越好,噪声是图像的一部分,无法完全消除。

信噪比(signal-to-noise ratio,SNR)用于描述信号质量的参量,即信息信号与噪声之比。其值越高,信息的检出率越高。在X射线成像中,信噪比的量值和曝光使用的量值密切相关。

(十三) 伪影

伪影(artifact)是由于设备或被检者原因所造成的、图像中组织结构被错误传递的一种现象。伪影在图像中表现可各异,并可影响诊断的准确性,有时由于某些原因造成的图像畸变也被归类于伪影。根据产生的原因不同,伪影可分成两大类:被检者造成的伪影和设备引起的伪影。

二、检查方法

(一) 普通扫描

普通扫描(routine scan)也称平扫(plain scan),是指血管内

不注射对比剂的扫描，通常用于初次检查者。

（二）增强扫描

增强扫描（enhanced scan）是用人工的方法经静脉血管将碘对比剂注入体内，在适当时机进行扫描的一种扫描方法。一般经静脉给予碘对比剂后再进行扫描，使病变组织与邻近正常组织间的密度差增加，从而提高病变显示率。病变组织密度增加称为增强或强化，其机制是病变组织内血管丰富或血流缓慢，对比剂在病理组织中停滞、积蓄而强化。增强扫描可反映组织的病理性质。

（三）造影扫描

造影扫描是对某一器官或结构直接或间接注入对比剂后，再进行扫描的方法，称为造影扫描。造影扫描是可利用阳性或阴性对比剂的成像，可更清楚地显示器官和组织的结构，以利于病灶的发现。造影扫描可分为血管造影和非血管造影。

（四）特殊扫描

特殊扫描（special scan）是指为了反映病变特点而进行的不同于一般方法的扫描，可分为：①薄层扫描（thin slice scan）是指扫描层厚小于 5mm 的普通 CT（非螺旋扫描）扫描，一般采用 1~5mm。目的是减少部分容积效应，观察病变内部细节以及用来发现一些小病灶。②重叠扫描（overlap scan）是指普通 CT（非螺旋扫描）扫描层厚大于层间距的扫描方法，使相邻的扫描层面部分重叠的 CT 扫描。目的是减少部分容积效应和提高小病灶的检出率。③延迟扫描（delayed scan）是指注射对比剂后，等待数分钟甚至数小时后再行 CT 扫描的方法。④目标扫描（object scan）是只对感兴趣区进行扫描，而对其他非感兴趣区不进行扫描的一种方法。特点是感兴趣区的组织器官放大，而图像的空间分辨力不降低。⑤动态扫描（dynamic scan）是指静脉内团注（bolus injection）对比剂后，在极短的时间内对某一组织器官进行快速连续扫描，扫描结束后再重建图像的方法。目的为获得对比剂在血管和组织中的浓度变化。⑥高分辨CT扫描(high resolution CT scan，HRCT)是指通过薄层或超薄层、高的输出量、足够大的矩阵、骨算法和小视野图像重建，获得良好的组织细微结构和极高的图像空间分辨力的CT扫描方法。主要用于小病灶内部结构的细微变化，能清晰地显示组织的细微结构。

(五) 能谱成像

能谱成像是利用物质在不同X线能量下产生不同的吸收系数来提供影像信息，在原始数据空间实现能谱解析，可提供双能量减影、物质分离、物质定量分析、单能量成像、能谱曲线及有效原子序数等功能分析。常见的实现方式有：高低电压瞬时切换模式、双源双探测器模式、双层探测器模式、两次扫描模式、滤片预制调制模式和光子计数探测器模式等。

(六) 灌注成像

CT灌注成像是结合高速注射(4~12mL/s)和快速扫描技术而建立起来的一种成像方法。通过分析动态增强图像获得一系列组织参数，如组织的血流量、组织的血容量、平均通过时间和峰值时间等，主要用于了解组织的血流灌注情况。目前临床上常用于脑组织、心肌、肝脏、胰腺、肾脏及脾脏等病变的诊断和鉴别诊断。此外，它还可以评估器官移植后移植器官的状态，这在CT应用领域具有重要的意义。CT灌注成像作为一项前沿科技，为明确病灶的血液供应提供了重要的帮助。通过这种非侵入性的成像方法，可以更准确地评估病变的程度和范围，从而为临床制定更有效的治疗方案。

(七) 血管成像

CT血管成像是指静脉内快速团注高浓度对比剂后进行螺旋CT容积扫描，经处理重组出数字化的靶血管三维图像。临床上 CT 血管成像常指 CT 动脉成像和 CT 静脉成像。

（八）低剂量扫描

低剂量扫描指在保证诊断要求的前提下，降低被检者的辐射剂量，在显示组织及组织内部结构的同时，降低 X 线球管和机器本身的消耗。目前主要用于肺癌高危人群筛查、小儿颅脑病变、眼眶及鼻窦等病变的检查。

（九）CT 导向穿刺活检

CT 导向穿刺活检是一种在 CT 导引下对全身各部位感兴趣的病灶（靶病灶）经皮穿刺取得病理标本而最终获得病理诊断的非血管介入技术。

（雷子乔　郑君惠　刘义军　曹国全　杨　明
黄小华　夏迎洪）

第二节　检查前准备

一、设备和系统准备

CT 设备的正常运转是 CT 检查最终成像质量得以保证的前提条件，每天早晨开机前检查设备的完整性，观察温湿度、稳压电源工作状态，并按照规程完成如下操作：

1. 开机　开启变压器电源；开启 UPS（如果关闭）；开启主计算机。

2. 预热　X 线球管的预热对球管从低千伏、毫安到高千伏、毫安的多次曝光，目的主要是使一段时间不使用的球管逐步升温以保护球管。

3. CT 值校准　CT 成像的整个过程是一系列的、多部件参与的过程，CT 值校准是对设备（如探测器）之间由于环境的变化在扫描时引起的误差进行修正，又称为“零点漂移校正”。

4. 硬盘检查　删除早期的被检者资料，保证系统空间容量，以免影响系统运行速度。

二、被检者准备

1. 去除被检部位的金属物品。

2. 不配合受检者在行 CT 扫描前给予药物镇静或麻醉。

3. 根据检查部位做好被检者扫描前相关准备，如胸腹部扫描前的呼吸屏气训练；颈部和喉部扫描前应告知受检者不能做吞咽动作；眼异物扫描前应告知受检者闭上双眼，同时眼球不能转动；胃肠道扫描前的饮水，盆腔检查要憋尿以充盈膀胱；冠脉 CT 扫描的心率控制等。

4. 增强受检者详细询问有无碘过敏史，碘过敏受检者严禁做增强检查；告知受检者和家属高压注射碘对比剂及过敏的相关风险，受检者或家属认真阅读后签署“碘对比剂使用知情同意书”。

5. 非检查部位及陪检人员做好辐射防护。

三、对比剂及急救物品准备

1. 将对比剂加热至 37℃，准备好高压注射针筒及连接管，确保无菌操作。

2. 检查机房中必须准备的抢救器械：①装有复苏药物（必须定期更换）和器械的抢救车；②必须备有医用管道、氧气瓶或氧气袋；③血压计、吸痰设备、简易呼吸器等。

3. 必备的急救药品　①1∶1 000 肾上腺素；②组胺 H1 受体阻滞剂（抗组胺药，如异丙嗪、苯海拉明）；③地塞米松；④阿托品；⑤生理盐水或林格液；⑥抗惊厥药（如地西泮等）。

四、操作者准备

1. CT 操作人员必须经过 CT 上岗培训并获得合格证书。
2. 落实“查对”制度。
3. 熟练掌握 CT 机的性能和特点。
4. 根据被检者特点、诊断需要设置个性化的扫描流程与参数。
5. 向被检者做好解释工作,以取得被检者的配合。
6. 熟悉影像危急值的范围。
7. 熟练掌握心肺复苏技术,在被检发生意外时及时抢救。

（雷子乔　郑君惠　刘义军　曹国全　杨　明　黄小华　夏迎洪　罗　昆）

第三节　CT 图像评价指标与图像质量

一、CT 图像质量评价指标

1. 均匀度　均匀度是 CT 扫描匀质体后各局部在图像上显示出 CT 值的一致性,无论测量的感兴趣区(region of interest,ROI)放大或者缩小,图像的 CT 值、噪声水平、分辨力等都相同。我国 JJG 961—2017《医用诊断螺旋计算机断层摄影装置(CT)X 射线辐射源》规定:新安装的螺旋 CT 设备,体模中心感兴趣区平均 CT 值与周边每个感兴趣区平均 CT 值之差的绝对值不应超过 4HU;运行中的螺旋 CT,绝对值差不超过 5HU。

2. 对比度与对比度分辨力　对比度是 X 线透过不同物质衰减后的图像上表现为密度差异,对比度分辨力(密度分辨力)

则是指物体与匀质环境下的 X 线衰减系数差别相对值小于 1% 时，图像对两种不同组织之间最小密度差异的分辨能力，用 % 表示。例如 CT 密度分辨力为 0.2%，表示当相邻两种组织密度差 ≥ 0.2% 时，CT 能将它们分辨出来，密度差<0.2% 则无法分辨。

3. 空间分辨力 空间分辨力（高对比度分辨力）是在高对比度情况下区分相邻最小物体的能力，以每厘米的线对数（lp/cm）表示。通常测试方法是选用一个带有不同孔径的测试卡，这种测试卡是在直径为 200mm、厚为 15mm 的有机玻璃上，各排圆孔之间孔距与圆孔直径一样，每组圆孔按彼此间的中心距离等于该组圆孔径的 2 倍的方式排列。测试卡能区别的最小孔径，即为该 CT 设备最高的空间分辨力。

4. 噪声 噪声是均匀物质成像过程中，其单位体积（体素）之间光子数量不均衡导致采样过程中接收到的某些干扰正常信号的信息，在图像上呈颗粒状，以标准差（SD）表示。噪声包括组织噪声和扫描噪声。组织噪声由各种组织的平均 CT 值差异造成，同一组织的 CT 值有一定的变化范围，不同组织也可具有相同的 CT 值。扫描噪声（光子噪声）是 X 线穿过人体后到达探测器的光子数量有限，致使光子在矩阵内各像素上分布不均匀，造成扫描均匀组织的图像上各点的 CT 值不相等，CT 值在一定范围内呈常态分布的特点。噪声来源主要包括探测器的灵敏度、准直器的宽度、X 线的穿透力和量、像素的大小、电子线路元件和机械振动、重建方法、重建层厚、矩阵大小和 X 线散射等。运行中设备的噪声水平测量是指剂量指数不大于 40mGy 时，扫描层厚为 10mm，噪声水平应不大于 0.35%；对于新安装的设备，噪声水平与随机文件规定运行条件下标称值的偏差不应超过 15%。

二、影响 CT 图像质量的因素

影响 CT 图像质量的因素除了设备本身固有的性能因素外，还与许多变量因素有关，在 CT 检查过程中运用这些变量因素，才能获得高质量的 CT 图像。

1. CT 分辨力　CT 分辨力是评价 CT 性能和 CT 图像质量的重要指标，包括空间分辨力、密度分辨力和时间分辨力。空间分辨力的主要影响因素有：①像素及矩阵的大小，像素越小、矩阵越大，图像的空间分辨力越高；②探测器的性能，目前的 MSCT 多采用固态稀土陶瓷探测器，在 z 轴方向上多排分布，空间分辨力明显提高，且实现了各向同性体素；③采样率的高低，采样率越高，空间分辨力越高；④重建算法，采用骨算法时空间分辨力高；⑤ X 线管焦点，焦点越小，空间分辨力越高；⑥设备噪声和被测物体间的密度差异。密度分辨力的主要影响因素有噪声、扫描层厚、光子数量、受检体的大小和探测器灵敏度等，其中噪声是主要影响因素。时间分辨力（动态分辨力）是指系统对运动器官的瞬间成像能力，一般情况下，时间分辨力越高，运动器官的成像就越清晰。CT 时间分辨力与旋转时间直接相关，临床上多用于冠状动脉 CT 造影。

需要指出的是，在同一设备性能和 X 线能量条件下，空间分辨力和密度分辨力两者是相互制约的。提高空间分辨力，必然会增大矩阵，像素增多，但在 X 线剂量不变的情况下，像素增多势必造成每个单位容积所获得光子数量成比例减少，噪声加大，最终导致密度分辨力下降，一些与组织结构密度差别不大的病灶不易显示。若要保持密度分辨力不变，必然要适当增加 X 线光子数量，使每个像素所获得的光子数量不变。但是，这样相应地增加了受检者的 X 线剂量。

2. 噪声　噪声包括扫描噪声和组织噪声。扫描噪声是由于探测器接收到的 X 线光子数量存在统计学上的随机波动，当 X 线光子数量不足时尤其明显。扫描噪声导致密度相等的组织或水在图像上各点的 CT 值不相等，主要与 X 线球管电流和扫描时间有关，因此必须根据受检部位的组织厚度和密度来选择毫安秒。增加毫安秒则增加了探测器接收的信息量，降低图像噪声，提高了图像的密度分辨力；毫安秒偏低，则可能导致曝光量不足，使到达探测器的光子数量不足，从而降低图像的密度分辨力，图像噪声增加。

因此，当检查部位较厚或组织结构重叠较多时，应选择较高的毫安秒。而对于检查部较薄或病变较小时，在采用薄层扫描的同时，亦应提高毫安秒。一般认为，X 线剂量与噪声的关系是，当 X 线剂量增至原来的 4 倍时，可使图像的扫描噪声减半。

组织噪声是由各种组织平均 CT 值差异造成的，即同一组织的 CT 值常在一定范围内变化，而不同组织亦可具有同一 CT 值。一般来说，扫描层面越薄，图像噪声越大；高分辨力算法重建，图像噪声也较大；还有散射线的影响也会产生噪声。

3. 伪影　伪影主要源于设备和受检者两方面因素。常见的设备因素产生的伪影类型是：

(1) 条状伪影：由 CT 取样频率较低、探测器间隙较大、D/A 转换器故障和探测器故障等原因造成。

(2) 环状伪影：数据采集系统故障，如探测器漂移、探测器至主机的信号传递故障等，另外，X 线球管极度老化、管内真空度下降时也会形成环状伪影。

(3) 指纹状伪影：多因 X 线球管老化所致。

(4) 假皮层灰质伪影：颅脑 CT 图像中，骨与脑组织交界处有时会出现白雾状伪影，主要由偏角辐射引起，提高准直器的精度可减少此伪影。

(5) 模糊伪影：图像重建中心与扫描旋转中心不重合时

形成。

(6)扫描参数不当所产生的伪影:如选用的扫描野与扫描部位大小不匹配或扫描参数设定过低亦可产生伪影。

受检者运动、组织间密度差异大和金属饰物等均是产生伪影的主要原因。受检者的移动、呼吸运动、心脏搏动及胃肠蠕动等引起运动伪影可能影响图像诊断的准确性,检查前向受检者解释介绍检查需要注意的事项,或是对不配合的婴幼儿、躁动不安的受检者给予镇静,可以取得受检者的配合从而避免产生运动伪影;而对于脏器的自主运动,如心脏的搏动和胃肠蠕动等则难以避免,可通过缩短扫描时间来减少产生的伪影。组织间密度差别较大的金属异物、手术放置的金属夹和支架、胃肠道内未排空的钡剂、肝癌栓塞治疗后肝内潴留的碘油等伪影,可以采用一些新技术如双能量扫描加以改善,而对于颅底、枕内隆起和肩部等部位可以通过改变扫描条件加以改善。除去受检部位的金属饰物可以避免放射状线束的硬化伪影。

4. 部分容积效应和周围间隙现象 部分容积效应与CT扫描层厚和层面内组织或结构的密度有直接关系,当病变小于扫描层面的厚度时,所测得的CT值是病变组织和邻近组织的平均CT值,不是病变组织本身的真实CT值,即高密度的病变组织CT值比实际CT值低,低密度的病变组织CT值比病变实际CT值高。因此,小于扫描层厚的病变,评价其CT值时要考虑到有部分容积效应的影响,减小扫描层厚可以减少部分容积效应的影响。周围间隙现象是指同一扫描层面上与层面垂直的两种相邻密度不同的结构,测其边缘部的CT值也不准确。密度高者其边缘CT值小,而密度低者边缘CT值大,二者交界边缘也分辨不清。实质上周围间隙现象也是一种部分容积效应,两者均属于伪影的范畴。

5. 窗宽和窗位 窗宽和窗位的选择直接影响图像对密度

差别的显示。为获取能满足诊断要求的较清晰 CT 图像,观察不同组织结构和病变,提高组织结构细节的显示或分辨密度差别小的两种组织,均需选用适当的窗宽和窗位。窗宽和窗位选用不当,就会导致图像结构显示不清,甚至不能满足诊断的要求。窗宽和窗位的选择需在 CT 操作台或报告终端显示器上进行,一经摄片记录,照片上图像的灰度即不能改变。

6. 视野 视野分为扫描野(SFOV)和显示野(DFOV)。扫描野是根据观察部位的大小来合理选择,显示野是根据病变部位、大小和性质而定。重建像素、显示野和矩阵三者的关系是:重建像素 = 显示野 / 矩阵。

如果显示野不变,矩阵增大,则重建像素变小,图像空间分辨力提高,但图像重建时间延长;如果矩阵不变,减小显示野,也可获得较小的重建像素,提高图像空间分辨力。

因此,通过改变显示野或选择不同矩阵可提高图像空间分辨力。根据不同的扫描部位、不同的扫描要求、不同的受检者,需选择适当的扫描野和显示野,如扫描双侧肩关节,要选择大的扫描野,以免丢掉肩部组织,而扫描椎体、婴幼儿时,需选择较小的显示野,以提高图像空间分辨力。

7. 重建函数 重建函数(重建卷积核、滤波函数、滤波器)是图像重建时所采用的一种数学算法。CT 机系统设置有许多数字软件过滤器,在扫描和图像处理过程中,根据观察的需要,选择合适的滤波函数,使图像达到最佳的空间分辨力和密度分辨力。重建函数常用标准算法重建、软组织算法重建和骨算法重建等三种方法。标准算法使图像的密度分辨力和空间分辨力相均衡,是对分辨力没有特殊要求的部位而设定的重建算法,常用于脑和脊柱的重建;软组织算法在图像处理上更强调图像的密度分辨力,常用于观察密度差别不大的组织,使图像显示柔和平滑,如肝、脾、胰、肾和淋巴结等;高分辨力算法适用于需要突出空间分辨力的图像重建，如骨质结构、内耳道和肺组织的图像重建等，该算法强调空间对比分辨力（即高空间分辨力），图像边缘锐利，但图像的密度分辨力较低。

8. 层厚　层厚是指断层图像所代表的实际解剖厚度，层厚越薄，图像的空间分辨力越高，此时探测器所获得到的X线光子数减少，CT图像的密度分辨力下降，空间分辨力增加。增加层厚，探测器所获得到的X线光子数就增多，密度分辨力提高，而空间分辨力下降。CT扫描层厚的大小主要根据组织和病变的大小而定，小病灶和微小结构的显示，必须采用薄层扫描或薄层加重叠扫描，同时要适当增加X线剂量；大病灶组织范围较大的部位，应选择厚层扫描，层厚和层间距尽量相等；但对病灶内部结构及细微信息的显示，必须进行薄层扫描，以利观察细节和测量CT值，帮助病变定性。

（雷子乔　郑君惠　刘义军　曹国全　杨　明
黄小华　夏迎洪　罗　昆）

第四章 头颈部 CT 检查技术

第一节 颅脑 CT 检查技术

一、适应证与相关准备

(一) 适应证

颅脑外伤、脑血管病、颅脑肿瘤、颅内感染及寄生虫病、先天发育异常及新生儿疾病、脑实质变性及脑萎缩等。

(二) 相关准备

1. 去除头上所有的金属物,做冠状位时应去掉义齿。

2. 扫描过程中受检者需要保持不动,对不配合的受检者或者婴幼儿可采用药物镇静。

3. 增强检查者需要签署知情同意书并建立静脉通道。

4. 对甲状腺等 X 线敏感部位进行辐射防护。非必要情况下,禁止家属陪同,若病情需要,家属须穿戴好防辐射铅衣。

二、检查技术

(一) 平扫

1. 体位 取仰卧位,头部置于检查床头架内,头部正中矢状面与正中定位线重合,使头部位于扫描野的中心,听眦线垂直于检查床。常规以听眦线或听眶上线为扫描基线,扫描范围从颅底至颅顶。

2. 扫描参数　管电压100~120kV，有效管电流量200~250mAs，根据机型选择不同探测器准直宽度（16×5mm、32×1.2mm，64×0.625mm、128×0.6mm、320×0.5mm等），一般行轴层扫描，层厚5~6mm，层间距5~6mm。当受检者意识不清或不易制动时，可采用螺旋扫描。

3. 冠状扫描或者冠状MPR　扫描或重组角度与鞍底垂直，范围根据需要确定，鞍区、颞叶病变和小脑幕交界处、大脑半球凸面病变、顶颞侧颅骨病变，需辅以冠状位扫描，有助于更好显示。

（二）增强

1. 常规增强扫描　一般行螺旋扫描，参数与常规平扫相同。采用高压注射器经静脉团注对比剂，速率为3~5mL/s（观察动脉瘤、动静脉畸形等血管病变时，速率为3mL/s），用量为50~70mL。根据病变的性质设置头部增强的延迟扫描时间，注射完毕后一般延迟60秒开始扫描，感染、囊肿延迟3~5分钟，转移瘤、脑膜瘤延迟5~8分钟。

2. 颅脑CTA　行螺旋扫描，参数与常规平扫相同，螺距0.75~1。采用对比剂（速率为4.0~5.0mL/s，用量为60~80mL）+生理盐水（同等流速，用量为30mL）的注射方式。体弱或体重指数（BMI）≤18kg/m^{2}的受检者，对比剂用量酌减。注射完毕后延迟25秒开始扫描或采用阈值触发技术（触发层面选择主动脉弓，阈值120HU左右）。

3. 颅脑CT灌注成像（CTP）　行固定床同层动态扫描技术或者摇篮床穿梭扫描技术，管电压80kV，有效管电流量150~200mAs，根据机型选择最大探测器准直宽度（64×0.625mm、128×0.6mm、320×0.5mm等），扫描范围选择覆盖病灶范围或者行颅底至颅顶全脑，对比剂注射完毕后5秒开始扫描，扫描持续时间45~60秒。重建图像层厚3~5mm，层间距3~5mm。采用对比剂（速率为4.0~5.0mL/s，用量为40~60mL）+生理盐水（同等流速，用量为30mL）的注射方式。

三、图像处理

（一）窗口技术

1. 重建算法 软组织算法和骨算法图像。

2. 窗宽和窗位 脑组织窗用于观察脑组织，窗宽80~100HU（外伤时适当增大窗宽，以免遗漏小面积的硬膜下和硬膜外血肿等），窗位30~40HU。骨窗用于观察颅骨，窗宽1 500~2 500HU，窗位500~700HU。

（二）图像重建

1. 常规三维图像重建 由横断位扫描图像重建冠状面、矢状面、斜面图像时，必须采用螺旋扫描原始数据重建的2mm以下薄层图像。若要显示颅骨的骨折线、病变与周围解剖结构的关系等可运用表面阴影法（SSD）。

2. CTA三维图像重建 采用1mm左右薄层图像，颅脑血管图像后处理常包括多平面重组（MPR）、曲面重组（CPR）、最大密度投影（MIP）、容积再现（VR）及SSD。

3. CTP图像后处理 将系列图像导入后处理软件，选择输入动脉和流出静脉，获得TDC曲线，根据不同数学模型，获得感兴趣区域的血流量（BF）、血容量（BV）、平均通过时间（MTT）和对比剂峰值时间（TTP）等参数。

四、图像质量控制

1. 脑组织窗 能够显示灰白质边界、基底神经节、脑室系统、中脑周围的脑脊液腔隙、静脉注射对比剂后的大血管和脑室脉络丛。

2. 骨窗 能够显示颅骨的内板、外板和板障。

3. 图像无明显运动、设备或体外金属等原因产生的伪影。

4. CTA清晰显示颅内主要动脉及各级分支和脑室脉络丛。

5. CTP后处理时要求各期图像无运动伪影，能获得完整的流入动脉和流出静脉的TDC曲线，输入动脉尽量选择较大动脉，输出静脉一般选择上矢状窦，感兴趣区尽量避开较大的血管。

五、影像诊断要求与临床需求

（一）影像诊断要求

1. 普通平扫CT能够显示灰白质边界、基底神经节、脑室系统、中脑周围的脑脊液腔隙、静脉注射对比剂后的大血管和脑室脉络丛。

2. 能够显示颅骨的内板、外板和板障。

3. 脑血管疾病需要CTA检查。

（二）临床需求

1. 对于外伤患者，尽可能保证图像质量，去除扫描范围内的伪影，重建冠、矢状位，以便更好地观察骨折。必要时可以用薄层观察细微骨折。可以调整窗宽、窗位，以便观察等密度的硬膜下出血。

2. 对于怀疑早期脑梗死受检者，可以做脑灌注成像。必要时行CTA检查，观察脑内血管情况。

3. 对于脑出血受检者，观察出血的大小、范围。高度怀疑动脉瘤和颅内血管畸形时，行CTA检查，可以直观显示颅内动脉瘤、载瘤动脉及畸形血管团、供血动脉和引流静脉。对于颅内动脉瘤，需要测量瘤体、开口及载瘤动脉的直径。

4. 颅内肿瘤受检者，需要重建冠、矢状位。了解肿瘤和周围结构的关系。高度怀疑脑膜瘤及邻近颅骨的肿瘤时，要重建骨窗以明确骨质的改变，必要时可行 CTA 检查，了解肿瘤的供血动脉。

5. 对于颅底病变，需要重建冠状位、矢状位、骨窗，了解肿瘤的来源及骨质受侵情况。

6. 脑桥小脑角区病变，应重建骨窗，以观察内耳道有无扩大。

（郑君惠　高剑波　曹国全　李锋坦　刘 杰）

第二节　鞍区 CT 检查技术

一、适应证与相关准备

（一）适应证

垂体微腺瘤、泌乳素瘤、空蝶鞍、蝶鞍区骨质破坏、颅脑外伤累及鞍区、鞍区肿瘤术后复查、鞍区骨源性疾病等。

（二）相关准备

同颅脑 CT 检查技术。

二、检查技术

（一）平扫

1. 体位　常用横断位扫描，体位同颅脑轴面扫描，扫描基线可用听眶线或听眦线，扫描范围从颅底至鞍顶。当 CT 设备性能导致横轴位扫描重建冠状面图像不佳时，可用冠状位扫描，冠状位扫描时取俯卧顶颌位，扫描层基线垂直于鞍底，扫描范围包括前床突和后床突，较大占位时扩大扫描范围包含完整病变。

2. 扫描参数　采用螺旋扫描方式，螺距 1.0，管电压 100~120kV，有效管电流量 200~250mAs，选择不同探测器准直宽度（16 × 0.625mm、32 × 1.2mm 等），图像重建层厚 2~3mm，层间距

2~3mm。

3. 横断位扫描行冠状位MPR　螺旋扫描时以最薄层厚进行无间隔重建，然后行冠状面、矢状面重建，重建层厚3mm，层间距3mm。

（二）增强

1. 注射参数　采用（浓度300~370mgI/mL）非离子型碘对比剂，用量80.0~100.0mL（或1.5~2.0mL/kg），注射速率2.5~3.0mL/s。

2. 扫描参数　采用螺旋扫描方式，参数同平扫，一般作两期扫描，动脉期延迟时间25~30秒，实质期延迟时间60~70秒。

三、图像处理

（一）窗口技术

1. 重建算法　软组织算法和骨算法图像。

2. 窗宽和窗位　软组织窗窗宽350~400HU，窗位35~45HU；骨窗窗宽1 500~2 500HU，窗位500~700HU。

（二）图像重建

1. MPR　利用横断位容积数据重建鞍区冠状面、矢状面图像，重建层厚及层间距≤3mm。

2. VR　VR重建可利用模拟手术刀软件术前模拟手术路径。

四、图像质量控制

1. 软组织窗　能够显示鞍区软组织、脑灰白质边界、中脑周围的脑脊液腔隙、静脉注射对比剂后的大血管和脑室脉络丛。

2. 骨窗　能够显示鞍区诸骨的结构，颅骨的内板、外板和板障。

3. 伪影　图像无明显运动、设备或体外金属等原因产生的伪影。

五、影像诊断要求与临床需求

(一) 影像诊断要求

1. 扫描范围包括整个鞍区,扫描条件适当。

2. 能够显示鞍区软组织、脑灰白质边界、中脑周围的脑脊液腔隙、静脉注射对比剂后的大血管和脑室脉络丛。

3. 骨窗　能够显示鞍区诸骨的结构。

4. 需要重建鞍区冠状面、矢状面图像,重建层厚、层间距≤3mm,以清晰显示病变及其与周围组织的关系。

(二) 临床需求

1. 对于鞍区病变,怀疑垂体腺瘤的受检者应注意测量鞍窝的前后径及深度。重建骨窗,观察骨质改变。

2. 鞍区动脉瘤的受检者应行CTA检查。

3. 怀疑颅咽管瘤受检者应尽可能进行冠状位、矢状位重建或者薄层重建,以发现钙化成分。

4. 怀疑脑膜瘤的受检者应MPR重建和骨窗重建,以观察脑膜尾征和邻近骨质改变。

5. 怀疑鞍区结核性脑膜炎的受检者应做增强检查。

(郑君惠　高剑波　曹国全　李锋坦　刘 杰)

第三节　眼部CT检查技术

一、适应证与相关准备

(一) 适应证

眼球内和眶内肿瘤、炎性假瘤和血管性疾病、眼部外伤、眶内异物、眼睛的先天性疾病等。

（二）相关准备

1. 扫描时头部保持不动，并闭眼保持眼球固定不动，因故不能闭眼者，可嘱受检者盯住一个目标，保持不动。儿童做眼部CT需要自然睡眠或者口服水合氯醛使其安睡后方可进行CT扫描。

2. 其他同颅脑CT检查技术。

二、检查技术

（一）平扫

1. 体位 仰卧位，下颌稍上抬，听眶线与床面垂直，两外耳孔与床面等距，正中矢状面与床面中线重合。扫描基线为听眶线，扫描范围一般从眶下缘至眶上缘，根据病变大小可扩大扫描范围。

2. 扫描参数 采用螺旋扫描方式，螺距1.0，管电压100~120kV，有效管电流量200~250mAs，选择不同探测器准直宽度（16×0.75mm、32×1.2 mm，64×0.625mm等），图像重建层厚1~2mm，层间距1~2mm。

3. 横断位扫描行MPR 以最薄层厚重建，然后行横断面、冠状面、斜矢状面重建，骨窗层厚2mm、软组织窗层厚2mm，层间距1~2mm。如重点观察视神经管，则需要重建骨算法，重建层厚1mm，层间距1mm。

（二）增强

1. 注射参数 采用（浓度300~370mgI/mL）非离子型碘对比剂，用量80~100mL（或1.5~2.0mL/kg），注射速率2.5~3.0mL/s。

2. 扫描参数 采用螺旋扫描方式，参数同平扫，普通增强检查延迟35~45秒；血管性病变采用双期增强扫描，动脉期延迟25~30秒，静脉期延迟60~70秒。

三、图像处理

(一) 窗口技术

1. 重建算法 软组织算法和骨算法图像。

2. 窗宽和窗位 软组织窗窗宽 350~400HU，窗位 35~45HU；骨窗窗宽 1 500~2 500HU，窗位 500~700HU。

(二) 图像重建

1. MPR 眼部外伤常规采用 MPR，眼内异物定位时，通常需采用薄层 1mm 横断面、冠状面和矢状面结合定位。

2. VR 眶壁骨折结合 VR 图像可进行多角度观察。

四、图像质量控制

1. 软组织窗 能够显示眼球的结构(晶状体、球壁等)，以及泪腺、眼肌和视神经。

2. 骨窗 能够显示眶骨的内部结构，清晰分辨皮质和松质骨。

3. 受检者眼球保持不转动，以免产生伪影影响诊断。

4. 眼内异物应标注方位与周围组织的关系。

五、影像诊断要求与临床需求

(一) 影像诊断要求

1. 建议采集层厚 ≤ 1.25mm，重建算法分别用骨算法和软组织算法。后处理重建采用最薄层厚，层间距小于重建层厚。

2. 不同眼部病变的 CT 重建方案，应该根据检查需求进行相应调整。

3. 眼眶重建应包括双斜矢状面、视神经管横断面和冠状面。双斜矢状面重建基线为平行视神经，范围包括眼眶内外侧壁；视神经管横断面重建基线为平行后床突至鼻骨尖的连线，范围为视神经管上下壁；冠状面重建基线为垂直听眶线，范围从眶尖到前床突。

（二）临床需求

1. 外伤患者，对骨质观察要求较高，尤其是对神经管可疑损伤的患者，影像诊断的结果影响手术减压与否。眼部外伤患者常合并颅内损伤。

2. 肿瘤患者，对骨质受压、破坏的改变，需要结合骨窗详细观察，帮助判定病变性质。

3. 血管性病变，如眼上静脉明显增粗，提示有颈内动脉海绵窦瘘可能，建议增加 CTA 检查。

（郑君惠　高剑波　曹国全　李锋坦　刘 杰）

第四节　耳部 CT 检查技术

一、适应证与相关准备

（一）适应证

中耳炎性疾病、肿瘤性疾病、颞骨外伤、先天性耳畸形、眩晕症、听力障碍等，还可用于人工电子耳蜗植入术的术前评估。

（二）相关准备

同颅脑 CT 检查技术。

二、检查技术

（一）平扫

1. 体位　被检者仰卧于检查床，头部稍抬起，使听眶线垂直于检查床面，避免受检区域组织重叠。双侧外耳孔与床面等距，以保证受检区域图像居中、对称。扫描基线定于眶下缘，冠状线与外耳孔齐平。耳部扫描采用正侧位定位像，定位像扫描完成后，在侧位定位像上设定扫描范围，上缘包括颞骨岩骨上缘，下缘到颈静脉孔下缘，中心点定于外耳孔水平，正位像居中，以保证扫描部位双侧对称。

2. 扫描参数　螺旋扫描方式，管电压 100~120kV，有效管电流量 150~250mAs，螺距 ≤ 1，重建层厚 0.5~1.25mm，重建间距 0.5~1.25mm，重建算法为骨算法。耳部 CT 扫描常规采用高分辨力扫描加左右侧靶重建技术，其最大的优点是具有良好的空间分辨力，可清楚显示耳部小病灶的细微结构。

（二）增强

对比剂注射方案为：对比剂总量 0.8~1.0mL/kg，注射速率 2.5~3.0mL/s，一般扫描动静脉期，动脉期扫描延迟时间设为 25~30 秒，静脉期扫描延迟时间为 60 秒。

三、图像处理

（一）窗口技术

1. 重建算法　软组织算法和骨算法图像。

2. 窗宽和窗位　软组织窗窗宽 350~400HU，窗位 35~45HU；耳部 CT 检查多为骨性病变，骨窗窗宽 1 500~2 500HU，窗位 500~700HU。

（二）图像重建

由于耳部组织器官细微复杂，因此图像后处理技术较为复杂，常规采集薄层数据后，再结合 MPR、VR 等图像后处理技术对耳部重建，MPR 和 VR 技术对听小骨、前庭窗结构及面神经管的走行显示清晰。

为优化耳部组织结构显示，根据耳部横断面对左右侧分别进行靶重建。具体方法：以左右侧听小骨为中心，分别测得各自中心位置，输入测得的坐标方位数据，显示视野采用 120mm，左、右侧分别重建，所得数据输入到后处理工作站，通过重建技术进行冠状位和横断位后处理，靶重建可清晰显示外耳道、鼓室、耳蜗导管、鼓膜、咽鼓管、颈动脉管、蜂窝状乳突气房、乙状窦、前庭窗、听小骨等。

四、图像质量控制

(一) 重建图像质量

1. 无体外金属等异物产生的明显线束硬化伪影。

2. 无运动位移等造成的运动伪影。

3. 图像后处理方法能够显示颞骨的内部结构，以及听骨链、面神经管、耳蜗、半规管等。

(二) 图像强化质量

1. 耳部区域内动静脉的横断面影像中 CT 值不低于 150HU。

2. 清晰显示病变与邻近器官的位置关系。

3. 辐射剂量控制　推荐使用自动管电流调制技术，手动选择适宜的管电压，或使用自动管电压调制技术。

五、影像诊断要求与临床需求

(一) 影像诊断要求

1. 耳部结构微小，各家设备商的最低扫描层厚不一，建议选用设备的最低扫描层厚，至少要 ≤1mm，才能满足影像的诊断要求。

2. 需要在骨算法的基础上，采用高分辨扫描。儿童患者较多，有条件可采用低剂量扫描技术，减少辐射剂量，并可采用相关技术减少晶状体受照剂量。

3. 双斜位的重建有助于观察前庭导水管扩大。

（二）临床需求

1. 搏动性耳鸣受检者，需要进行双期增强扫描明确病因。

2. 骨传导耳聋受检者，需要重视冠状位重建，着重观察听骨链的情况。

3. 耳部疾病，常与周围结构如鼻咽、腺样体、咽鼓管及颞颌关节等相关，需要注意这些结构的显示。

（郑君惠　高剑波　曹国全　李锋坦　刘 杰）

第五节　鼻骨与鼻窦 CT 检查技术

一、适应证与相关准备

（一）适应证

鼻骨骨折、鼻窦癌及其他恶性肿瘤和转移瘤、良性肿瘤、鼻窦黏液囊肿、鼻腔息肉和先天性病变等。

（二）相关准备

同颅脑 CT 检查技术。

二、检查技术

（一）平扫

1. 体位　横断面扫描，常规采用仰卧位，嘱受检者下颌尽量内收，使听眦线垂直检查床面，避免受检区域组织的重叠。冠状面扫描时，头部尽量后伸成标准的额顶位，两外耳孔与床面等距，听眦线与床面平行，可适当倾斜机架角度。

2. 扫描范围　横断面扫描一般采取侧位定位像，侧位像能够观察到额窦与上颌窦的形态，是确定鼻窦扫描范围的重要标记。定位像扫描基线与硬腭平行，扫描范围从上颌窦后壁至额窦前壁，一般以超出左右两侧眶外皮肤表面各 10mm 为标准。冠状面扫描采用头颅侧位定位像，扫描层面与听眦线垂直或平行于上颌窦后缘，扫描范围包括额窦、筛窦、蝶窦和鼻腔。鼻骨外伤怀疑鼻骨骨折受检者，扫描层面平行于鼻根至鼻尖连线，沿鼻背部做冠状面薄层扫描。

3. 扫描参数　螺旋扫描方式，管电压 100~120kV，有效管电流量 150~250mAs，螺距 ≤1，重建层厚 5mm，鼻骨扫描重建层厚为 1mm。重建软组织算法和骨算法图像，薄层图像为设备允许的最薄层厚，层与层重叠大于 50%。

（二）增强

对比剂注射方案为：对比剂总量 0.8~1.0mL/kg，注射速率 2.5~3.0mL/s，一般扫描动静脉期，动脉期扫描延迟时间设为 25~30 秒，静脉期扫描延迟时间为 60 秒。

三、图像处理

（一）窗口技术

1. 重建算法　软组织算法和骨算法图像。

2. 窗宽和窗位　软组织窗窗宽 350~400HU，窗位 35~45HU；骨窗窗宽 1 500~2 500HU，窗位 500~700HU。观察蝶窦、筛板及额窦有无分隔时，建议调至窗宽 2 000~3 000HU，窗位 100~200HU。

（二）图像重建

鼻部扫描后可进行薄层重建，然后进行多平面重组，得到冠状面、矢状面和任意角度图像，便于观察病变结构。对怀疑脑脊液鼻漏受检者应做矢状面重建，寻找漏口。鼻骨外伤可以做 VR 重建，更加清晰地显示有无骨折。

四、图像质量控制

(一) 重建图像质量

1. 无体外金属等异物产生的明显线束硬化伪影。

2. 无运动位移等造成的运动伪影。

3. MPR、VR 等图像后处理方法对检查部位显示清晰。

(二) 图像强化质量

1. 鼻部区域内动静脉的横断面影像中 CT 值不低于 150HU。

2. 清晰显示病变与邻近器官的位置关系。

3. **辐射剂量控制**　推荐使用自动管电流调制技术。

五、影像诊断要求与临床需求

(一) 影像诊断要求

1. 需重建横断面、冠状面，并分别重建软组织窗和骨窗，方便观察各部位的结构。

2. 窦口鼻道复合体是鼻腔鼻窦疾病重要的解剖位置，且与鼻内镜治疗相关。冠状位是其最佳观察位置，且冠状面对眼眶、颅底及部分颅内结构显示效果良好，有助于相关疾病的诊断。矢状位是观察鼻腔、鼻咽及口腔关系的最佳位置，对相关疾病诊断有帮助。

(二) 临床需求

经鼻内镜是目前治疗鼻腔、鼻窦常见病有效且创伤小的治疗方式。影像检查可为鼻内镜的治疗提供相关的解剖、变异信息，如筛前动脉管位置、筛板、筛顶、筛骨纸板及蝶窦等情况。

（郑君惠　高剑波　曹国全　李锋坦　刘 杰）

第六节　口腔颌面部 CT 检查技术

一、适应证与相关准备

(一) 适应证

口腔颌面部肿瘤、上下颌骨骨折、口腔颌面部感染、先天性病变等。

(二) 相关准备

同颅脑 CT 检查技术。

二、检查技术

(一) 平扫

1. 体位　仰卧位，头先进，扫描基线为听眶线，行侧位定位像，扫描范围从眶上缘到下颌骨下缘。

2. 扫描参数　螺旋扫描方式，管电压 120kV，有效管电流量 150~220mAs，螺距 ≤ 1。重建骨算法和软组织算法图像，薄层图像为设备允许的最薄层厚，层与层重叠大于 50%。

(二) 增强

对比剂注射方案为：对比剂用量 1.0~1.5mL/kg，注射速率 2.5~3.5mL/s；增强扫描时间为对比剂开始注射后 35~45 秒。

三、图像处理

(一) 窗口技术

1. 重建算法　软组织算法和骨算法图像。

2. 窗宽和窗位　软组织窗窗宽 350~400HU，窗位 35~45HU；骨窗窗宽 1 500~2 500HU，窗位 500~700HU。

(二)图像重建

重建横断面、冠状面软组织窗图像。外伤性病变需重建横断面、冠状面、矢状面骨窗和软组织窗图像，VR采用软组织算法薄层图像重建。

四、图像质量控制

(一)图像强化质量

1. 口腔颌面部区域内动静脉的横断面影像中CT值不低于150HU。

2. 清晰显示病变与邻近器官的位置关系。

(二)重建图像质量

1. 无体外金属等异物产生的明显线束硬化伪影。

2. 无运动位移等造成的运动伪影。

3. MPR、VR等图像后处理方法对口腔颌面部显示清晰。

(三)辐射剂量控制

推荐使用自动管电流调制技术。

五、影像诊断要求与临床需求

(一)影像诊断要求

患者进行口腔治疗后的伪影较多，可运用去伪影技术，以便清晰显示周围结构。

(二)临床需求

结合临床需求，提供多方位的口腔颌面部后处理图像。可在常规后处理的基础上，对病变区域进行空间定位、相关测量和定量评估(例如双能量颌面部痛风石分析)。

(郑君惠 高剑波 曹国全 李锋坦 刘 杰)

第七节　咽喉部 CT 检查技术

一、适应证与相关准备

（一）适应证

咽喉部肿瘤、咽喉部外伤、咽喉异物、咽喉部感染、先天性病变等。

（二）相关准备

1. 去除咽喉部区域表面所有金属物与饰物。

2. 扫描过程中受检者需要保持不动，避免吞咽动作，对不配合的受检者或者婴幼儿可采用药物镇静。

3. 增强检查者需要签署知情同意书并建立静脉通道。

4. 对 X 线敏感部位进行辐射防护。非必要情况下，禁止家属陪同，若病情需要，家属须穿戴好防辐射铅衣。

二、检查技术

（一）平扫

1. 体位　仰卧位，头先进，头稍后仰，使咽喉部与床面平行。行侧位定位像，扫描范围从上颌骨齿槽突到环状软骨下缘以下。

2. 扫描参数　螺旋扫描方式，管电压 100~120kV，有效管电流量 150~250mAs，螺距 ≤1。重建软组织算法和骨算法图像。

（二）增强

对比剂注射方案为：对比剂用量 1.0~1.5mL/kg，注射速率 2.5~3.5mL/s；增强扫描时间为对比剂开始注射后 35~45 秒。

三、图像处理

（一）窗口技术

1. 重建算法　软组织算法和骨算法图像。

2. 窗宽和窗位　软组织窗窗宽 350~400HU，窗位 35~45HU；骨窗窗宽 1 500~2 500HU，窗位 500~700HU。

（二）图像重建

重建横断面、冠状面、矢状面软组织窗图像，怀疑肿瘤骨质破坏或外伤时增加横断面、矢状面骨窗图像重建。

四、图像质量控制

（一）图像强化质量

1. 咽喉部区域内动静脉的横断面影像中 CT 值不低于 150HU。

2. 清晰显示病变与邻近器官的位置关系。

（二）重建图像质量

1. 无体外金属等异物产生的明显线束硬化伪影。

2. 无运动位移等造成的运动伪影。

3. 图像后处理方法对咽喉部显示清晰。

（三）辐射剂量控制

推荐使用自动管电流调制技术，手动选择适宜的管电压，或使用自动管电压调制技术。

五、影像诊断要求与临床需求

（一）影像诊断要求

1. 需要患者不做吞咽动作，以减少运动伪影。喉部观察声带、室带，需要患者发“yi”音进行扫描。

2. 重建时将左右侧对称显示，双侧对比有助于病变发现、诊断。

（二）临床需求

咽喉部软组织较多，病变与解剖结构区分不易，增强检查可明确病变位置、强化方式及周围结构的关系。

（郑君惠　高剑波　曹国全　李锋坦　刘　杰）

第八节　颈部 CT 检查技术

一、适应证与相关准备

（一）适应证

颈部占位性病变、颈部淋巴结病变、颈部血管性病变、食管异物、上气道狭窄、颈部外伤等。

（二）相关准备

同咽喉部 CT 检查技术。

二、检查技术

（一）平扫

1. 体位　仰卧位，头先进，使颈部与床面平行。扫描基线为听眶线，行侧位定位像，扫描范围从锁骨上窝到外耳孔上缘。

2. 扫描参数　螺旋扫描方式，管电压 100~120kV，有效管电流量 150~250mAs，螺距 ≤1。重建软组织算法和骨算法图像，薄层图像为设备允许的最薄层厚，层与层重叠大于 50%。

（二）增强

对比剂注射方案为：对比剂用量 1.0~1.5mL/kg，注射速率 2.5~3.5mL/s；增强扫描时间为对比剂开始注射后 30~40 秒。

三、图像处理

(一) 窗口技术

1. 重建算法 软组织算法和骨算法图像。

2. 窗宽和窗位 软组织窗窗宽 350~400HU，窗位 35~45HU；骨窗窗宽 1 500~2 500HU，窗位 500~700HU。

(二) 图像重建

重建横断面、冠状面、矢状面软组织窗图像，怀疑肿瘤骨质破坏或外伤时，增加横断面、矢状面骨窗图像重建；上气道图像重建：重建横断面和矢状面软组织窗图像，采用 MinIP 和 VR 技术重建上气道三维图像。

四、图像质量控制

(一) 图像强化质量

1. 颈部区域内动静脉的横断面影像中 CT 值不低于 150HU。
2. 清晰显示病变与邻近器官的位置关系。

(二) 重建图像质量

1. 无体外金属等异物产生的明显线束硬化伪影。
2. 无运动位移等造成的运动伪影。
3. MPR、VR 等图像后处理方法对颈部显示清晰。

(三) 辐射剂量控制

推荐使用自动管电流调制技术，手动选择适宜的管电压，或使用自动管电压调制技术。

五、影像诊断要求与临床需求

(一) 影像诊断要求

颈部及胸廓入口交界处常有射线束伪影，可采用盐水袋置于颈部双侧，以减少伪影。

（二）临床需求

颈部软组织较多，病变与解剖结构不易区分，增强检查可明确病变位置、强化方式及周围结构的关系。

（郑君惠　高剑波　曹国全　李锋坦　刘 杰）

第五章　胸部 CT 检查技术

第一节　胸廓入口 CT 检查技术

一、适应证与相关准备

（一）适应证

1. 颈胸交界处肿瘤，如胸骨后甲状腺肿瘤、肺尖癌和食管平滑肌瘤等。

2. 颈胸交界处骨结构损伤、炎性以及血管病变等。

（二）相关准备

1. 去除扫描范围内的金属及其他异物。

2. 增强检查者需要签署知情同意书并建立静脉通道。

3. 嘱被检者在扫描过程中体位保持不动，避免吞咽动作。对不配合的被检者或者婴幼儿可采用药物镇静。

二、检查技术

（一）平扫

1. 体位　被检者头先进，仰卧位，正中矢状面垂直于扫描床平面并于床面长轴中线重合，双上肢自然置于身体两侧。

2. 扫描范围　颅颈交界区至主动脉弓。

3. 扫描参数　采用螺旋扫描方式，管电压为 100~120kVp，管电流采用自动毫安技术(调节范围200~300mAs)。根据机型选择不同探测器准直宽度(16×1.5mm、32×1.2mm,64×0.625mm、128×0.6mm、320×0.5mm等),采集层厚为5mm,螺距为0.9~1.5,球管转速为0.5~0.8s/r,重建层厚及间距为1~3mm。

(二)增强

1. 常规增强扫描　螺旋扫描,参数与常规平扫相同。高压注射器经静脉团注对比剂,用量1.3~2.0mL/kg,注射速率3.5~4.0mL/s,注射对比剂后25~30秒扫描动脉期,55~65秒扫描静脉期。

2. 胸廓入口CT血管成像　行螺旋扫描,参数与常规平扫相同。采用对比剂(速率为4.0~5.0mL/s,用量为1.5~2.0mL/kg)+生理盐水(速率为4.0mL/s,用量为30mL)的注射方式。体弱或体重指数(BMI)≤18kg/m^{2}的被检者,对比剂用量酌减,并用阈值触发技术(触发层面选择主动脉弓,阈值120HU左右)。

三、图像处理

(一)窗口技术

1. 重建算法　软组织算法和肺算法图像。

2. 窗宽窗位　纵隔窗窗宽350~400HU,窗位35~50HU;肺窗窗宽1 000~1 500HU,窗位-800~-600HU。

(二)图像重建

1. 常规三维图像重建　由横断位扫描图像重建冠状面、矢状面、斜面图像时,必须采用螺旋扫描原始数据,重建的2mm以下薄层图像。MPR有利于解剖位置的判断,病变侵犯范围的确定;VR可清晰显示颈胸交界部位的骨折及血管走行;MIP可清晰显示下颈部、胸廓处血管管壁的钙化斑块,以及血管、气道和食管内支架;MinIP主要用于显示低密度的含气器官,如气管、支气管树等中空器官的病变。

2. CTA三维图像重建　采用1mm薄层图像,胸廓入口

CTA图像后处理常包括MPR(CPR)、MIP、VR及SSD。

四、图像质量控制

(一) 体位控制

确保被检者在扫描过程中保持相应体位和姿势,以获得准确的解剖结构显示。

(二) 伪影控制

图像无明显呼吸运动伪影、吞咽伪影。

(三) CTA显示

CTA清晰显示颈部、上胸部的主要动脉及各级分支。

五、影像诊断要求与临床需求

(一) 影像诊断要求

1. 扫描应涵盖临床所需的解剖结构和病变区域。尽可能行三维重建后处理图,以便对肿瘤自身状态、周围受侵范围、骨骼变形移位和血管走行情况作出全面的评估。

2. 应显示足够的解剖细节、清晰度和对比度,可以确定肿块和淋巴结节的位置、质地和大小。

(二) 临床需求

1. 淋巴结 评估下颈部、胸部纵隔及腋窝处的淋巴结大小、形态和分布,检查是否存在淋巴结增大或异常。

2. 占位性病变 可评估组织强化情况,了解病变的侵犯范围,帮助占位性病变的定位和定性诊断。

3. 血管疾病评估 胸廓入口处大血管较多,解剖关系较复杂,胸廓入口CT血管成像在显示这些血管空间立体关系和解剖变异方面具有独特的优势。

(雷子乔 高剑波 陈 晶 李锋坦 王世威 林盛才 刘 杰 潘雪琳 张晓晶)

第二节　胸部 CT 检查技术

一、适应证与相关准备

（一）适应证

1. 肺部炎症、结核、肿瘤、硅沉着病、间质性与弥漫性病变、网格状病变等。

2. 纵隔　先天性畸形、气道病变、血管病变、肿瘤、炎症、淋巴结肿大等。

3. 胸膜与胸壁　确定胸膜腔积液和胸膜增厚的范围与程度，鉴别包裹性气胸与胸膜下肺大疱，了解胸壁疾病的侵犯范围及肋骨和胸膜的关系，了解外伤后有无气胸、胸腔积液及肋骨骨折等情况。

4. 心包和心脏　明确心包积液、心包肥厚及钙化灶，鉴别心脏原发性或继发性肿瘤。

5. 血管病变　主动脉瘤、主动脉夹层动脉瘤和血管畸形等。

（二）相关准备

同胸廓入口 CT 检查技术。

二、检查技术

（一）平扫

1. 体位　被检者仰卧位，足先进，双臂上举，正中矢状面垂直于扫描床平面并与床面长轴中线重合。驼背或不宜仰卧者、对少量胸腔积液和胸膜肥厚进行鉴别诊断者可采用俯卧位。

2. 扫描范围 自胸廓入口至肺底；对于疑似肋骨骨折的受检者，扫描范围应包括第12肋骨下缘。

3. 扫描参数 螺旋扫描，管电压可根据被检者的具体情况而设置，如BMI<25kg/m^{2}的受检者，管电压可选择100kVp；BMI≥25kg/m^{2}的受检者，管电压可选择120kVp。管电流采用自动毫安技术（调节范围200~300mAs）。根据机型选择不同探测器准直宽度（16×1.5mm、32×1.2mm，64×0.625mm、128×0.6mm、320×0.5mm等），采集层厚为5mm，螺距为0.9~1.5，球管转速为0.5~0.8s/r，重建层厚及间距为1~5mm。对于呼吸困难不能屏气者或婴幼儿，扫描中应适当加大螺距，缩短扫描时间，以减少运动伪影。

4. 高分辨力成像 管电压100~120kVp，管电流200~400mAs，重建层厚和层间距均为0.5~1.25mm，采用肺组织重建算法。对于可疑支气管扩张、肺部小结节等，还需采用靶扫描。

（二）增强

螺旋扫描，参数与常规平扫相同。高压注射器静脉团注对比剂，用量1.5~2.0mL/kg，注射速率3.5~4.0mL/s，开始注射对比剂后25~30秒扫描动脉期，55~65秒扫描静脉期。也可采用对比剂自动跟踪触发技术，实现个性化增强方案。

三、图像处理

（一）窗口技术

1. 重建算法 软组织算法和肺算法图像。

2. 窗宽窗位 纵隔窗窗宽350~400HU，窗位35~50HU；肺窗窗宽1 000~1 500HU，窗位−800~−600HU；骨窗窗宽1 000~1 400HU，窗位300~500HU。

（二）图像重建

1. 常规三维图像重建 MPR可用于胸部血管、食管及气管的管壁和管腔内外的显示，比如肺动脉、气管异物、食管异物及肿瘤等；MIP 可清楚显示胸部血管管壁的钙化斑块，以及血管、气道和食管内支架情况，结合 MPR 可显示支架内管；MinIP 主要用于显示低密度的含气器官，如支气管、胃肠道等。

2. VR 重建 VR 可用于肋骨、锁骨、肩胛骨、脊柱骨的骨折、骨质病变等显示。

四、图像质量控制

1. 图像无明显呼吸运动伪影、吞咽伪影。

2. 图像质量评估 ①软组织窗能够分辨纵隔结构，如血管、淋巴结等。②肺窗能够显示段支气管。③骨窗能够显示骨的细微结构。

五、影像诊断要求与临床需求

（一）影像诊断要求

1. 应提供清晰的肺组织、支气管、肺动脉、肋骨、胸骨和纵隔等结构的图像，以评估其形态、密度和解剖关系。

2. 肺内弥漫性肺疾病行高分辨扫描并结合多平面重组技术，分析病变的分布、范围及来源；小气道病变可行吸气相及呼气相对比扫描，观察小气道空气潴留情况；胸膜下病变可加做俯卧位扫描，以鉴别胸膜下坠积及吸气不全。

（二）临床需求

1. 评估肺疾病 胸部 CT 可以提供高分辨力图像，用于评估和诊断各种肺部疾病，如肺癌、肺部感染（如肺炎）、肺纤维化和支气管相关疾病等。

2. 检测胸部损伤 胸部 CT 可以帮助医生检测和评估肋骨骨折、胸壁损伤、胸腔积液或气胸等胸部创伤或外伤相关的问题。

3. 肺结节的评估和随访　可为进行靶扫描、能谱或灌注扫描提供更多依据，为结节良恶性鉴别提供更多信息。

4. 体检者　可行低剂量 CT 筛查。

（雷子乔　高剑波　陈　晶　李锋坦　王世威
林盛才　刘　杰　潘雪琳　张晓晶）

第三节　肺动脉 CTA 检查技术

一、适应证与相关准备

（一）适应证

肺动脉栓塞、肺动脉高压或先天性心脏病合并肺血管病变。

（二）相关准备

同胸廓入口 CT 检查技术。

二、检查技术

（一）扫描体位

同肺部 CT 检查技术。

（二）扫描范围

自气管隆嵴上 2cm 至心底。

（三）扫描参数

螺旋扫描，管电压可根据受检者具体情况而设置 100~120kVp。管电流可采用自动毫安技术（调节范围 200~300mAs）。采集层厚为 5mm，螺距为 0.9~1.5，球管转速为 0.4~0.6s/r，重建层厚及间距为 1~3mm。

（四）对比剂注射方案

非离子性对比剂，浓度 350~370mgI/mL，对比剂速率为 4.0~

5.0mL/s，用量为 30~50mL，然后以相同速率注射生理盐水 30~40mL。采用对比剂自动跟踪触发技术（触发层面为肺动脉干，阈值 60~80HU）。

三、图像处理

（一）窗口技术

窗宽 600~800HU；窗位 300~400HU。

（二）图像重建

1. 常规重建　MPR 能够清晰显示各级肺动脉走行，管腔内栓子大小、分布及范围；MIP 可以较真实地反映组织间的密度差异，清晰显示血管壁的钙化及其分布范围，而且能够直观、立体地显示肺动脉的解剖、走行，尤其对于外周肺动脉的显示有一定优势。

2. VR 重建　VR 可以更直观、立体地观察血管的空间结构，以及血管与周围组织之间的立体结构，显示血管的起源和走行。

四、图像质量控制

1. 图像无明显呼吸运动伪影、吞咽伪影。

2. 肺动脉 CTA 清晰显示肺动脉主干及各级分支，CT 值>250HU。

五、影像诊断要求与临床需求

（一）影像诊断要求

1. 提供清晰的肺动脉血管结构和解剖信息。
2. 准确定位和评估肺动脉相关疾病的范围和严重程度。
3. 检测和定位肺动脉血栓、肺动脉瘤等异常结构。
4. 清晰显示肿瘤与肺动脉的解剖位置关系。

（二）临床需求

应用血管相关后处理重建技术，包括容积再现（VR）、最大密度投影（MIP）、曲面重组等完成肺动脉栓塞范围。评估其他肺动脉相关疾病，包括肺动脉高压、肺动脉肉瘤、肺动静脉畸形、肺动脉瘤等。

（雷子乔 高剑波 陈 晶 李锋坦 王世威
林盛才 刘 杰 潘雪琳 张晓晶）

第四节 肺静脉与左心房 CT 检查技术

一、适应证与相关准备

（一）适应证

1. 房颤射频消融术前评价，了解肺静脉的解剖、数量、大小及开口位置，术中定位引导和术后评估，是否存在肺静脉狭窄。

2. 肺动、静脉畸形及相关血管病变。

（二）相关准备

1. 去除扫描范围内的金属及其他异物。

2. 增强检查者需要签署知情同意书并建立静脉通道。

3. 嘱受检者深吸气后屏气，满足扫描期间保持屏气不动；对不配合的受检者或者婴幼儿可采用药物镇静。

4. 正确安装心电电极。

二、检查技术

（一）扫描体位

1. 体位 被检者头先进、仰卧位，两臂上举抱头，身体置于检查床正中，胸部正中矢状面与床面长轴中线重合。

2. 定位像　常规扫描胸部正位和侧位定位像，双定位有利于将心脏图像定位到显示野中心。

3. 扫描范围　主动脉弓到心尖。

（二）扫描参数

1. 扫描参数　为抑制心脏搏动伪影需采用 ECG 门控扫描，管电压为 80~120kV，管电流采用自动毫安技术，根据机型选择不同探测器准直宽度（16×1.5mm、32×1.2mm、64×0.625mm、128×0.6mm、320×0.5mm 等），采集层厚 2.5mm，螺距根据心率自动匹配，球管转速 0.25~0.33s/r，重建层厚及层间距 0.50~1.25mm。

2. 对比剂注射方案　采用对比剂（速率 3.5~5.0mL/s，注射总量由扫描采集时间确定，推荐 60~80mL）+ 生理盐水（速率同对比剂速率，用量为 30mL）的注射方式。扫描延迟时间测定有两种方法：①小剂量测定法（test-bolus）：经肘静脉以正式扫描时的流速注射 10~20mL 对比剂，注射后延时 8~12 秒开始在气管隆嵴下升主动脉层面连续扫描，待目标血管的对比剂浓度下降后终止扫描，将所获得的连续图像用软件进行分析，得到靶血管的时间 - 密度曲线及平均峰值时间。根据平均峰值时间适当增加 3~4 秒，设定为扫描开始的延迟时间。②团注跟踪触发技术：设定气管隆嵴下升主动脉层面作为连续曝光层面，注射对比剂 8~10 秒后连续曝光，实时观察感兴趣区 CT 值上升情况，当 CT 值达 100~120HU 预定值后，自动或手动触发扫描。怀疑左心耳血栓时，可适当增加对比剂剂量，常规增强扫描后延迟 3~4 秒加扫一期，以观察心耳充盈情况。

三、图像处理

（一）重建技术

1. 重建算法　软组织算法。

2. 窗宽窗位 窗宽600~800HU,窗位300~400HU。

(二)图像重建

MPR、MIP显示肺静脉开口、起源和大体解剖。多角度显示左右肺静脉的开口,测量肺静脉的宽度,必要时测量肺静脉各分支起始处直径。

四、图像质量控制

1. 检查前与受检者充分沟通,缓解紧张情绪,减少心率波动。
2. 做好屏气训练,避免呼吸运动干扰血管的清晰显示。
3. 根据小剂量试验和屏气训练时受检者心率变化情况,预测受检者在检查中可能出现的心率,找到可能获得最高时间分辨力的球管旋转时间,心率过快者可采用变速扫描技术,即随心率的增快而增加螺距和床速,使扫描速度与心率匹配,以获得最佳扫描效果,得到最佳影像质量。
4. 选择心脏舒张中期或收缩中末期进行成像,图像不佳排除呼吸运动干扰,可将原始数据按心动周期的不同相位窗进行横断面重建,寻找最佳相位窗,以获得最清晰的横断面进行三维重建。

五、影像诊断要求与临床需求

1. 结合轴位及多平面重组观察分析肺静脉开口及有无异位开口和异位引流,评估有无肺静脉异位引流、肺静脉闭塞、肺动静脉畸形和肺静脉异常开口等。
2. 结合轴位及多平面重组测量左心房大小和相邻肺静脉汇入情况,为临床房颤治疗提供综合评估及相关数据支持。

(雷子乔 高剑波 陈 晶 李锋坦 王世威
林盛才 刘 杰 潘雪琳 张晓晶)

第五节 先心病 CT 检查技术

一、适应证与相关准备

(一) 适应证

房间隔、室间隔缺损、动脉导管未闭、法洛四联症、大动脉转位、主动脉缩窄、冠状动脉起源异常和异常静脉回流等先天性心脏病。

(二) 相关准备

1. 去除扫描范围内的金属及其他异物。

2. 增强检查者需要签署知情同意书并建立静脉通道。

3. 嘱受检者深吸气后屏气,满足扫描期间保持屏气不动;对不配合的受检者或者婴幼儿可采用药物镇静。

4. 正确安装心电电极,先心病儿童电极粘贴位置应适当外移,尽量远离扫描范围,避免电极产生伪影影响图像质量,电极可酌情贴在双臂和下腹部或大腿根部。

二、检查技术

1. 体位 仰卧位,头先进或足先进,两臂上举(如患儿配合欠佳,可将手臂自然置于身体两侧),身体置于床面正中,胸部正中矢状面与床面长轴中线重合。

2. 定位像 常规扫描胸部正侧位双定位像,将心脏置于扫描野中心。

3. 扫描范围 胸廓入口至左膈下 5cm。

4. 扫描参数 5 岁及以下患儿管电压为 80kV,5 岁以上为 100kV;管电流采用自动电流调制技术。根据机型选择不同探测器准直宽度(16×1.5mm、32×1.2mm,64×0.625mm、128×0.6mm、320×0.5mm 等),采集层厚 2.5mm,螺距根据心率自动匹配,球管转速 0.25~0.33s/r,重建层厚及层间距 0.50~1.25mm。

5. 对比剂注射方案　成人用量 50~80mL,对比剂注射时长为 13~15 秒,后以相同注射速率注射 30~40mL 盐水;儿童用量见表 5-1,对比剂注射时长为 15 秒,后以相同注射速率注射 10~30mL 盐水。为避免无名静脉内高浓度对比剂干扰周围结构显示,尽量选择右肘正中静脉或右侧上肢静脉、右侧下肢静脉注射对比剂。

表 5-1　儿童对比剂注射用量

体重	对比剂用量
<3kg	2.0mL/kg
3~5kg	1.8mL/kg
5~10kg	1.6mL/kg
10~20kg	1.4mL/kg

扫描延迟时间:①小剂量同层扫描时间曲线测定法:自右肘静脉 10~20mL 小剂量注射对比剂,后续 20mL 盐水,进行感兴趣区(region of interest,ROI)同层动态扫描,测量 ROI 的时间 - 密度曲线,曲线峰值时间即为扫描延迟时间。对于复杂先天性心脏病的受检者,需要在肺动脉层面测量肺动脉和主动脉 2 个 ROI,两者均强化即为扫描延迟时间,推荐使用该方法获取扫描延迟时间。②实时阈值检测法:监测层选择可显示四腔心的层面,感兴趣区放置在左心房,注射对比剂 3~5 秒后连续曝光,实时观察四腔心对比剂充盈情况及感兴趣区 CT 值上升情况,当 CT 值达 100HU 预定值后,自动或手动触发扫描。常规扫描两期图像,第一期结束后 5~8 秒加扫第二期。第一期需较好显示肺动脉、心室和心房,第二期需显示心室、心房和胸主动脉等大血管。

三、图像处理

(一) 重建技术

1. 重建算法　软组织算法。

2. 窗宽窗位　窗宽 600~800HU，窗位 300~400HU。

(二) 图像重建

1. 常规重建　多平面重组图像。

2. 心脏的长轴、短轴　①短轴面：断面图像与心脏长轴垂直，显示心脏短轴面影像，范围从心底至心尖，层厚、层间隔通常选择 2mm。心脏短轴适于观察心室的前壁、侧壁、后壁及室间隔，也适用于观察主动脉瓣。②长轴面：断面图像与心脏长轴平行，显示心脏长轴面影像，层厚、层间隔通常选择 2mm。心脏长轴面适用于观察四腔心、两腔心、二尖瓣、左心室根部、主动脉流出道和心尖部病变。

3. 薄层 MIP 显示　可以观察局部的解剖结构和变异，如心外畸形的肺静脉异位引流、主动脉狭窄、冠状动脉瘘；部分心内异常结构，如主动脉骑跨、大动脉转位和流出道狭窄等。

4. VR 显示　可以系统观察肺动脉、整个心脏和大血管的关系及空间位置，显示直观立体，通过不同的体位可以观察到相应的血管变异。

四、图像质量控制

1. 检查前与受检者充分沟通，减少心理紧张，婴幼儿检查前需要镇定，避免运动造成伪影或检查失败。

2. 尽量缩短扫描时间，如果设备允许，婴幼儿尽量采用宽体探测器进行一个心动周期的扫描方式。

3. 根据小剂量试验和屏气训练时受检者的心率变化情况，获得最高时间分辨力的球管旋转时间，以获得最佳扫描效果。

4. 个性化设置对比剂用量,采用双筒高压注射器,有效降低非兴趣血管对比剂高密度伪影对诊断的影响。

5. 根据受检者心率选择心脏舒张中期或收缩中末期进行成像,图像不佳排除呼吸运动干扰,可将原始数据按心动周期的不同相位窗进行横断面重建,寻找最佳相位窗再重建,以获得最清晰的横断面图像进行三维重建。

五、影像诊断要求与临床需求

1. 心脏及大血管结构显影清晰,扫描范围足够,对比剂剂量足够,浓度适中,与正常组织对比度良好,且没有对比剂过高浓度的放射状伪影,尽量减少心脏及大血管的运动伪影,选择合适的心动周期进行扫描。

2. 后处理重建需要让诊断医生及临床医生客观且直观地观察到病变,如病变细节,需放大且多角度显示;房缺、室缺最好切线位显示,且需测量缺损口长短径及面积;动脉导管未闭或冠脉动静脉畸形或动脉瘤运用三维立体重建清晰显示方向、角度、位置等。对于先心病合并的并发症或并存畸形,也需进行重建及清晰显示,如肺动脉高压、支气管扩张、肺囊肿等。

(雷子乔　高剑波　陈 晶　李锋坦　王世威
林盛才　刘 杰　潘雪琳　张晓晶)

第六节　冠状动脉和冠状静脉 CT 检查技术

一、适应证与相关准备

(一) 适应证

1. 冠心病、心肌病、心脏瓣膜疾病、心包疾病、心脏肿瘤和先天性心脏病等。

2. 经皮冠脉介入术前冠状动脉管径和距离的测量及治疗计划制定。

3. 冠状动脉搭桥术等血管重建术的术前定位。

4. 冠状动脉搭桥术后复查、支架术后再狭窄的评价等。

5. 冠状静脉狭窄、血栓、梗死的检查。

(二) 相关准备

1. 做好沟通解释工作，消除受检者的紧张心理，取得受检者的配合。

2. 去除受检者扫描范围内的金属物品。

3. 心率控制与呼吸训练　根据 CT 设备的要求，训练受检者的呼吸与限制心率。观察被检者可稳定大约 5 秒屏气的时间和屏气后的心率及心律变化特点。双源 CT 或 256 排以上的高端 CT 可以根据设备的时间分辨力放宽受检者的心率与呼吸控制的限制。

4. 静脉通路建立　优先进行肘前静脉穿刺置入留置针。对搭桥术后受检者在桥血管对侧上肢置入留置针。

二、冠状动脉 CTA 检查技术

(一) 体位与相关准备

1. 体位　仰卧位、足先进，两臂上举，身体置于床面正中，侧面定位像对准人体正中冠状面。

2. 定位像　常规扫描胸部正位和侧位定位像，双定位有利于将心脏图像定位到显示野中心。

3. 心电监测　粘贴心电监测电极，连接、固定导线，确认 R 波信号清晰，心率控制理想，心律正常，心电波形不受呼吸运动和床板移动的影响。

4. 硝酸甘油　CT 扫描前 5 分钟舌下含服硝酸甘油片剂

0.5mg，服用硝酸甘油可使冠状动脉血管扩张，弥补CT设备对细小分支血管显示不足的缺陷。

（二）冠状动脉钙化积分扫描

1. 扫描范围 气管隆嵴下1cm至心脏膈面下方。

2. 门控方式 前瞻性或回顾性门控。

3. 扫描方式 轴扫。

4. 扫描野 20~25cm。

5. 机架角度 与扫描床成0°角。

6. 曝光条件 80~120kV，80mAs。

7. 重建算法 标准算法。

（三）冠状动脉血管成像扫描

1. 对比剂注射方案 ①对比剂浓度：非离子型碘对比剂350~400mgI/mL。②对比剂用量：64排CT机型成年人对比剂用量65~85mL，后64排机型对比剂用量35~75mL，体重大于75kg时对比剂用量按1.5mL/kg增加，同时增加注射速率。儿童按体重用量为2mL/kg。对比剂注射后等速注射30mL生理盐水。③注射速率：4.5~5.5mL/s。

2. 扫描延迟时间测定 ①小剂量测定法，经肘静脉以正式扫描时的流速注射10~20mL对比剂，注射后延时8~12秒开始在气管隆嵴下升主动脉层面连续扫描，待目标血管的对比剂浓度下降后终止扫描，将所获得的连续图像用软件进行分析，得到靶血管的时间-密度曲线及平均峰值时间。根据平均峰值时间适当增加3~4秒，设定为扫描开始的延迟时间。②团注跟踪触发法：设定气管隆嵴下升主动脉层面作为连续曝光层面，注射对比剂8~10秒后连续曝光，实时观察感兴趣区CT值的上升情况，当CT值达100~120HU预定值后，自动或手动触发扫描。

3. 扫描范围 根据检查需要设定扫描范围：①常规冠状动脉CTA扫描从气管隆嵴到心底，包括整个心脏；②冠状动脉旁路移植术后复查静脉桥，扫描范围从主动脉到心底，包括整个心脏大血管；③冠状动脉旁路移植术复查动脉桥，扫描范围从锁骨到心底，包括整个胸骨和心脏大血管。

4. 扫描野　20~25cm。

5. 扫描类型　心脏回顾性门控螺旋扫描或者前瞻性门控轴扫。

6. 层厚与层间距　层厚 0.5~1mm，层间距 0.5~1mm。

7. 螺距　使用回顾性心电门控可采用智能螺距。

8. 曝光条件　100~120kV，最大 500~700mAs，使用心电管电流调制技术，仅在心动周期中的图像重建时相采用全毫安，其他时相采用较低毫安可以达到降低受检者辐射剂量的作用。如心率<65 次 /min，并且心律稳定时，在 R-R 间期的 65%~85% 采用全毫安，其他时相采用全毫安的 20%。当心率>65 次 /min，仅在 R-R 间期的 40%~80% 采用全毫安。

9. 图像显示　钙化积分窗宽 250~350HU，窗位 35~45HU；CTA 扫描窗宽 600~800HU，窗位 300~400HU。

10. 图像重建　机器自动选择最佳时相，必要时可手动选择时相重建。使用不同的图像后处理方法从管壁外至管壁内全面、多方位显示冠状动脉 2~3 级分支。常用图像后处理方法：容积再现（VR）、最大密度投影（MIP）、多平面重组（MPR）、曲面重组（CPR）。VR 图像有助于了解冠脉的立体形态，MIP 图像可了解冠脉的细小分支及钙化位置，不同视角的 CPR 和 MPR 图像可用于评估管腔形态及分析斑块性质。

（四）冠状动脉 CTA 心电图编辑技术

1. 心电门控扫描方式

（1）前瞻性心电门控扫描：根据前 3~5 个心动周期的搏动，预测下一个心动周期 R 波的位置，并在相应的时相触发扫描。

(2) 回顾性心电门控扫描：采用螺旋扫描方式，心电信号和原始数据被同时记录，根据心电图信号采用回顾性图像重建。

2. 时相的选择

(1) 绝对时相：以 R 波为起点开始计时，每个心动周期均在距离 R 波相同的时间进行数据采集。

(2) 相对时相：以 R-R 间期作为标准，系统在每个 R-R 相对百分比处进行数据采集。

3. 心电图编辑方法　多层螺旋 CT 心电图编辑方法有消除（delete）、忽略（disable）、插入（insert）、R 波偏移（shift R-peak）等。对于有严重心律不齐的受检者，可联合使用多种心电图编辑技巧，禁用异常 R 波、删除异常 R 波、插入 R 波标记、修改同步 R 波标记等，最终获得理想的冠状动脉图像。

4. 冠状动脉重建时相的选择　心率 <65 次 /min，在舒张末期，即 75%~80% 时相；当心率为 70~80 次 /min，右冠状动脉最好时相为 45%~50%，左冠状动脉为 75%。

三、冠状静脉 CTV 检查技术

（一）扫描前准备及定位像平扫

同冠状动脉 CTA 检查。

（二）冠状静脉血管成像扫描

1. 对比剂注射方案　①对比剂浓度：选用非离子型碘对比剂 350mgI/mL 或 370mgI/mL；②对比剂用量：较冠脉 CTA 大致相同，体重大于 75kg 时对比剂用量按 1.5mL/kg 增加；③注射速率为 4.5~5.5mL/s。

2. 扫描延迟时间测定　同冠状动脉 CTA。

3. 扫描范围　根据检查需要设定扫描范围。从气管隆嵴下 1~2cm 至心脏膈面下方，包括整个心脏。

4. 扫描参数　同冠状动脉 CTA。

(三) 图像重建

机器自动选择最佳时相,冠状静脉CT成像最佳重建时相应选择在心动周期的30%~50%(收缩期),必要时可手动选择时相重建。

使用不同的图像后处理方法从全面、多方位显示冠状静脉窦(CS)及其分支的关系,清晰显示冠状静脉1~2级分支,包括前室间静脉(AIV)、心大静脉(GCV)、后室间静脉(PIV)、左边缘静脉(LMV)、左心室后静脉(PVLV)及心小静脉(SCV)。常用图像后处理方法:容积再现(VR)、最大密度投影(MIP)、多平面重组(MPR)、曲面重组(CPR)。

四、图像质量控制

1. 扫描范围 以刚好完整包括被检查部位的血管为最佳。

2. 对比剂充盈 冠状动脉CTA无静脉干扰,冠状静脉CTV无动脉干扰,无对比剂伪影干扰。

3. 伪影控制 图像无明显伪影,包括层面内伪影、层间伪影和呼吸运动伪影等。

4. 图像质量 图像质量高,血管显示良好,边界清晰,无阶梯状伪影或血管中断等。

五、影像诊断要求与临床需求

(一) 诊断要求

冠脉血管的结构显影清晰,扫描范围足够;对比剂剂量足够,浓度适中,避免浓度太低或混合不均匀,无法准确分辨斑块与管腔内对比剂,尽量减少心脏及大血管的运动伪影,选择合适的心动周期进行扫描,尽量在心率稳定阶段扫描,减少错层伪影,以免影响诊断。

(二) 临床需求

CPR像需多角度显示冠脉管腔,调节合适的窗宽、窗位显示冠脉管腔与钙化斑块的界限；切线位与横断位联合显示斑块与管腔关系及狭窄程度，最准确的管腔狭窄程度判断是横断位的面积测量；冠状静脉的清晰显影需对比剂回流混合足够均匀，需排除混合不均造成的假性血栓征象。冠脉开口变异或狭窄，用VR切线位显示更佳。

（雷子乔 高剑波 陈 晶 李锋坦 王世威
林盛才 刘 杰 潘雪琳 张晓晶）

第七节 多部位“一站式”CT检查技术

一、适应证与相关准备

（一）适应证

1. 胸痛三联征的鉴别诊断。

2. 急性主动脉综合征受检者，同时评估冠状动脉受累情况及冠状动脉本身的病变程度。

3. 经导管主动脉瓣置换（TAVI）术前评估。

4. 主动脉根部术前检查及术后复查，需了解根部情况，尤其是存在升主动脉/冠状动脉吻合口瘘的受检者。

5. 多部位血管病变情况的联合评估诊断。

6. 血管疾病合并其他脏器病变的诊断和鉴别诊断。

（二）相关准备

同冠脉CTA扫描要求。

二、心脑血管“一站式”CTA检查技术

（一）体位与相关准备

1. 扫描体位 仰卧位，头先进，头置于头托架内，下颌放

平，放留置管的手臂放于身体旁边，另一只手臂上举，尽量远离头颈部；头颈部、胸部正中矢状面与正中线重合，瞳间线与横向定位线平行；若检查者以冠脉为主，也可采用双手举过头顶，侧面定位像对准人体正中冠状面。

2. 定位像平扫

(1)基准线：颅顶。

(2)方位：正、侧位双定位像扫描。

(3)范围：颅顶至心脏膈面下方。

(4)曝光条件：80~120kV，10~50mA。

3. 冠状动脉钙化积分扫描 同冠状动脉CTA钙化积分扫描。

（二）扫描方案

1. 对比剂注射方案 ①对比剂浓度：选用非离子型碘对比剂350mgI/mL或370mgI/mL。②对比剂用量：60~80mL，体重大于75kg时对比剂用量按1.5mL/kg增加，同时增加注射速率。儿童按体重用量为2mL/kg。对比剂注射后等速注射30mL生理盐水。③注射速率：4.5~5.5mL/s。

2. 监测层面 气管隆嵴下水平升主动脉。

3. 扫描延迟时间 采用自动触发扫描。在升主动脉设定ROI，阈值60~80HU，触发阈值后8秒左右开始扫描。

4. 扫描范围 心底至颅顶。

5. 扫描类型 心脏回顾性心电门控螺旋扫描或者前瞻性门控轴扫。采用智能螺距技术。

6. 曝光条件 100~120kV，最大500~700mAs，使用心电管电流调制技术。

7. 重建时相 冠状动脉重建时相的选择：心率<65次/min，在舒张末期，即75%~80%时相；当心率为70~80次/min时，右冠状动脉最好时相为45%~50%，左冠状动脉为75%。

8. 重建层厚 层厚0.5~1.0mm，层间隔0.5mm。重建算法为标准算法。

(三) 图像重建

常规图像后处理技术

(1) 图像重建：以1.0mm层厚、0.7mm层间距重建包括整个扫描范围的轴面图像。

(2) 时相选择：由设备自动重建最佳时相的图像。当冠状动脉出现运动伪影时，可手动选择适当的时相重建。

(四) 三维重建后处理技术

1. 常规重建 主要包括多平面重组(MPR)、曲面重组(CPR)、最大密度投影(MIP)和容积再现(VR)。MPR用于多角度多方位观察的器官，适合对病灶的多方位观察，以了解其与邻近组织的空间位置关系。MIP和CPR图像主要用于观察管腔内结构。

2. VR重建 VR图像主要用于观察头颈动脉整体结构、走行、心脏外形和冠状动脉走行。

三、胸痛三联征"一站式"CTA检查技术

(一) 体位与相关准备

1. 体位 受检者仰卧位、足先进，身体置于检查床面中间，两臂上举。胸部正中矢状面垂直于床面，侧面定位像对准人体正中冠状面。

2. 定位像 常规扫描体部正位和侧位定位像，双定位有利于将心脏图像定位到显示野中心。

3. 心电监测 同冠脉CTA扫描要求。

4. 硝酸甘油 同冠脉CTA扫描要求。

(二) 扫描方案

1. 对比剂注射方案 首先以4.5~5mL/s速率注射350mgI/mL

或 370mgI/mL 非离子型碘对比剂 55mL；然后以 2.5~3mL/s 速率注射碘对比剂 40mL；最后以相同速率注射生理盐水 40mL。

2. 延迟时间确定　小剂量测定法或团注跟踪触发法，气管隆嵴下层面，感兴趣区设定在升主动脉或降主动脉，达到阈值后开始扫描。

3. 扫描类型　心脏回顾性心电门控螺旋扫描或者前瞻性门控轴扫描。

4. 扫描范围　主动脉弓上方 1cm 处至心底部。

5. 扫描方向　一般采用头 ~ 足方向。对于不能配合憋气或憋气时间较短的受检者，可采用足 ~ 头方向扫描，以减少冠状动脉运动伪影。

6. 螺距　采用智能螺距技术。

7. 曝光条件　管电压 100kV，自动管电流调制；可参考冠状动脉 CTA 成像技术。

8. 重建算法　标准算法。

9. 重建层厚　0.5~1.0mm，重建间隔 0.5mm。

（三）图像重建

1. 常规重建　以 1.0mm 层厚、0.7mm 层间距重建包括整个扫描范围的轴面图像。

2. 时相选择　由设备自动重建最佳时相的图像。当冠状动脉出现运动伪影时，可手动选择适当的时相重建。

（四）图像重建

1. 三维重建　主要包括多平面重组（MPR）、曲面重组（CPR）、最大密度投影（MIP）和容积再现（VR）。MPR 用于多角度多方位观察的器官，适合对病灶的多方位观察，以了解其与邻近组织的空间位置关系；MIP 和 CPR 图像主要用于观察管腔内结构。

2. VR 重建　VR 图像主要用于观察肺动脉整体结构、胸主动脉走行、心脏外形和冠状动脉走行,不能用于狭窄的评估。

四、颈、胸、全腹部CTA检查技术

(一)体位与相关准备

1. 体位 被检者仰卧位、头先进,身体置于检查床面中间,两臂上举。胸部正中矢状面垂直于床面,侧面定位像对准人体正中冠状面。

2. 定位像 正、侧位双定位像扫描,扫描范围从外耳上缘至耻骨联合。

(二)扫描方案

1. 对比剂注射方案 ①对比剂浓度:选用非离子型碘对比剂350mgI/mL或370mgI/mL。②对比剂用量:成年人对比剂用量70~90mL,体重大于75kg时对比剂用量按1.2mL/kg增加,同时增加注射速率。对比剂注射后等速注射30~40mL生理盐水。③注射速率为4~5mL/s。

2. 延迟时间确定 小剂量测定法或团注跟踪触发法,气管隆嵴下层面,感兴趣区设定在升主动脉或降主动脉,达到阈值后自动触发扫描。

3. 扫描类型 螺旋扫描。

4. 扫描范围 前床突上2cm至髂内、髂外动脉分叉水平,怀疑腹主动脉瘤拟行血管内支架介入治疗的受检者,应下延至股动脉上段水平,外伤者根据病情确定。

5. 曝光条件 管电压100kV,自动管电流调制。

6. 重建算法 标准算法。

7. 重建层厚 0.5~1.0mm,重建间隔0.5mm。

(三)图像重建

检查完成后将原始DICOM数据传输至后处理工作站,在工作站进行图像的三维立体重建,采用多平面重组、曲面重

组、容积再现等方式进行颈动脉、胸主动脉与腹主动脉的血管分析。

五、图像质量控制

(一) 辐射剂量控制

1. 提高受检者和操作者的防护意识。

2. 低电压　采用低管电压(≤100kV)可使 64 层冠状动脉 CTA 有效剂量降低 40%~50%。

3. 尽量减少扫描时间、缩小扫描视野,多部位扫描时应尽可能使用连续扫描,以避免出现扫描部位的重叠。

4. 心电门控技术　应用心电剂量调节技术可使有效辐射剂量降低 30%~50%。

5. 迭代重建技术　相对于传统滤波反投影(FBP)重建技术,迭代重建技术可在保持相同图像质量的情况下降低 32%~65% 的辐射剂量。

6. 选择合适螺距　增加螺距能使受检者的受照射剂量减低,但螺距增加会使影像 z 轴的空间分辨力下降,容易遗漏微小的病变,因此在扫描过程中应根据实际诊断的需要选择合适的螺距。

(二) 图像质量控制

1. 检查时心理紧张　扫描过程中出现心跳突然加快将导致冠状动脉成像质量欠佳,因此需要检查前与受检者进行充分沟通,缓解受检者的紧张情绪。

2. 缩短扫描时间　避免受检者因屏气时间过长和对比剂用量过大造成心率增快。

3. 对于过快心率者　可以使用变速扫描技术,即随心率的增快而增加螺距和床速,使扫描速度与心率匹配,得到最佳影像质量。

4. 心电图编辑 寻找显示最清晰的冠状动脉不同节段的最佳相位窗，然后对相应横断面进行三维重建。

5. 增强强度 为确保动脉病变的准确检测，注射对比剂后，动脉亮度应增加 250~300HU 以上。

6. 检查结果应呈现清晰的主要血管影像（如主动脉、肺动脉、冠状动脉、颈动脉和脑血管等），血管腔连续，与周围组织对比明显，无伪影。

7. 准确把握循环时间、权衡三个部位扫描的启动时间是胸痛三联征检查的关键。在实际工作中，要综合考虑受检者的临床情况，对于胸痛的受检者，其循环时间、心输出量等常可能存在明显改变。根据临床情况判断是否存在明确的检查目的，如针对肺动脉、冠脉或主动脉的检查要求或病史，从而选择有针对性的个性化检查方案。

六、影像诊断要求与临床需求

（一）影像诊断要求

1. 心脑血管“一站式”CTA

⑴ 头颈动脉：清晰显示头颈部正常及异常血管形态，评价血管的阻塞位置。

⑵ 冠状动脉：显示冠状动脉狭窄和斑块的情况。

2. 胸痛三联征“一站式”CTA

⑴ 肺动脉 CTA：可直接显示主肺动脉至亚段动脉的管腔内情况，准确地确定肺动脉栓塞位置及范围，清楚显示肺动脉腔内血栓的部位、形态、范围、血栓与管壁关系及管腔内壁受损情况。

⑵ 冠状动脉 CTA：可以评估冠状动脉的动脉粥样硬化程度，显示左冠状动脉主干、左前降支、左回旋支、右冠状动脉，以及主要分支血管（直径>2mm）的起源、走行、形态和管腔的狭窄

程度等。

⑶主动脉CTA：可清楚显示主动脉情况，发现主动脉瘤及其破裂征象；主动脉夹层，并显示夹层破口、累及范围，以及真、假腔情况。

3. 颈、胸、全腹部CTA

⑴清晰显示颈动脉、胸主动脉、腹主动脉所属分支及走行。

⑵清晰显示颈动脉或主动脉夹层及破口位置和动脉瘤情况。

⑶清晰显示主动脉与邻近器官的位置关系。

（二）临床需求

1. “一站式”检查　心脑血管疾病往往是全身性疾病，即头颈血管和冠状动脉同时存在病变；“一站式”头颈和冠脉联合扫描最大的优点就是只需要注射一次对比剂，就能同时评估冠脉和头颈血管的情况，可以最大限度地做到疾病的早预防、早诊治、早干预、早治疗，大大提高了受检者的获益度。

2. 急诊胸痛检查　急性胸痛病因复杂，起病急，发病快，病灶缺乏特异性，在极短时间内一次注射对比剂后，完成肺动脉、冠状动脉和主动脉的CTA检查，为早期确诊胸痛病因提供较便捷、准确的手段。

3. 大血管全程检查　颈胸腹动脉CTA一次扫描可直观显示颈动脉、主动脉及主要分支的血管影像，了解其形态及与周围器官组织的解剖关系。完整显示颈胸腹动脉夹层破口及动脉瘤，并可了解主要分支血管的受累情况，以及瘤体对周围器官组织的压迫侵蚀情况，对于疾病的诊断有重要作用。

（雷子乔　高剑波　陈 晶　李锋坦　王世威
林盛才　刘 杰　潘雪琳　张晓晶）

第六章　腹部与盆腔 CT 检查技术

第一节　腹部 CT 检查技术

一、适应证与相关准备

（一）适应证

1. 包括肝肿瘤、肝囊肿、脂肪肝、肝硬化、胆道占位、胆管扩张、胆囊炎和胆结石等，CT 能确定脾脏的大小、形态、内部结构和先天变异等，并能区分肿瘤、炎症及外伤引起的出血等。早期发现肝占位病变，尤其是 3cm 以下者，进一步定性，对病灶可切除性的影像学评价，如是否累及重要的外科区域，有无肝内外转移等，查清病变的大小、形态、数目及侵犯范围。

2. 胰腺炎症渗出的范围以及有无假性囊肿形成和并发症，为外科治疗提供依据。对于慢性胰腺炎可显示微小的钙化灶、结石，为内科保守治疗或手术后作随访观察。能确定有无肿瘤，肿瘤的来源、部位和范围。

3. 凡临床怀疑肾占位性病变，确定肿物的性质（囊性或实性），明确病变的范围及大小，肾结石、肾挫裂伤、肾盂积水等协助制定治疗计划或活检穿刺。增强扫描能够显示肾功能，以便进一步判断病变的性质。

4. 检出肾上腺增生及肾上腺占位性病变，确定肿块的性质

(囊性或实性)大小及范围。协助制定治疗计划以及观察疗效。CT 已成为诊断肾上腺病变首选或不可缺少的方法。

5. 观察腹部淋巴结病变、腹膜后炎症或脓肿,寻找转移性癌原发肿瘤、血肿等,活检定位及放疗计划或疗效观察。

6. 肿瘤术前评价、术后随访。

7. 膀胱肿瘤、泌尿系统感染、外伤、尿路梗阻、先天性发育异常等。

(二) 检查前准备

1. 常规检查前准备

(1) 做好充分的胃肠道准备:除急诊外,检查前禁食 4~6 小时;检查前 3~7 天内禁服原子序数高或含重金属成分的药物;1 周内行消化道钡剂受检者,在 CT 检查前先做腹部透视,明确腹部无钡剂影响时方可行 CT 检查,要提醒检查者需行清洁灌肠或口服缓泻药处理。

(2) 预先让受检者了解检查过程:训练受检者平静均匀呼吸,并在扫描时屏气,特别强调螺旋扫描时屏气持续 15~20 秒以上。

(3) 对不配合或 5 岁以下的受检者,可使用镇静剂。

(4) 去除检查部位影响影像 X 线吸收的饰品或膏药。

(5) 增强检查:应向受检者做好解释工作,并签署《对比剂知情同意书》。

2. 特殊检查前准备

(1) 肝脏、胆囊和脾:①肝脏随膈肌运动幅度较大,应充分做好呼吸训练,以深吸气末呼气屏气为佳。②检查前口服纯净水 300~500mL,使胃保持充盈状态,防止胃内气液伪影干扰肝脏左内叶、外叶及尾状叶的显示。

(2) 胰腺:①检查前半小时口服纯净水 200~300mL,充盈十二指肠,对比显示胰腺与十二指肠关系。检查时再口服

200~300mL,中等充盈胃腔,防止伪影干扰胰腺显示。②若胃及十二指肠处于低张状态,胰腺与之毗邻关系清晰,对于偏瘦者,检查前 5~10 分钟肌内注射山莨菪碱 10~20mg。

(3) 肾脏及肾上腺:①肾脏检查前 2~3 天,禁做静脉肾盂造影检查,以防止混淆结石和对比剂的区别。②扫描前半小时口服 1 000mL 水使胃肠道充盈,以便与肾、输尿管病变相区别。

(4) 腹部及腹膜后腔:常规应空腹 4~6 小时,扫描前 30~45 分钟口服 500mL 水或 1.5% 泛影葡胺 400~600mL,扫描前再口服 200~300mL。

(5) 胃:①检查当天空腹,检查时口服纯净水 300~500mL,亦可服用 2%~3% 碘水溶液 300~500mL,适度充盈胃腔。②口服纯净水前 5~10 分钟肌内注射山莨菪碱 10~20mg(青光眼、前列腺肥大及排尿困难者禁用),亦可于扫描前 3~5 分钟静脉注射胰高血糖素 0.5mg,使胃处于低张状态。③训练呼吸屏气,同时为防止腹式呼吸带来运动伪影,下腹需用腹带加压。

(6) 输尿管与膀胱:① CTU 检查,应保持膀胱中度充盈状态。②怀疑有肾功能不全者,禁用对比剂增强检查。

二、检查技术

(一) 肝脏、胆囊和脾

1. 平扫

(1) 扫描体位:仰卧位,头先进,两臂上举抱头,身体尽量置于床面正中间,侧位定位线对准人体正中冠状面。有时也可根据观察部位的需要采用侧卧位或俯卧位。

(2) 扫描范围:自膈面向下扫至肝右叶下缘,吸气后屏气检查。

(3) 扫描参数:螺旋扫描,管电压 100~120kV,管电流量 200~300mAs,矩阵 512 × 512,层厚与层间距 3~5mm,螺距 ≤ 1。

采用软组织算法。

2. 增强

(1) 增强禁忌：肝脏扫描对碘对比剂过敏者、肝肾功能衰竭者，以及对肝囊肿、胆结石、脂肪肝等受检者，一般应平扫不做增强。临床怀疑肝占位性病变者，应给予平扫后行增强扫描。

(2) 增强扫描的目的：①更好地显示肝肿瘤；②发现平扫时未发现的等密度病变；③明确占位病变性质。

(3) 对比剂剂量及注射速率：增强扫描多采用静脉内一次快速注入对比剂后立即快速连续扫描，对比剂用量一般 80~100mL，流速 2.5~3.0mL/s。

(4) 扫描期相：静脉内快速注入对比剂后，短期内肝动脉、门静脉和肝实质内对比剂浓度按先后顺序在相应时间内上升，并保持一段时间的峰值，分别称为动脉期、门静脉期和肝实质期。使用螺旋 CT 分别在肝动脉期（通常为对比剂开始注射后 20~25 秒）、门静脉期（60~70 秒）进行全肝扫描，称为肝脏的双期扫描，双期扫描后再加做延迟（肝实质期 2~3 分钟）扫描，称为三期扫描。为诊断或鉴别肝血管瘤，可于注射对比剂后 5~7 分钟再加做病灶层面扫描。

在显示血管瘤的特征性扫描中，要求做到“两快一长”：“两快”是注射快、扫描快；“一长”是延迟扫描要等足够长的时间。

(二) 胰腺

1. 平扫

(1) 扫描体位：仰卧位，头先进，两臂上举抱头，身体尽量置于床面正中间，侧位定位线对准人体正中冠状面。

(2) 扫描范围：自肝门向下扫至肾门水平，钩突显示为止。胰腺癌的扫描上缘应至膈顶，下缘应视淋巴结转移范围而定，一般应扫描至肾下极平面。急性胰腺炎上缘包括下胸部，有助于观察有无胸腔积液。吸气后屏气检查。

(3) 扫描参数：螺旋扫描，管电压100~120kV，管电流量200~300mAs，矩阵512×512，层厚与层间距3~5mm，螺距≤1。

2. 增强 胰腺扫描常规平扫，对诊断困难或消瘦的受检者，胰腺周围缺少脂肪衬托可行增强扫描。经静脉注射对比剂后开始扫描，可清楚地显示毗邻血管，对确定有无胆管扩张也有帮助。

(1) 对比剂剂量及注射速率：静脉注射对比剂80~100mL，注射速率2.5~3.0mL/s。

(2) 扫描期相：推荐胰腺期与门脉期两期扫描(怀疑内分泌肿瘤时，推荐动脉期与门脉期扫描)。

(三) 肾脏

1. 平扫

(1) 扫描体位：仰卧位，头先进，两臂上举抱头，身体尽量置于床面正中间，侧位定位线对准人体正中冠状面。

(2) 扫描范围：自T_{11}下缘起始向下逐层扫完双肾下极，或从剑突向下2cm起始向下逐层扫完双肾下极为止。肾的解剖位置变异较大，通常在T_{12}至L_3椎体或剑突至脐之间。吸气后屏气检查。

(3) 扫描参数：螺旋扫描，管电压100~120kV，管电流量200~300mAs，矩阵512×512，层厚与层间距3~5mm，螺距≤1。

2. 增强

(1) 对比剂剂量及注射速率：静脉注射对比剂50~80mL，注射速率2.5~3.0mL/s。

(2) 扫描期相：动脉期20~25秒，实质期50~70秒，根据需要可在注射对比剂后2~5分钟做肾盂充盈期扫描。

(四) 肾上腺

1. 平扫

(1) 扫描体位：仰卧位，头先进，两臂上举抱头，身体尽量置于床面正中间,侧位定位线对准人体正中冠状面。

⑵扫描范围:自第 11 胸椎椎体扫描至左肾门平面,但临床高度怀疑嗜铬细胞瘤而肾上腺未发现病变时,应扫描全腹部(包括盆腔),甚至还需行纵隔扫描。吸气后屏气检查。

⑶扫描参数:螺旋扫描,管电压 100~120kV,管电流量 200~300mAs,矩阵 512×512,小视野,层厚与层间距 2~4mm,螺距≤1,滤波函数采用软组织算法。

2. 增强

⑴对比剂剂量及注射速率:成人静脉注射对比剂 80~100mL,注射速率 2.5~3.0mL/s,儿童用量按体重 1.0~1.5mL/kg 计算。

⑵扫描期相:动脉期 20~25 秒,实质期 50~70 秒,根据需要可在注射对比剂后 5~30 分钟做延迟扫描。

(五)腹部及腹膜后腔

1. 平扫

⑴扫描体位:仰卧位,头先进,两臂上举抱头,身体尽量置于床面正中间,侧位定位线对准人体正中冠状面。

⑵扫描范围:自剑突至耻骨联合水平或根据临床需要确定范围,必要时可行冠状或矢状位重建。吸气后屏气检查。

⑶扫描参数:螺旋扫描,管电压 100~120kV,管电流量 250~350mAs,矩阵 512×512,大视野,层厚与层间距 5mm,螺距≤1,滤波函数采用软组织算法。

2. 增强 常规平扫,一般不需增强扫描,如需了解病变的血供情况或需要显示输尿管和血管时,则需静脉注射对比剂 100mL 后立即行增强扫描。

(六)胃

1. 平扫

⑴扫描体位:仰卧位,头先进,两臂上举抱头,身体尽量置

于床面正中间，侧位定位线对准人体正中冠状面。

(2) 扫描范围：自胸骨剑突至肚脐(包括隔上食管下段至胃大弯)，吸气后屏气检查。

(3) 扫描参数：螺旋扫描，管电压100~120kV，管电流量200~300mAs，矩阵512×512，层厚与层间距3~5mm，螺距≤1，滤波函数采用软组织算法。

2. 增强

(1) 对比剂剂量及注射速率：成人静脉注射对比剂80~100mL，注射速率2.5~3.0mL/s；儿童用量按体重1.0~1.5mL/kg计算。

(2) 扫描期相：动脉期20~25秒，实质期50~70秒。

(七) 输尿管与膀胱

1. 平扫

(1) 扫描体位：仰卧位，头先进，两臂上举抱头，身体尽量置于床面正中间，侧位定位线对准人体正中冠状面。

(2) 扫描范围：全尿路扫描，上界包括肾上缘，下界包括膀胱下缘。

(3) 扫描参数：螺旋扫描，管电压100~120kV，管电流量250~350mAs，矩阵512×512，层厚与层间距3~5mm，螺距≤1，滤波函数采用软组织算法。

2. 增强

(1) 对比剂剂量及注射速率：静脉注射对比剂80~100mL，注射速率2.0~4.0mL/s。

(2) 扫描期相：动脉期20~25秒，实质期60~70秒，必要时加扫分泌期，以利于肾盂内和膀胱内病灶的诊断。

三、图像处理

(一) 肝脏、胆囊和脾

1. 窗口技术 观察肝脏一定要变换不同的窗宽和窗位，对密度差较小的病变需要用窄窗宽观察,以免遗漏病变。对脂肪肝、多发性肝囊肿病变,窗宽 200~250HU,窗位 30~35HU,一般情况下肝的观察窗宽 180~200HU,窗位 45~60HU。增强后,肝组织密度迅速提高,观察图像的窗位需增加 20~30HU。骨窗:窗宽 1 500~2 500HU,窗位 600~800HU。

2. 图像重建　常用 MPR 的方法,MPR 可以在任意平面显示腹部解剖结构,可根据病变情况及临床要求提供矢状位和冠状位的重建图像。

(二) 胰腺

1. 窗口技术　软组织窗:观察胰腺实质采用窗宽 180~200HU,窗位 40~50HU;观察胰腺周围结构采用窗宽 250~400HU,窗位 10~50HU。骨窗:用于观察骨质改变,窗宽 1 500~2 500HU,窗位 600~800HU。

2. 图像重建　常用 MPR、CPR、VRT 及 MIP 等后处理方法重建。对胰头动脉弓、胰体及胰尾等小血管,宜选用 MIP 及 VR 显示。

(三) 肾脏

1. 窗口技术　窗宽 200~300HU,窗位 25~35HU。对缺少脂肪衬托的受检者,窗宽 150~200HU,窗位 35~40HU。为清楚观察图像,扫描时将观察野缩小,将图像放大。

2. 图像重建　常用 MPR、CPR 等后处理方法。冠状位 MPR 显示肾脏全貌;矢状位 MPR 对发现病变是补充显示。

(四) 肾上腺

1. 窗口技术　窗宽 250~350HU,窗位可因人而异,具有丰富的脂肪衬托受检者,窗位 0~20HU,而对消瘦的受检者,窗位 30~45HU。为清楚观察病变,扫描时将肾上腺局部图像放大。

2. 图像重建　常用 MPR、CPR 等后处理方法。冠状位 MPR 显示肾上腺全貌;矢状位 MPR 对发现病变是补充显示。

（五）腹部及腹膜后腔

1. 窗口技术 窗宽300~400HU，窗位20~40HU，为观察腹膜后各脏器及淋巴结，窗宽可调宽一些，有丰富脂肪依托的受检者，窗位应降低。

2. 图像重建 冠状位显示后腹膜全貌和病变大小、位置，以及与周围组织关系淋巴结等，若发现病变，必要时加矢状位重建图像。

（六）胃

1. 窗口技术 窗宽200~400HU，窗位30~60HU。

2. 图像重建 根据临床需求常用MPR及虚拟内镜（VE）等后处理重建，MPR可以任意平面显示胃壁有无增厚，VE可以显示胃壁内表面情况。

（七）输尿管与膀胱

1. 窗口技术 软组织窗：窗宽250~350HU，窗位30~60HU。用于观察肾盂、输尿管和膀胱内充盈对比剂后的图像，窗宽2 000~3 000HU，窗位200~800HU。

2. 图像重建 常用MPR、CPR、VRT及MIP等后处理方法重建。肾盂期VRT及MIP后处理图像，能生成CTU图像，全方位地显示肾盂、输尿管及膀胱充盈和梗阻情况，替代静脉肾盂造影（IVP）检查。

四、图像质量控制

1. 肝脏、胆囊和脾 清晰分辨肝实质与血管，清楚显示胆囊和脾的解剖结构。

2. 胰腺 胰腺组织与周围组织有良好对比，能够显示胰腺周围的重要血管。

3. 肾脏 动脉期显示肾皮质的高强化；实质期显示肾实质完全强化；延迟期显示肾盂内和膀胱内有均匀的对比剂充盈。

4. 肾上腺 能够显示全部肾上腺。

5. 腹部及腹膜后腔 清晰显示血管周围腹膜后间隙和小于 15mm 的淋巴结。

6. 胃 做好检查前准备,使胃充分充盈,以利于微小病变的检出。

7. 输尿管和膀胱 动脉期显示肾皮质的高强化;实质期显示肾实质完全强化;延迟期显示肾盂内和膀胱内有均匀的对比剂充盈。

五、影像诊断要求与临床需求

1. 影像诊断要求 腹部的 CT 图像必须满足诊断学标准,即影像解剖学标准和物理学影像标准。平扫图像能清晰显示腹部各结构(肝脏、胆囊和脾、胰腺、肾脏、肾上腺、腹部及腹膜后腔、胃、输尿管和膀胱),以及大血管的形态、边界和密度,与周围脂肪组织之间的关系。增强图像可清晰显示各期相的脏器实质和血管的强化特征。CTU 图像内肾盂、肾盏、输尿管及膀胱内有充足的对比剂,与周围组织结构对比鲜明。

2. 临床需求

(1)临床怀疑肝脏肿瘤的受检者应采用三期增强扫描;对于强化延迟或强化较慢(如血管瘤、胆管癌等)的受检者,需多期扫描。

(2)肝硬化受检者应适当增加对比剂使用量,门脉期延后 5~10 秒。

(3)临床怀疑布 - 加综合征的受检者,扫描范围需包括下腔静脉及部分右心房。

(4)胃癌术后怀疑内瘘的受检者,应口服阳性对比剂后行平扫检查。

(5)泌尿系统成像应采用低剂量扫描技术。期相包括皮质期、实质期和排泄期。

（雷子乔　高剑波　陈 晶　李锋坦　王世威
林盛才　刘 杰　潘雪琳　张晓晶）

第二节　盆腔 CT 检查技术

一、适应证与相关准备

（一）适应证

1. 占位性病变（如肿瘤、淋巴结、脓肿及血肿等）。
2. 盆腔感染。
3. 外伤。
4. 先天发育异常。
5. 膀胱肿瘤。
6. 前列腺增生及前列腺癌。

（二）检查前准备

1. 去除检查部位的金属异物。
2. 扫描前大量饮水，待膀胱充盈时扫描。
3. 检查前 4 小时口服对比剂，检查时再用 2%~3% 的碘水 300~600mL 保留灌肠，使盆腔内的小肠、直肠和乙状结肠显影。
4. 对已婚女性受检者，推荐扫描前置入阴道气囊或填塞含碘水的纱条，以便显示阴道和宫颈的位置。
5. 增强检查前需禁食 4 小时，并签署《对比剂知情同意书》。

二、检查技术

1. 平扫

（1）扫描体位：仰卧位，头先进，双手举过头，平静呼吸。

(2) 扫描范围：女性盆腔扫描从髂嵴连线到耻骨联合下缘；膀胱或前列腺扫描从膀胱上缘至耻骨联合下缘。

(3) 扫描参数：矩阵512×512，层厚和层距常规用3~5mm。

2. 增强

(1) 对比剂剂量及注射速率：静脉注射对比剂80~100mL，注射速率2.5~3.0mL/s。

(2) 扫描期相：采用双期增强扫描，动脉期30~35秒，延迟期60~75秒。

三、图像处理

1. 窗口技术　软组织窗：窗宽250~400HU，窗位25~40HU；外伤时可加骨窗：窗宽2 000~3 000HU，窗位200~400HU。

2. 图像重建　盆腔CT图像多采用软组织重建算法，以采集层厚(0.5~1.0mm)50%的重建间隔进行重建。此外，应选择合适的窗宽和窗位。有外伤的受检者需增加骨窗显示。根据诊断及临床需求，对常规图像进行后处理获得三维图像，有利于多方位多角度对病变进行显示及观察。

四、图像质量控制

图像质量必须满足诊断要求，能够清晰显示盆腔各结构(膀胱、肠道、男性生殖器、女性生殖器)，以及病变与周围组织的关系。各部分组织层次分明，与周围组织对比良好。

五、影像诊断要求与临床需求

1. 影像诊断要求　盆腔的CT图像必须满足诊断学标准，即影像解剖学标准和物理学影像标准。平扫图像能清晰显示盆腔各结构(部分小肠、乙状结肠、直肠、膀胱、男性前列腺及精囊、女性子宫及卵巢)，以及大血管的形态、边缘和密度，与周围组织之间的关系。增强图像可清楚显示各结构的强化特征,并根据诊断要求选择合适的窗宽和窗位。CTA 图像可清晰完整显示盆腔血管,血管主干与分支均可清晰显示且边缘锐利,血管与周围背景组织具有良好对比度。

2. 临床需求

(1) 直肠受检者应彻底清洁灌肠,确保肠道内无较大粪块存留,无气体积聚。

(2) 骨盆骨折致残率较高,检查前需认真了解病史,摆位时小心移动,防止检查过程中的二次伤害。后处理时需加做冠状位和矢状位重组图像。

(3) 前列腺检查前应分时段口服 1%~3% 对比剂 1 000mL,充盈膀胱,有利于前列腺和精囊腺的显示。

(雷子乔　高剑波　陈 晶　李锋坦　王世威
林盛才　刘 杰　潘雪琳　张晓晶)

第七章 脊柱与四肢骨关节 CT 检查技术

第一节 脊柱 CT 检查技术

一、适应证与相关准备

(一) 适应证

1. 各种原因引起的椎管狭窄。

2. 椎间盘变性、膨出、突出和脱出。

3. 脊柱节段不稳、脊柱畸形、骨赘形成。

4. 椎管内占位性病变。

5. 椎骨外伤和外伤后改变,观察附件骨折、脱位、碎骨片的位置和椎管及脊髓的关系。

6. 椎骨骨病,如结核,良、恶性肿瘤侵及椎骨者。

7. 先天性椎管及脊髓异常。

8. 介入治疗和放疗定位。

9. CT 引导下活检穿刺或抽吸定位,确定进针位置和方向。

(二) 相关准备

1. 与受检者做好沟通工作,取得受检者的配合。

2. 去除被检查部位的金属物品,如钥匙、钱币和含有金属物质的纽扣等,以防止伪影的产生。

3. 对于不能合作的受检者,如婴幼儿和躁动的受检者,应事先给予镇静药等措施,以防运动伪影的产生。

4. 要求受检者在扫描期间保持体位固定,颈椎扫描时应避免做吞咽动作。

5. 需要做增强 CT 的受检者,应详细询问有无药物过敏史及有无含碘对比剂使用禁忌证,如肾功能不全等。

6. 在 CT 扫描过程中应做好受检者和陪检人员的辐射防护。

二、检查技术

脊柱创伤、椎间盘病变等 CT 检查一般仅做平扫即可。可疑肿瘤或感染性病变时可行 CT 增强扫描。

(一) 颈椎

解剖学姿势,仰卧位,头先进。双手置于身体两侧,为了减少脊柱正常生理弯曲形成的曲度,颈段脊柱扫描前屈位。自枕骨大孔至第 1 胸椎作为侧位定位片,从定位片上确定扫描范围及扫描模式。

1. 椎间盘扫描模式

(1) 薄层靶扫描,扫描层面需与椎间盘平行,一般每个椎间盘扫 3~5 层,包括椎间盘及其上下椎体的终板上缘或者下缘,中间至少一个层面穿过椎间隙,且不包括椎体前后缘。

(2) 颈椎椎间盘较薄,选用管电流 180mAs,准直器宽度 2mm,逐层连续扫描。常规颈椎椎间盘扫描包括颈$_3$~ 颈$_4$、颈$_4$~颈$_5$、颈$_5$~ 颈$_6$、颈$_6$~ 颈$_7$。

2. 椎体扫描模式

(1) 常规平扫:检查颈椎外伤引起的骨折、脱位,结核或肿瘤引起的骨质破坏等病变,扫描全部颈椎。结核性病变视野要大,以利于观察椎旁脓肿等。可视扫描范围大小,选用管电流

150~250mAs，准直器宽度 2~5mm 扫描。

(2) 增强扫描：怀疑病变或需要确定病变性质时要再行增强扫描，以了解病变的增强特点。静脉注射含碘对比剂 50~80mL，注射速率 2~4mL/s。

(3) 螺旋扫描：准直器宽度 ≤ 2mm，螺距 ≤ 1。

(二) 胸椎

1. 胸椎椎间盘模式　胸椎一般不作椎间盘扫描。根据病情需要，可进行椎间盘的重建。重建后的椎间盘层面需与椎间盘平行，一般每个椎间盘建 3~5 层，包括椎间盘及其上下椎体的终板上缘或者下缘，中间至少一个层面穿过椎间隙，且不包括椎体前后缘。

2. 椎体扫描模式

(1) 常规平扫：检查胸椎外伤引起的骨折、脱位，结核或肿瘤引起的骨质破坏等病变，扫描范围包括全部胸椎，结核性病变视野要大，以利于观察椎旁脓肿等。视扫描范围大小，选用管电流 250mAs，准直器宽度 3~5mm 连续扫描。

(2) 增强扫描：怀疑病变或需要确定病变性质时要再行增强扫描，以了解病变的增强特点。静脉注射含碘对比剂 50~80mL，注射速率 2~4mL/s。

(3) 螺旋扫描：准直器宽度 ≤ 2mm，螺距 ≤ 1。

(三) 腰椎

解剖学姿势，仰卧位，双手抱肘放于额头上，为了减少脊柱正常生理弯曲形成的曲度，腰椎取双膝屈位。自第 12 胸椎至第 1 骶椎下作为侧位定位片，从定位片中确定扫描范围及扫描模式。

1. 椎间盘扫描模式

(1) 薄层靶扫描：扫描层面需与椎间盘平行，一般每个椎间盘扫 3~5 层，包括椎间盘及其上下椎体的终板上缘或者下缘，中间至少一个层面穿过椎间隙，且不包括椎体前后缘。

(2) 腰椎椎间盘选用管电流 250mAs，层厚、层距 3mm，逐层连续扫描。常规扫描包括腰$_2$~ 腰$_3$、腰$_3$~ 腰$_4$、腰$_4$~ 腰$_5$、腰$_5$~ 骶$_1$。

2. 椎体扫描模式

(1) 常规平扫：检查腰椎外伤引起的骨折、脱位，结核或肿瘤引起的骨质破坏等病变，扫描范围包括全部腰椎，结核性病变视野要大，以利于观察椎旁脓肿等。可视扫描范围大小，选用管电流 250mAs，准直器宽度 5~8mm 扫描。

(2) 增强扫描：怀疑病变或需要确定病变性质时要再行增强扫描，以了解病变的增强特点。静脉注射含碘对比剂 80~100mL，注射速率 2~4mL/s。

(3) 螺旋扫描：准直器宽度 ≤ 2mm，螺距 ≤ 1。

(四) 骶尾椎

解剖学姿势，仰卧位，双手抱肘放于额头上，下肢自然伸直、双膝并拢、脚尖内旋。自第 5 腰椎至尾骨下作侧位和正位定位相，从定位片中确定扫描范围。椎体扫描模式：

(1) 常规平扫：检查骶、尾骨外伤引起的骨折、脱位，结核或肿瘤引起的骨质破坏等病变。结核性病变视野要大，以利于观察椎旁脓肿等。可视扫描范围大小，选用管电流 250mAs，准直器宽度 3~5mm 扫描。

(2) 增强扫描：怀疑病变或需要确定病变性质时要再行增强扫描，以了解病变的增强特点。静脉注射含碘对比剂 50~80mL，注射速率 2~4mL/s。

(3) 螺旋扫描：准直器宽度 ≤ 1mm，螺距 ≤ 1。

三、图像处理

(一) 窗口技术

根据临床和诊断需要，做不同方位的图像重建或血管重建。脊柱的显示和摄影需同时采用软组织窗和骨窗。软组织窗宽 200~350HU，窗位 35~45HU，骨窗窗宽 800~1 500HU，窗位 200~400HU。

（二）图像重建

1. 椎体病变　对于椎体病变，需沿脊柱长轴行矢状位和冠状位 MPR 及 CPR 重建，清晰显示椎体病变位置及范围，并行 VR 处理。VR 采用表面阴影及透视 VRT 两种方式进行三维重建。对于评估先天性脊柱畸形的类型有非常重要的意义，为脊柱外科医师提供更准确的信息。

2. 椎间盘病变　对于椎间盘病变，常规沿椎管走行位置行矢状位及冠状位 CPR，层厚 4mm，层间距 4mm，椎间盘重建采用层厚 4mm，层间距 4mm 平行于椎间盘方向进行重建。矢状位重建图像选用骨窗及软组织窗，其余图像均选用软组织窗。

四、图像质量控制

对于创伤者进行 CT 检查前应仔细询问神经方面的症状并仔细查体，必要时首先进行紧急处理（如初步固定等）后再予 CT 检查，以免在检查过程中造成二次损伤。

对于脊柱畸形的受检者，CT 扫描时要根据侧弯或侧凸发生的部位完成全部位的扫描，必要时扫描范围需包括病变部位上、下各 1~2 个椎体。

早期的 CT 检查均采用横断面，正常的腰椎椎间盘的后缘略凸出或较平直，在腰骶交界处则略凹。颈椎椎间盘的边缘一般不超出相邻椎体的边界。近年来，随着多层螺旋 CT 的广泛应用，尤其是 64 层及以上螺旋 CT 在临床应用以后，CT 图像实现了各向同性，无论是冠状位还是矢状位的 MPR 图像，其质量接近或达到横断位图像水平。在此前提下，用 MPR 技术重建成其他任意方位的断层图，在脊柱 CT 检查中可逐步用统一体位的 MPR 图像代替常用的单一横断图像，使椎间盘病变的显示更加准确，从而提高 CT 对椎间盘病变的诊断水平。

五、影像诊断要求与临床需求

(一) 影像诊断要求

正常脊柱包括骨性脊椎、椎间盘、韧带及椎管内结构等，CT 扫描图像可清楚地显示。脊椎由椎体、椎弓、椎板、棘突、横突及上下关节突组成，外部是致密的骨皮质，内部是蜂窝状的骨松质，椎体自颈椎向下体积逐渐增大。横断面上椎体呈卵圆形或肾形，其后缘略平直或凹陷，矢状面或冠状面椎体呈矩形。在 CT 的图像上常作椎管矢状径测量。

椎间隙指上下椎体间的间隙，由椎间盘(包括外围的纤维环和中央的髓核)及上下的软骨板充填，自第 2 颈椎至第 1 骶椎每两个椎体间都有椎间盘连接。通常 CT 图像上椎间盘的四周密度略高于中央，这是因为椎间盘的纤维环含有大量的纤维组织，以及扫描时与椎体终板相邻层面的部分容积效应所致，椎间盘的 CT 值为 50~100HU。

椎间关节由上、下关节突构成，在 CT 图像上相邻的关节面光滑锐利，骨皮质间有 2~4mm 的间隙。椎体的前、侧缘覆有前纵韧带，椎体和椎间盘的后缘有后纵韧带，一般前、后纵韧带在 CT 图像上无法区分。另外，胸椎的前、后纵韧带较颈椎和腰椎厚，故临床上很少发生胸椎椎间盘突出。

脊髓位于椎管的中央，由于脊髓周围蛛网膜下腔内脑脊液的衬托可在 CT 图像上显示脊髓的形态和结构，在注射对比剂增强后，可使脊髓的形态显得更加清楚。硬膜和与其紧密相连的蛛网膜绕着蛛网膜下腔形成了一管状结构，并连同硬膜外血管、结缔组织等，这些结构的密度大致相等，在 CT 横断面上表现为脑脊液和骨性椎管间的一薄层环状结构。

(二) 临床需求

组成脊柱的骨结构,以及周围软组织、脊髓、血管、韧带极为复杂,要想清晰显示临床所需要观察的结构,对影像学检查方法要求很高。以往仅单纯依靠普通X线平片摄影,已经远远不能满足临床需要,随着检查设备的不断更新,脊柱的检查技术已经有了突飞猛进的发展,可以根据需要观察不同结构。同时,图像质量明显提高,也大大提高了病变的检出率。另外,影像医学由单纯地观察解剖结构发展到了反映功能变化,更有利于疾病的诊断、治疗方法的选择及评估预后。影像学的不断进步,也给骨科临床医师提出了更高的要求,新的影像技术,如数字(计算机)照相、CT及其螺旋扫描与三维成像,使以前困难的诊断变得容易。

(雷子乔　高剑波　郑君惠　刘义军　曹国全　刘 杰
杨 明　黄小华　罗 昆　夏迎洪)

第二节　四肢骨关节及软组织 CT 检查技术

一、适应证与相关准备

(一) 适应证

1. 骨折　可以显示骨折、骨碎片及移位情况,同时还能显示骨折处血肿、异物和相邻组织的关系。

2. 骨肿瘤　可以观察和显示骨肿瘤病变的部位、形态、大小、侵及范围和血供等情况,对肿瘤的定性诊断有帮助。

3. 其他骨骼疾病　如骨髓炎、骨结核和骨缺血性坏死等,CT扫描不仅可以显示骨皮质和骨髓质的形态与密度的改变,还可以观察病变与周围组织的关系。

4. 软组织疾病　利用CT高密度分辨力的优点来确定软

组织病变的部位、大小、形态，以及与周围组织结构的关系。

5. 关节半月板损伤 如膝关节的CT扫描可显示半月板的形态、密度等，有助于对半月板损伤的诊断。

(二) 检查前准备

1. 平扫准备

(1) 向受检者说明检查床移动和扫描间噪声属正常情况，并告知扫描所需时间，以消除受检者的紧张心理。

(2) 去除检查部位所有金属异物及各种饰物。

(3) 嘱受检者在扫描中体位保持不动，婴幼儿及不配合受检者可适当镇静。

(4) 对非检查部位进行必要防护，尤其注意儿童、育龄期女性的辐射防护；扫描过程中如必须有陪同人员，应注意陪同人员的辐射防护。

2. 增强准备

(1) 询问受检者碘对比剂使用过敏史、是否有甲状腺功能亢进、是否有哮喘等，并签署《对比剂过敏反应告知书》。

(2) 由护理人员准备好对比剂注入前的准备工作，建立合适的静脉通道。

二、检查技术

(一) 常规平扫

1. 扫描体位 四肢骨关节的扫描体位通常为上肢选择头先进，而下肢选择足先进。扫描四肢骨折、占位时，需以病变部位为中心，扫描范围应包括相邻的一个关节。

(1) 双手、腕关节及尺桡骨扫描采用俯卧位，头先进，前臂向头侧伸直，手指并拢，掌心朝下并紧贴检查床面。

(2) 双肩关节、胸锁关节、肘关节及肱骨扫描采用仰卧位，头先进，双上肢自然平伸置于身体两侧，双手掌心向上。体型较胖的受检者行单侧肘关节、肱骨、肩关节扫描时，应尽量将受检部位置于检查床的中心。

(3) 骨盆、双骶髂关节、髋关节、股骨、双侧膝关节、踝关节及胫腓骨扫描采用仰卧位，足先进，双足尖向内侧旋转并拢，双上肢向头侧上举。

(4) 双足扫描时应仰卧，足先进，双下肢弯曲并拢，双足平踏于检查床面，双足纵轴相互平行且平行于检查床纵轴。

2. 扫描方法

(1) 定位像扫描：四肢关节的扫描均需扫描定位像，定位像应包含关节及相邻长骨，为了方便精准定位，必要时需正位加侧位定位像。在定位像上根据要求设定扫描范围。

(2) 扫描范围：关节的扫描应包括相邻长骨的近关节端，长骨的扫描也应包括相邻的关节。

3. 扫描参数　骨关节扫描常采用螺旋扫描方式，管电压 100~120kV。如果该扫描部位需要进行三维重建，则需要针对原始数据重建层厚、层间隔均 ≤ 1mm 的图像。

(二) 增强扫描

骨关节及软组织的常规增强扫描，主要是鉴别炎性、肿瘤性病变，并了解肿瘤病变的血供情况以及周围毗邻组织的解剖关系，了解动脉瘤的位置和形态，还可以显示骨骼、肌肉内肿块与邻近动静脉血管的关系。

增强扫描常规用静脉内团注法，对比剂总量为 60~80mL，流速 2.0~3.0mL/s，动脉期扫描延迟时间为 25~35 秒，实质期延迟扫描时间为 60~70 秒。

三、图像处理

(一) 窗口技术

四肢骨关节及软组织的窗宽、窗位应包括骨窗和软组织窗,根据扫描部位的不同和病变的情况选择合适的窗宽和窗位。软组织窗窗宽 200~400HU,窗位 40~50HU;骨窗窗宽 1 000~1 500HU,窗位 300~400HU。图像排版打印时需有定位线和无定位线的定位像图像各一幅。

（二）图像重建

重建层厚、层间隔均 ≤1mm,骨算法重建和软组织算法重建。

（三）图像三维重建

四肢骨关节的检查通常需要对骨骼进行三维图像重建,因为多数为外伤或肿瘤受检者,三维图像重建有利于直观显示病变的全貌,可以帮助诊断医生和临床医生对病变区建立良好的空间关系。

四、图像质量控制

1. 扫描时注意剂量的调节,不能盲目追求低剂量,而忽略图像质量。

2. 如果受检者疑有痛风结石进行 CT 检查,需采用双能量、能谱或者光谱 CT 进行扫描,对原始数据进行后处理显示痛风结石。

3. 所有图像后处理技术的最终目的都是为了客观、准确、真实地反映病变的实际情况。需注意,任何重建技术都不是独立的,在实际应用中,应根据病变的特点,灵活运用多种重建技术,以期获得高质量的影像,为确诊提供方便。

五、影像诊断要求与临床需求

（一）影像诊断要求

1. 扫描范围符合影像诊断需求。

2. 无明显运动、设备或体外金属等原因产生的图像伪影。

3. 图像信噪比、对比噪声比合适，骨质、软组织等显示清晰、对比分明。

4. 根据就诊病史和检查目的，有针对性地进行扫描。

5. 图像算法、窗宽、窗位恰当，序列完整，无相关伪影。

6. 增强扫描尽量包括两期，即动脉期和静脉期。

（二）临床需求

1. 图像三维重建尽量全面，需要针对病变进行重建，尤其是外伤受检者骨折断端、骨关节面情况和肿瘤的侵犯范围等。

2. 骨关节及软组织的常规增强扫描，主要是鉴别炎性、肿瘤性病变，并了解肿瘤性病变的血供情况，以及周围比邻组织的解剖关系，了解动脉瘤的位置和形态。另外，还可以显示骨骼、肌肉内肿块与邻近动静脉血管的关系。

3. 术后受检者需要对病变部位单独显示，以便精准对疗效进行评估。

（雷子乔　高剑波　郑君惠　刘义军　曹国全　刘　杰
杨　明　黄小华　夏迎洪　罗　昆）

第三节　下肢动脉和静脉 CT 检查技术

一、下肢动脉 CT 检查技术

（一）适应证与相关准备

1. 适应证

（1）血管性病变：评估肢体的血管性病变，如血管狭窄或闭塞、动脉瘤和动静脉畸形等。

（2）骨折：评估骨折处血肿、异物与动脉血管的关系。

（3）骨肿瘤：评估骨肿瘤病变的供血血管和范围，以及血管与软组织肿块的关系等。

2. 检查前相关准备

(1) 询问受检者碘对比剂使用过敏史、是否有甲状腺功能亢进、是否有哮喘等，并签署《对比剂过敏反应告知书》。

(2) 扫描过程中如必须有陪同人员，应注意陪同人员的辐射防护。

(3) 由护理人员做好对比剂注入前的准备工作，建立静脉通道。因血管增强流速为 4~5mL/s，需要选择较大的留置针。

(4) 如果受检者为被动体位，尽量采用就势体位，以确保受检者能坚持完成检查。

(5) 其他同四肢骨关节及软组织 CT 检查。

(二) 检查技术

1. 扫描体位　下肢选择仰卧位，足先进，双手上举置于头部两侧或者置于身体两侧，身体置于检查床面正中，下肢并拢，并保持对称。

2. 扫描方法

(1) 定位像扫描：定位像应根据医嘱部位设置并包含关节及相邻长骨，为了方便精准定位，必要时需正位加侧位定位像。在定位像上根据要求设定扫描范围。

(2) 扫描范围：①双下肢需要包含腹主动脉下端到足尖；②髂血管包含腹主动脉下端至小转子平面；③大腿血管包含髋关节上缘至膝关节下缘；④小腿血管包含膝关节上缘至踝关节下缘。

(3) 扫描参数：采用螺旋扫描，标准软组织算法；层厚 ≤ 1mm，层间距 ≤ 1mm。如果扫描范围较长，需要通过设置球管的旋转时间及扫描螺距，将曝光时间控制在 20~25 秒。为了使用合适的剂量进行扫描，可以开启剂量自动调制模式进行扫描。如需扫描图像方便浏览及排版打印，可重建出 5~6mm

厚层的图像,以供胶片打印。

（三）图像处理

1. 窗口技术 四肢骨关节及软组织的血管的窗宽、窗位可以参照平扫图像,根据扫描部位的不同和病变的情况选择合适的窗宽、窗位。

2. 图像重建 血管图像需要进行 MPR、MIP、VRT 等二维和三维图像后处理。

(1) 下肢动脉血管 CTA 需要进行保留骨骼的 VRT 图像,通过骨性标志能有效地对血管进行定位。

(2) 去除骨骼的 VRT 能更好地显示血管的全貌,并且能够排除骨骼在部分位置的遮挡。

(3) 二维 MIP 图像不仅能够显示血管的全程,尤其是对于血管的狭窄、钙化、斑块等可以清晰显示。

(4) 去除骨骼的三维 MIP 图,能有效地显示血管的狭窄、钙化等病变。

(5) 为了更有效地观察血管情况,在同一个位置保存 VRT、二维 MIP、三维 MIP 图像进行对比观察。双下肢动脉血管 CTA 扫描的图像保存,尽量将后处理屏幕放大到最大进行保存,这样可以使图像更清晰。如果需要观察狭窄血管累及的范围和程度,可进行血管的 CPR 显示。

（四）图像质量控制

1. 血管后处理可以运用保留骨骼的 VR 和去骨的 VR 来显示病变,但是 3D MIP 图像去骨的图像更有意义,不仅可以显示狭窄,还能清楚地显示钙化。但是带骨的 3D MIP 图像不利于显示病变。

2. 血管栓塞术后复查的受检者,需要对支架、人工血管进行后处理及显示。

3. 动脉瘤的显示,需要对动脉瘤的全貌进行显示。

(五) 影像诊断要求与临床需求

1. 影像诊断要求

(1) 扫描范围符合影像诊断需求,包含医嘱必查扫描序列。

(2) 无明显运动、设备或体外金属等原因产生的图像伪影。

(3) 图像信噪比、噪声比合适,软组织、血管影等显示清晰、对比分明。

(4) 根据就诊病史和检查目的,有针对性地进行扫描。

2. 临床需求　图像三维重建尽量全面,需要针对病变进行重建,尤其是肿瘤的范围,供血血管,动脉瘤的瘤体、瘤颈显示等。术后受检者需要对病变血管进行单独显示,尤其是支架内的对比剂充盈情况,以便精准地对疗效进行评估。

二、下肢静脉 CT 检查技术

(一) 适应证与相关准备

1. 适应证

(1) 下肢深静脉血栓。

(2) 单纯下肢静脉曲张。

(3) 髂静脉压迫综合征。

(4) 肺动脉栓塞等。

2. 检查前准备　同下肢动脉 CTA。

(二) 检查技术

1. 扫描方法

(1) 扫描方位:横断位螺旋扫描。

(2) 扫描范围:从下腔静脉下端到足底。足先进,身体躺在检查床正中间,双手上举放在头两侧,双下肢伸直,双膝并拢,双足稍垫高与髋保持水平,双足并拢,双腿稍内旋,使胫腓骨分开(必要时用绷带固定双下肢,对不能配合的受检者给予镇静或催眠)。

2. 扫描参数　参数设置同下肢动脉 CTA。

3. 对比剂应用方案　采用静脉团注法，于双侧足背静脉穿入留置针，需于踝或膝水平用压脉带绑扎浅静脉，以阻断浅静脉直接汇流。碘对比剂浓度 350~400mgI/mL，将对比剂与生理盐水按比例 1∶3~4 进行混匀，对比剂总量 40~50mL，混合液总量 150~200mL，注射速率 2~2.5mL/s，双管同时注射。扫描延迟 18~20 秒，扫描时间 25~30 秒。

（三）图像处理

重建算法及窗宽、窗位同下肢动脉 CTA。

（四）图像质量控制

1. 清晰显示静脉注射对比剂后的下肢静脉、髂内静脉、下腔静脉、肺动脉及分支。

2. 原始图像传至后处理工作站，采用 MPR、VR、MIP 和 CPR 等方法进行后处理，结合 CT 原始图像和重建图像进行分析，完整数据上传 PACS 存档。

（雷子乔　高剑波　郑君惠　刘义军　曹国全　刘 杰
杨 明　黄小华　罗 昆　夏迎洪）

第八章　DSA检查技术基础与介入治疗技术

第一节　检查前准备

一、适应证、禁忌证及并发症

（一）适应证

1. 血管性疾病

⑴ 血管本身的病变：血管瘤、血管畸形、血管狭窄、血管闭塞和血栓形成等。

⑵ 外伤所致血管病变：DSA可以确定出血的部位、原因和性质，通过栓塞术或支架植入术达到治疗目的。

2. 肿瘤性疾病

⑴ 肿瘤病变的诊断与治疗：了解肿瘤的血供、范围及肿瘤的介入治疗。

⑵ 肿瘤手术前的栓塞治疗：手术前进行肿瘤供血动脉的栓塞，减少受检者的出血，可提高手术的成功率。

3. 心脏、冠状动脉疾病

⑴ 心脏疾病的诊断与介入治疗：对结构性心脏疾病进行明确诊断；通过封堵术及球囊扩张术进行治疗。

⑵ 冠状动脉疾病的诊断与介入治疗：造影发现冠状动脉的

狭窄或闭塞，通过球囊扩张及支架的置入进行治疗。

(二) 禁忌证

1. 碘对比剂过敏者。

2. 严重的心、肝、肾功能不全者。

3. 严重的凝血功能障碍，有明显出血倾向者。

4. 高热、急性感染及穿刺部位感染者。

5. 恶性甲状腺功能亢进、骨髓瘤者。

6. 女性月经期及妊娠 3 个月以内者。

(三) 并发症

并发症是在治疗过程中发生的不利于疾病的反应，给受检者带来暂时的甚至是永久的伤害，是治疗中应防止和避免的重要方面。

1. 穿刺插管所致并发症

(1) 穿刺部位的出血及局部血肿。

(2) 暂时性动脉痉挛。

(3) 假性动脉瘤、夹层动脉瘤、动静脉瘘。

(4) 动脉切割、血管破裂。

(5) 异位栓塞、血栓、气栓的形成。

(6) 导管在动脉内打结或折断。

(7) 严重的心律失常。

2. 对比剂过敏所致严重并发症

(1) 碘过敏反应或特异反应：主要为过敏性休克、荨麻疹、血管神经性水肿、喉头水肿、急性肺水肿、急性肾衰、横断性脊髓炎、癫痫和急性脑水肿。

(2) 剂量依赖和器官特异反应：多由于对比剂的高渗性、离子性和化学毒性等所致，常表现为恶心、呕吐、头疼、头晕、潮红发热，寒战、心动过速或过缓，严重的甚至危及生命。

二、术前准备

(一) 受检者准备

1. 碘过敏试验　采用非离子型对比剂一般不做过敏试验。

2. 检测心、肝、肾功能及出凝血时间、血小板计数。

3. 术前 4 小时禁食。

4. 术前半小时肌内注射镇静剂(注射地塞米松 5mg,TACE 注射止吐剂)。

5. 穿刺部位备皮和导尿　手术时间较长者,应手术前导尿。

6. 向受检者和家属简述造影目的、手术过程,消除顾虑及紧张心理。同时告知术中、术后可能发生的意外情况和并发症,争取受检者和家属的理解与配合,并签署《介入诊疗知情同意书》和《高值医用耗材申请审批表》。

7. 儿童及不合作的受检者施行全身麻醉。

8. 建立静脉通道,便于术中给药和急救。

(二) 器械准备

1. 手术器械准备

(1) 包括消毒手术包,造影用穿刺针、扩张器、导管、导丝。注射器若干个。

(2) 专科器械　动脉加压输液装置、组织胶震动器和弹簧圈释放器。

2. 造影设备准备　DSA 设备、高压注射器,术前检查运行状况,确保手术正常进行。备好抢救设备。

(三) 药物准备

1. 常规药物　配备肝素、利多卡因、生理盐水及各类抢救药。欲行血管内神经介入治疗者还应准备替罗非班、鱼精蛋白、罂粟碱等特殊用药。

2. 对比剂 浓度为 300~370mgI/mL 非离子型对比剂，对于肾功能不全者，使用等渗对比剂。

（罗来树 余建明 何玉圣 郭建新
李 博 杨晓鹏 隋 林）

第二节 DSA 成像方式与图像质量控制

一、DSA 成像方式与减影方式

（一）DSA 成像方式

1. 静脉 DSA

(1) 外周静脉法 DSA：外周静脉法 DSA 是通过周围静脉注入对比剂，经过静脉回流至右心、肺循环再至全身的动脉、静脉，以此来获得心脏及所需的靶血管形态，是风险较小、最早应用的 DSA 检查。采用外周静脉法需要注射大量的对比剂（团注）才能使较大的动脉、静脉系统显示。

(2) 中心静脉法 DSA：中心静脉法 DSA 一般经过肘前静脉将导管插入上腔静脉、右心房，少数甚至在右心室注射对比剂，通过肺循环，显示靶血管的形态。

与外周静脉法比：对比剂剂量少，比外周静脉 DSA 效果有所提高，但最终血管显示的效果差。

2. 动脉 DSA 动脉 DSA（IA-DSA）是经皮股动脉或桡动脉穿刺，将所需的导管插入相应的血管内进行造影，获取所需的 DSA 血管图像。IA-DSA 分选择性动脉 DSA 和超选择性动脉 DSA。

3. 动态 DSA 在 DSA 成像过程中，将 X 线球管、人体和检测器进行有规律的运动，从而获得 DSA 图像的方式，称为动态 DSA，如旋转 DSA、步进 DSA 等。

(二)减影方式

1. 时间减影

(1)常规方式:①手动方式:先摄制蒙片(mask像),再选充盈像。②自动方式:事先设定注药至mask像的时间,以及注药到充盈像的时间,自动获取mask像和充盈像。

(2)连续方式:X线机连续发出X线,获得连续的X线图像,电视摄像机以25~50帧/s同步摄取连续影像信号。以电视视频速度观察连续的血管造影过程,或以第一帧蒙片相减获得血管减影图像。这种方式的图像频率高,单位时间内图像帧数多,时间分辨力高。但X线剂量大,机器负荷大。适用于快速运动的部位,如心脏、大血管。

(3)脉冲方式:以脉冲方式选取mask像和充盈像各一帧进行相减,经处理获得减影图像的为脉冲方式,具体有:①常规脉冲方式;②超脉冲方式;③时间间隔差方式;④心电触发脉冲方式。

2. 能量减影 也称双能减影、K缘减影,是利用X线通过碘与周围软组织间在不同能量下有明显衰减差异这一特性来减影的,即对兴趣区血管造影时,同时用两个不同的管电压(70kV、130kV)取得两帧图像,两种图像进行相减获得只含对比剂的减影图像。

3. 混合减影 将基于不同种物理变量的减影方法相互结合起来的减影技术称为混合减影,也是能量减影与时间减影相结合的技术。混合减影经历了两个阶段,先作高、低千伏的双能量曝光及每个曝光对的能量减影,从而消除软组织背景,保留碘及部分骨骼影。

二、影响DSA图像质量的因素

(一)检查方法

1. 造影方法 血管造影有动脉造影、静脉造影和动态造影。静脉造影由于血管张力低，注射的速率、注射的压强因不同部位的血管而采用不同的参数，静脉造影因血管扭曲、重叠，图像质量较差；动脉造影可将导管直接插入靶血管，可明显减少对比剂的浓度和用量，提高影像的密度分辨力和空间分辨力，缩短曝光时间，获取高信噪比、无血管重叠的清晰图像。其中超选择性 IA-DSA 比选择性 IA-DSA 成像尤佳。

2. 成像方式 DSA 的成像方式很多，各种方法有相应的优势，正确使用能有效地提高 DSA 的图像质量。DSA 成像方式有脉冲成像、超脉冲成像、连续成像和时间间隔差成像四种方式。一般采用脉冲方式来获取 DSA 图像。采用脉冲方式采集图像，采集频率低(1~3 帧 /s)，曝光脉冲宽度大，每帧图像接受的 X 线剂量大，图像信噪比高，图像对比分辨力较高，主要用于活动较缓慢的部位，如头颈部、四肢等。超脉冲成像在短时间内进行 10~30 帧 /s 的 X 线脉冲摄像，然后逐帧、高速重复减影，获得快速的动态减影图像，具有频率高、脉宽窄、动态显像的特点，这种方式主要用于心脏、肺动脉及冠状动脉等。时间间隔差的方式主要用于快速运动的脏器，能够消除相位偏差造成的图像运动性伪影。因此，造影时应根据受检部位和诊断要求选择相应的成像方式，使用不同的采集速率，以获取优质的 DSA 影像。

（二）受检者

在 DSA 检查过程中，因 DSA 采集图像的时间较长，受检者的配合至关重要。在检查前应与受检者进行沟通，争取受检者的配合；造影前对受检者进行呼吸训练，以减少运动伪影；不自主的移动、心脏跳动，应采用采集速率高的序列方式进行造影；对易活动的受检部位施行附加固定，对意识差或无意识的受检者应给予镇静剂或适当麻醉，并正确把握曝光时机，以避免 DSA 图像模糊。

（三）注射参数

注射参数与DSA图像质量直接相关。造影时，应根据不同的造影方法和部位选择不同的注射速率、注射总量、注射压强、注射时机及注射斜率；同时也根据导管的形态、大小及尖端位置等情况选择所用对比剂的注射参数，尤其对四肢血管的造影，延时参数的选择更为重要。实际上应用较多的为注射速率、注射总量和注射压强三个参数。

1. 注射速率　对比剂注射速率的选择依据导管尖端所在的靶血管的血流速度，一般速率应等于或略小于其血流速度；如速率过低，对比剂将被血液较多稀释；速率过大，将增加血管内压力，有血管破裂的危险。

2. 注射总量　在造影时应根据不同的造影方法选择不同的注射总量，如主动脉30~40mL/次，颈内动脉6~7mL/次。注射量小，不能充分显示血管的供血状态；若注射量过大，注射时间长，会引起受检者的局部不适，特别是对肾功能不良者，应尽量控制注射量。

3. 注射所需压力与注射速度、对比剂浓度、对比剂温度、导管尺寸等相关因素有关。注射速度快，所需压力大。药物浓度越高，所需压力越大。

（四）造影导管

根据目的血管的大小选择相应的造影导管。正确选择目的血管的造影导管，有利于对比剂短时间达到靶血管；如胸、腹主动脉造影，选择头端具有多个侧孔的猪尾导管，这样对比剂可以在短时间流入血管内，血管充盈度高，图像效果好。若采用其他单孔导管，血管充盈慢，图像质量差。

（五）伪影

伪影是指病变及机体自身之外的高密度物质，影响DSA的图像质量，甚至诊断。在DSA检查中，尽量避免这些伪影对图像质量的影响。这些高密度物质分为体内物质和体外物质。体内物质如胃、肠道的内容物质；金属固定材料如钢板、金属缝合器等。体外物质如受检者体外的异物（如金属拉链、项链等），还有监护用的设施如心电监护仪、呼吸机等。

（罗来树 余建明 何玉圣 郭建新
李 博 杨晓鹏 隋 林）

第三节 DSA 特殊应用技术

一、透视路径图技术与造影转化路径图技术

（一）透视路径图技术

透视路径图技术就是应用注射对比剂的充盈像与不含对比剂的透视图像进行相减，从而获得无骨骼、肌肉组织的血管影像，把这个血管影像保持在透视屏上，作为血管走向的参考图像，进而引导导管或导丝顺着血管轨迹进入靶血管内。DSA 路径图技术在使用过程中会减少对比剂的用量，减少导管或导丝对血管的损伤，缩短手术时间，减少辐射剂量，降低手术风险。因此，在临床上具有广阔的应用空间。

（二）造影转化路径图技术

在当前造影的 DSA 序列图像中选出一幅最佳的图像转换为透视路径图的技术，也就是说可使用 DSA 采集序列中任意一帧减影图像作为路径图的背景图像，然后进入路径图模式获得路径图图像。具体操作是通过高压注射进行 DSA 图像采集，选取该造影序列图中最佳的图像作为路径图图像，选取转化键，再进行透视，此时该造影所取的图像作为 DSA 的路径图像保持在透视屏上，作为血管走向的参考图像，进而引导导管或导丝顺着血管轨迹进入

血管内。在这个过程中，受检者、探测器及球管三者不能移动，否则，路径图不准确，改变体位或移动床面，要重新做路径图。采用造影转化路径图技术，可以减少重新做透视路径图的操作，减少操作流程，减少对比剂用量，降低辐射剂量，缩短手术时间。

二、旋转DSA技术与步进DSA技术

（一）旋转DSA技术

是动态DSA技术的一种采集方式，在C臂旋转过程中注射对比剂、进行曝光采集，获得一系列含对比剂的图像，经过计算机图像处理，得到一组可回放的不同角度的减影图像，达到动态观察的检查方法，实现了对于运动部位的动态数字血管图像以及减影数字血管图像显示。按机架运动的方式可分为单轴旋转和多轴旋转，按C臂的结构可分为单C臂旋转和双C臂旋转采集。

（二）步进DSA技术

是一次性注射对比剂，通过自动跟踪造影获得整个下肢血管及分支图像的造影技术，实现了普通数字减影血管造影需要分段、多次采集才能达到的效果。

1. 分段步进　X线球管和探测器保持静止，导管床携人体匀速移动，或者是导管床与人体静止，X线球管和探测器匀速移动。移动一定范围后停止移动，注射对比剂并进行数字采集，然后进入第二区域，以同样的方式采集图像，再进入第三、第四区域，最后获得全程的血管造影图像。缺点是步进及曝光时序难以与对比剂的充盈高峰相吻合。

2. 连续步进　先确定受检者下肢摄影的长度，进行定位并设置蒙片，再通过检查床面或C臂的自动移动，X线球管以脉冲曝光方式跟踪对比剂在血管内充盈高峰同步进行，实时减影显示。造影结束后通过图像拼接技术重建成全程减影的血管图像。缺点是在步进摄影前对肢体进行固定，同时要使用密度补

偿器，使下肢的远端与近端的密度保持一致，工作流程比较复杂；同时肢体较长，曝光时间长，容易产生运动伪影。

三、实时动态三维路图与智能路径图技术

（一）实时动态三维路图

是基于 3D 血管重建技术将容积数据与实时透视匹配，代替传统二维路图功能。在旋转血管造影的基础上对该部位血管进行重建，形成三维血管图像后，再进入 3D-Roadmap 模式，形成 3D 路图，此时随着机架的转动，三维图像自动旋转。根据病变需要进行调整，达到所需的显示方向的角度。

（二）智能路径图技术

常规路径图由于体位不同，使用的器械不同，在路径图工作中产生导管或导丝显示不佳的现象。通过人工智能技术，可根据不同状态进行相应的 X 线条件、背景图像的改变，使路径图始终保持一个稳定的状态，更好地进行操作。

四、DSA 的低剂量技术与实时模糊蒙片 DSA 技术

（一）DSA 的低剂量技术

低剂量技术（low dose technique）是在保证影像质量优质的前提下，通过各种技术降低 X 线的辐射剂量，这些降低辐射剂量的技术为低剂量技术。目前是以自动曝光控制技术（AEC）获得的 X 线剂量为合理的基础剂量。它通过自动控制 X 线曝光条件获得适当的感光量，保证优质的图像，确保了最低的 X 线剂量。现在 DSA 的低剂量技术是采用迭代技术，使二次射线所形成的影像叠加起来，从而降低总的 X 线辐射剂量；也可以通过人工智能进行深度学习，通过计算机的多次运算，把低剂量获得的影像转换为常规剂量的影像技术，凡是能降低受检者和操作者照射剂量的技术，都称为 DSA 的低剂量技术。

（二）实时模糊蒙片 DSA 技术

是检查床或 C 臂在移动中采集图像数据，即蒙片和实时图像交替采集，利用间隔很短的两次曝光，第一次曝光时影像增强器适当散焦，获得一帧适当模糊的图像，间隔 33 毫秒再采集一帧清晰的造影图像，两者进行减影可以获得具有适当骨骼背景的血管图像。由于蒙片像随时更新，且间隔时间仅为 33 毫秒，因此不会产生运动性伪影。

五、自动最佳角度定位技术与智能低剂量技术

（一）自动最佳角度定位技术

自动最佳角度定位技术是计算机根据正侧位或左右斜位造影的图像，分析并确定病变血管的最佳显示角度，通过一键操作，机架可自动转到该角度进行造影的技术。它可以帮助操作者在短时间内找到感兴趣的血管实际解剖位置的最佳视图，即该血管病变的最佳显示角度。操作者只要确定任意一幅图像，然后按下自动角度按钮，机架将自动运动到相应的位置。从两个投影角度大于 30° 的血管图像中，计算出两条平行走向的血管在三维立体范围内的最佳展示投射角度，而在临床应用中可利用正侧位 DSA 图像，测算出某一段迂曲走行血管的摄影角度；一次可调整到显示此血管的最佳角度来显示此段血管，也可在 3D 工作站上，根据 3D 血管最佳观察角度自动定位机架位置，保证操作者得到想要的最佳角度。通过该技术容易找到感兴趣区血管实际解剖位置的最佳视图；可解决感兴趣区脑血管在介入治疗前后的一致性；系统能自动处理操作者事先设置的信息。

（二）智能低剂量技术

智能低剂量技术是基于深度学习的低剂量 DSA 算法研究及迭代技术在低剂量上的应用，计算机根据被检体的密度与厚度自动调节 X 线能量来降低辐射剂量的技术，这样才能真正减

少 DSA 的辐射剂量。

六、虚拟支架置入术与 4D-DSA 技术

(一) 虚拟支架置入术

虚拟支架置入术是利用在 DSA 系统中进行的旋转血管造影采集的图像，通过计算机进行三维重建，获得 3D 血管影像，在 3D 工作站中对重建出来的血管进行分析，针对动脉瘤与载瘤动脉，或者正常血管与狭窄血管进行血管分析，测量血管狭窄的程度、动脉瘤的瘤颈等数据，设置需要置入支架形态与大小的数据进行虚拟支架置入。通过虚拟支架功能的运行，能形象地展示支架置入的效果，模拟显示支架置入后的情况，如支架置入的位置、大小是否合适，支架贴壁等情况。

(二) 4D-DSA 技术

4D-DSA 技术是在 3D-DSA 显像技术的基础上增加“时间变量”，不仅包含 3D 的长、宽和高的形态结构，还增加了一个时间轴，使含有对比剂的血管随着时间推移，其形态结构逐渐呈现。4D-DSA 是一种全新的成像技术，该技术于 2010 年开始应用于临床，可提供脑血管造影全过程连续动态立体影像，对脑血管的结构，包括供血动脉、畸形血管团(病灶内动脉瘤、静脉瘤及瘘结构)显示得更精准，并可进行血流动力学评估。4D-DSA 能展示特定时间点上的图像，展现对比剂随时间推移逐渐流入、充盈、流出血管的过程，在任何角度、任何时间都可以看到血管的流动性和详细的解剖结构，对于一些动静脉瘘和畸形，很容易发现供给动脉和引流静脉，大大提高了疾病的诊治水平。

七、C 臂 CT 技术与双期类 CT 技术

(一) C 臂 CT 技术

C 臂 CT 技术是平板探测器 DSA 进行旋转采集图像，通过

计算机进行 CT 的断面重建，获得类 CT 图像的一种后处理技术。它是利用 DSA 的 C 臂快速旋转采集数据，然后重建成像，一次旋转可获得多个层面的图像。C 臂 CT 的图像采集与旋转血管造影基本类似，平板探测器的旋转角度一般大于 180°，所采集到的系列图像存放在存储单元中，在后处理工作站上由技术人员根据要求选择不同处理技术获得不同的三维图像。可以任意角度观察，或获取去骨血管三维图像，或只有骨骼与血管的图像，或只有骨骼的图像，还有类 CT 图像、颅内支架术后精显、虚拟内镜、导航等诸多技术。采集过程中是否注射对比剂则需要根据具体情况来执行。如果是介入栓塞后针对栓塞效果评估复查 CT，就不需要注射对比剂；若是支架置入后评估支架的释放情况，就需要注射对比剂进行 CT 造影。

(二) 双期类 CT 技术

在肝动脉插管并注射对比剂的同时，采用 DSA 的类 CT 功能进行肝动脉期、实质期扫描，获得动脉期、实质期的双期类 CT 影像的方法。DSA 双期类 CT 技术可提高肝肿瘤病灶的检出率，更好地显示肿瘤供血血管，方便选择最佳造影及导管进入的角度，降低术中辐射剂量，提高介入手术的安全性与治疗效果。

八、灌注成像技术与左心室造影定量分析技术

(一) 灌注成像技术

灌注成像是利用影像学技术对人体器官进行灌注成像，通过软件可测量局部组织血液灌注，了解其血液动力学及功能变化，对临床诊断及治疗均有重要参考价值。灌注成像可应用于脑缺血性疾病的辅助诊断及治疗效果评估、实体肿瘤介入栓塞后效果辅助评估以及其他脏器缺血性疾病的辅助诊断等。DSA 血流灌注技术与 CT 灌注一样具有很好的疗效，特别是脑缺血性病变可实现血流量分析，三维全脑组织血流灌注。其一站式

的优势可避免转移到 CT 室检查，在 DSA 设备上即可作实时评估，大大缩短诊疗及抢救时间。同时由于导管的引导，DSA 血流灌注比 CT 灌注减少更多的对比剂用量。DSA 血流灌注需要特定的采集程序，同时需掌握其操作技术和注意事项，以便获取更准确的灌注信息。

（二）左心室造影定量分析技术

左心室造影定量分析技术是一种通过对心脏左心室进行造影检查，利用计算机图像处理和分析方法来定量评估左心室功能的技术。左心室造影是一种介入性检查方法，通过将对比剂注入受检者的左心室，使心腔内部血液充盈，然后使用 X 线或其他成像技术获取心脏影像。其可以提供更准确和详细的左心室功能评估，对于诊断和监测心脏疾病，以及评估治疗效果具有重要意义。由于其侵入性和较高的成本，左心室造影通常在其他非侵入性方法无法提供足够信息时使用。左心室造影图像提供了左心室尺寸、形态和运动的详细信息，通常包括以下几个步骤：①左心室容积测量；②射血分数计算；③心肌收缩功能评估；④心室壁运动评估。

九、定量血流分析技术与冠状动脉图像采集分析技术

（一）定量血流分析技术

定量血流分析是一种基于造影评估冠状动脉狭窄功能学意义的方法，通过冠状动脉造影血管三维重建与血流动力学分析，辨别功能学上的血管狭窄程度，其诊断精度与传统的冠状动脉造影相比有显著提高，同时，因其不使用压力导丝，减少了侵入性损伤的发生率及手术费用。

（二）冠状动脉图像采集分析技术

冠状动脉图像采集分析技术是一系列用于评估冠状动脉疾病的影像学技术，主要包括冠状动脉造影、血流动力学模拟、冠

状动脉斑块检测和冠状动脉血管壁厚度测量等方法。冠状动脉图像采集分析技术可以帮助医生准确评估冠状动脉疾病的程度和风险,指导治疗方案的制定和冠状动脉介入手术的选择。这些技术在临床上得到广泛应用,对冠状动脉疾病的诊断和治疗起到了重要的作用。

十、图像融合技术与精准导航技术

(一) 图像融合技术

图像融合(image fusion)技术是指将各种影像设备获得的数字影像信息,关于同一目标的图像数据经过计算机及图像处理技术最大限度地提取各自的数字影像的有效信息,最后融合成高质量多源图像的技术。

DSA图像融合技术是将CT、MR等图像与DSA采集的图像,或是DSA采集的不同类型(3D-DSA、类CT)三维图像之间融合在一起的技术。弥补了单一成像模式的局限性,提高图像信息的利用率,可以更直观地显示解剖及病变结构,提高治疗的精准性。

(二) 精准导航技术

传统的手术操作是根据手术前拍摄的磁共振、CT等影像,判断病灶部位、制定手术方案。其局限在于,术前影像无法在手术过程中提供实时对照和操作预警。随着手术导航技术的应用,可以为医生提供实时影像,显著提高手术的效率和安全性。利用分子影像手术导航设备,一方面可协助医生早期发现微小肿瘤病灶,提高术中肿瘤检出率和术后预后效果;另一方面,可以在术中精确定位肿瘤边界,减少创伤,降低复发风险。因人因病而异,利用个性化的精准治疗手段,实现疗效最大化,不良反应最小化,这正是我国在“十三五”规划中明确提出发展精准医疗的根本目标。

十一、实时三维穿刺引导技术与实时穿刺消融导航技术

（一）实时三维穿刺引导技术

实时三维穿刺引导技术是通过图像处理、图像融合技术，根据三维重建图像，确定穿刺进入点，靶器官或组织的形态、大小、位置与方向。进入实时穿刺功能，将穿刺路径图显示在屏幕上，穿刺针在进针显示的图像上可实时调整，与穿刺路径图重合，改变体位，路径图方向随之改变，穿刺方法也实时改变，实现实时穿刺的技术。可以实现手术中的即时穿刺引导，为体表穿刺点，进针角度和深度，以及穿刺过程控制等各个环节提供实时信息，提高穿刺精度，减少并发症的发生，更好地为患者服务。

（二）实时穿刺消融导航技术

实时穿刺消融导航技术是通过先进的图像处理、图像融合、导航追踪以及人工智能技术，将靶器官的三维建模与临床应用场景深度结合，再通过精确快速的配准算法，为医生提供实时的诸如穿刺入路、靶向目标、肿瘤周围血管分布等导航信息，辅助医生精准高效地将消融针刺入靶向器官或组织的中心位置。这项技术可以无缝嵌入医生现有的工作流程，就好像给医生装上了“透视眼”，可以辅助医生提高手术精度和效率，降低术中风险。

（罗来树　余建明　何玉圣　郭建新
李　博　杨晓鹏　隋　林）

第四节　介入治疗的相关技术

一、穿刺插管技术

经皮穿刺技术又叫 Seldinger 技术，自从 Seldinger 于 1953

年开创直接经皮穿刺血管技术以来，血管造影进入了一个新的阶段。它避免了切开暴露血管，改为直接经皮穿刺血管，运用导丝与导管的配合，插入导管进行各种心血管造影和经血管介入治疗，已成为介入放射学领域所有操作技术的最基本方法。Seldinger技术根据检查目的和需要可选择的穿刺部位有股动脉、肱动脉、颈动脉、桡动脉、股静脉和颈静脉等，但以股动脉穿刺最为常用。

二、经导管动脉灌注术

经导管动脉灌注术（transcatheter arterial infusion，TAI）是在影像设备的导引下经导管动脉内灌注药物，以提高靶器官药物浓度而不增加外周血药物浓度的方法，是介入放射学中应用较广泛的技术之一。具体操作方法是采用经皮动脉穿刺并插管至靶动脉，将药物持续地灌注一定时间：一次冲击性灌注，常指30分钟或几个小时将药物注完；长期药物灌注，多指48小时以上持续或间断性灌注。临床上用于治疗恶性实体瘤、动脉痉挛或闭塞导致的缺血性病变、动脉内新鲜血栓的溶栓治疗等。药物疗效不仅与自身的药理作用和病变对药物的敏感性有关，而且与病变局部的药物浓度和药物与病变接触的时间长短等因素有关，因此应用灌注技术进行肿瘤治疗具有良好的效果。

三、经导管栓塞术

经导管栓塞术（transcatheter arteral embolization，TAE）是在影像设备的导引下，经导管向靶血管内注入或送入栓塞物质并使之闭塞，中断血供，从而达到预期治疗目的的介入治疗技术。根据不同病变和治疗目的，栓塞物质可从毛细血管、分支至主干逐级栓塞，也可三者同时被栓塞。栓塞术对病变治疗作用的机制主要是：阻塞靶血管使肿瘤或靶器官缺血坏死；阻塞或破坏异常血管床、腔隙或通道；阻塞血管，使远端压力下降或直接从血管内封堵破裂的血管，以利于止血。

四、经皮腔内血管成形术与支架置入术

(一) 经皮腔内血管成形术

经皮腔内血管成形术(percutaneous transluminal angioplasty，PTA)是通过穿刺股动脉或者肱动脉，使用特定的治疗器械，进入血管腔内，采用球囊对病变段动脉壁进行有限度的挤压扩张，使病变段动脉壁伸展，内皮细胞和粥样斑块表面成分脱落，动脉内膜和中膜部分断裂、分离，动脉外膜伸展超过其弹性程度，动脉管腔扩大，从而达到治疗目的。通过此技术，以前人体内血管、气管、消化道、胆管及尿路等软组织构成的中空管腔发生的狭窄或阻塞性病变只能采用外科手术复通的状况得以改观。

(二) 支架置入术

支架置入术是将支架置于狭窄或闭塞的血管、气管、食管或胆管等管腔内，依靠支架的膨胀力支撑管腔并保持开通。支架置入人体后，一般需持续服用 1 年左右的抗凝药物。临床实践表明，PTA 加内支架置入术是目前血管成形的主要技术，包括血管以外的胆道支架置入术、气管与支气管支架置入术、食管支架置入术以及 TIPSS 等，是介入放射学的主要治疗手段之一。

五、针穿(抽吸)活检术

经皮穿刺活检(Percutaneous needle biopsy，PNB)使用细针(22~23 号，外径 0.6~0.7mm)经皮直接穿刺身体各部位病变区，由于针头有特殊装置，便于取出病变的活检标本。也可用细针直接抽吸病变的组织碎块，再作活检。

六、灭能术

灭能术是指将灭能剂经皮或经导管直接注入肿瘤、囊肿、血管或神经内，使肿瘤坏死、囊壁破坏、血管闭塞和神经节功能丧失，以达到局部治疗的方法。目前常用于肿瘤和血管瘤（包括囊肿或神经节）的治疗，是实体肿瘤介入治疗的一项重要内容。穿刺方法基本与经皮穿刺活检术相同，因无水乙醇加入碘油后，CT 导向下可较为准确、清晰地显示药物在病灶内的弥散与分布情况。直径小于 2cm 的瘤体，于瘤体中心注药即可弥散至整个病灶；较大的瘤体，应从瘤体穿刺点对侧开始注药，且注且退针至穿刺侧，也可在退针中转动针孔方向，让药液在瘤体内均匀散开。必要时行多点分次注药，且将药物均匀弥散至瘤体外 0.5cm，尽量不遗漏周边的肿瘤细胞。

七、引流术

引流术（drainage）是将人体组织器官内的生理管道或体腔的病理性积液、积血或积脓等引流到体外，达到诊断或治疗的目的。介入放射学中的引流技术是在影像设备导引下进行的经皮穿刺性引流方法，如 PTCD。

八、射频消融术

射频消融术是利用高频电流（ >10kHz）使活体中组织离子随电流变化的方向振动，从而使电极周围有电流作用的组织离子相互摩擦产生热量，导致组织凝固性坏死。通过影像引导将射频电极针准确穿刺到肿瘤靶区，消融开始后电极针周围的离子在交替电流的激发下发生高频振荡，离子相互摩擦、碰撞产生热量，射频消融温度可达到 80~100℃，在局部温度达到 45~50℃时组织脱水，活体细胞蛋白质变性，细胞膜崩解，达到

70℃时热量的沉积超过肿瘤细胞所耐受的温度，致使细胞胞质内和线粒体酶以及核酸组蛋白复合物的蛋白质凝固变性，细胞产生凝固性坏死，达到杀死肿瘤细胞的目的。

九、微波消融术

微波消融原理：微波是一种高频电磁波，微波消融常用的频率为915和2 450MHz。微波作用于组织时，由于组织自身吸收大量的微波能，使得被作用组织内部迅速产生大量热量，肿瘤因高热而瞬间热凝固坏死。由于人体主要是由水、碳水化合物、蛋白质等极性分子和大量细胞内外液中的钾、钠、氯带电粒子等成分组成，极性分子和带电粒子是在微波场作用下产生热效应的物质基础，极性分子的转动可产生位移电流，而带电离子的振动产生传导电流，极性分子和带电粒子在微波场的状态、运动形式和产热方式有一定的不同，组织中的水分子、蛋白质分子等极性分子在微波电场的作用下激烈振动，造成分子之间相互碰撞、摩擦，将一部分动能转化为热能，使组织温度升高，此过程称为生物的偶极子加热。细胞内外液中的钾、钠、氯离子等带电粒子在外电场的作用下会受电磁力的作用而产生位移，带电粒子受到微波交变电场作用后，随微波频率而产生振动，在振动过程中与周围其他离子或分子相互碰撞而产热，称为生物体的离子加热。在活体组织内的微波消融主要是通过水、蛋白质等极性分子的旋转摩擦产热来进行的。

（罗来树 余建明 何玉圣 郭建新 李 博 杨晓鹏 隋 林）

第九章 人体各部位血管性的介入诊疗操作技术

第一节 头颈部血管介入诊疗技术

一、血管解剖

（一）动脉系统

1. 颈内动脉 主动脉弓发出无名动脉、左颈总动脉和左锁骨下动脉。

右颈总动脉始于无名动脉。双侧颈总动脉于甲状软骨水平（第4颈椎水平）分别发出颈内动脉和颈外动脉。颈内动脉分四段：颈段、岩段、海绵窦段和脑内段；也可以细分成7段：岩垂直段、岩水平段、鞍前段、海绵窦水平段、前膝段、床突上近段和床突上远段。颈内动脉颅内段发出5个主要分支：眼动脉、后交通动脉、脉络膜前动脉、大脑前动脉和大脑中动脉。

2. 颈外动脉 颈外动脉有8个分支，由近端至远端分别为：甲状腺上动脉、咽升动脉、舌动脉、面动脉、枕动脉、耳后动脉、颌动脉及颞浅动脉。

3. 椎动脉 起自锁骨下动脉，经第6至第1颈椎横突孔上行，从枕骨大孔的椎动脉孔入颅，椎动脉在颅内段的主要分支有脊髓前动脉、脊髓后动脉和小脑下后动脉。

4. 基底动脉　由双侧椎动脉在脑桥下缘汇合而成。主要分支：小脑前下动脉、小脑上动脉和左、右大脑后动脉。基底动脉发出的左、右大脑后动脉与前交通动脉、后交通动脉、颈内动脉颅内段、大脑前动脉构成一个基底动脉环（Willis 环），当颅内某一血管发生病变时，可以通过基底动脉环的血管形成代偿。

（二）静脉系统

头部的静脉主要由颅内静脉、颅外静脉组成。脑及脑膜的静脉回流可分为板障静脉、脑膜静脉、硬脑膜窦、脑的深静脉和浅静脉。

二、造影技术

（一）手术操作

1. 颈动脉　包括颈总动脉、颈内动脉、颈外动脉。

2. 应用　Seldinger 技术进行股动脉穿刺插管，将单弯导管插至升主动脉弓，分别进行右侧颈动脉及分支造影，左侧颈动脉及椎动脉造影。任何一侧椎动脉造影均可获得椎基底动脉血管像。

（二）造影参数选择

对比剂常规选用 300~370mgI/mL 非离子型对比剂，详见表 9-1。

表 9-1　各分支血管造影参数

检查部位	速率 /（mL/s）	总量 /（次 /mL）	压力 /PSI	延时 /s
主动脉弓	15~20	20~35	800~900	
颈内动脉	4~6	6~8	150~300	
颈内动脉 -3D	3~4	18~20	150~400	2~3
颈外动脉	3~4	5~6	150~400	
颈外动脉分支	2~3	3~5	150~200	
椎动脉	3~4	5~6	150~300	
椎动脉 -3D	3~5	15~18	150~400	2~3

（三）造影体位

1. 颈内动脉造影 常规采取头颅侧位和汤氏位，必要时加左、右前斜位。

2. 颈外动脉造影取正侧位，必要时加左、右前斜位。

3. 椎动脉造影的常规体位是标准侧位和汤氏位。

三、图像处理与重建

（一）三维数字减影血管造影技术

三维数字减影血管造影（3-dimensional rotational digital subtraction angiography，3D-DSA）技术，是利用血管造影机C臂快速旋转对感兴趣区进行造影，再对血管进行三维重建的技术，能提高动脉瘤的诊断准确性，特别是对瘤体形态、大小、瘤颈及与载瘤血管关系的显示优于2D-DSA和旋转DSA，同时也可提高动脉瘤、动脉狭窄和动静脉畸形治疗的准确性、安全性，缩短手术时间，减少受检者和操作者的X线辐射剂量。3D-DSA的主要重建技术有：①最大密度投影（MIP）；②表面阴影显示（SSD）；③容积再现技术（VRT）；④仿真内镜（VE）；⑤虚拟支架置入术。

（二）3D路径图功能

3D路径图功能，也称实时3D。在旋转造影并3D重建后，可以根据工作站选定最佳投照角度，进入实时3D模式，当需要旋转至某个图像对应的角度时，机器可自动旋转至相应的位置。3D路径图，既可以引导导管及导丝的进入，又可以随机架运动而动态变化，为脑部血管病变的治疗提供方便。

四、相关病变介入治疗

（一）颅内动脉瘤的介入治疗

介入治疗的具体流程：疑有脑动脉瘤者，先行CTA或

MRA 检查,既可进行预先诊断,也可以初步检查瘤体的位置、形态、大小及与载瘤动脉的关系;进行全脑血管造影进一步确诊,确定治疗的方法;在全身麻醉下根据不同位置的动脉瘤,将微导管超选择性地进入动脉瘤内,依据瘤体形态、大小,选用不同形态与大小的弹簧圈,通过手控的方式将弹簧圈送入动脉瘤内进行栓塞治疗。若为宽颈动脉瘤者,则需要支架辅助技术。最后通过造影确认栓塞的程度与效果。

1. 前交通动脉瘤栓塞治疗 前交通动脉瘤在汤氏位上与大脑前动脉重叠,同时又是 A1 与 A2 的交界处,在侧位上与大脑中动脉重叠,通过正侧位或斜位及头位可以显示出来。根据瘤体的偏向采用不同的倾斜角度,一般斜位角度约 15°。通过旋转及 3D 重建可显示动脉瘤与载瘤动脉的关系,选择最佳治疗角度,依据瘤体的形态与大小选择合适大小的弹簧圈,进行动脉瘤的栓塞。栓塞后进行造影复查,评估栓塞的效果。

2. 颈内动脉 - 后交通动脉(ICPC)动脉瘤栓塞治疗 该动脉瘤多数在正位像与颈内动脉重叠,但大多数情况侧位像可以作出诊断。在标准侧位上可显示动脉瘤的颈部、后交通动脉分叉部及其他分支血管。若不能清晰显示,可采用侧位加头位或足位及其他按照角度进行造影。进行旋转 DSA,通过 3D 重建,可充分显示动脉瘤的瘤颈与载瘤动脉的关系,选择最佳治疗角度,依据瘤体的形态与大小选择相应的弹簧圈,进行动脉瘤的栓塞。栓塞后进行造影复查,评估栓塞的效果。

3. 大脑中动脉瘤栓塞治疗 大脑中动脉分叉部的动脉瘤采用正位像可以显示出来,侧位像与大脑前动脉重叠,右或左前斜位更能显示瘤颈与载瘤动脉的关系。右(左)侧动脉瘤采用左(右)前斜位。由于大脑中动脉分叉部的动脉瘤在分叉血管处,血管容易相互重叠,不易显示瘤颈与载瘤动脉的关系,需进行多角度的投照。若使用旋转 DSA 加 3D 重建,能明确地显示大脑中动脉及其末梢血管与动脉瘤的关系，选择最佳治疗角度，可依据瘤体的形态、大小、瘤颈宽窄及载瘤动脉的关系，选择合适大小的弹簧圈进行栓塞。栓塞一定程度后进行造影，减少弹簧圈对载瘤动脉的影响。栓塞后可进行造影复查。

4. 基底动脉瘤栓塞治疗 这部分的动脉瘤大多数发生在基底动脉顶端交叉的部位，采用头位可以观察到瘤体的形态，但要观察到瘤颈与载瘤动脉的关系，则需采用头位加左右斜位(10°~15°)。侧位上因大脑后动脉的影响，观察瘤颈较困难。有时采用标准头颅正位也可较好地显示瘤体的形态。依据瘤体的形态与大小选择合适大小的弹簧圈，选择最佳治疗角度进行动脉瘤的栓塞。该部位的瘤体与载瘤动脉位置关系复杂多变，技术难度较大，必要时置入支架。栓塞后进行造影复查。

(二) 脑动静脉畸形的介入治疗

先行 CTA 或 MRA 检查，可预先诊断，同时明确畸形血管的位置、形态、大小、供血动脉及引流静脉；再行 DSA 检查，确定畸形团的性质，进行介入治疗。在全身麻醉下根据不同位置的畸形团，将微导管超选择性地插入供血动脉，通过造影确认无误后再注入栓塞剂(现在多用生物胶)，将畸形血管栓塞。大多情况下，需要进行多支畸形血管的栓塞，最后通过造影确认栓塞的程度与效果。

(三) 硬脑膜动静脉瘘

根据 DSA 检查情况，确认瘘口的位置，既可经动脉途径，也可经静脉途径栓塞。经动脉栓塞是经股动脉穿刺插管，使导管插入供血动脉的主干，再超选择性插管，把微导管插至供血动脉远端近瘘口处进行栓塞。经静脉栓塞有经股静脉或颈静脉、经眼上静脉和术中穿刺静脉窦或引流静脉三种栓塞方法。采用“三明治”技术，即先在导管中注满 5% 葡萄糖溶液，再用 1mL 注射器抽取 0.9mL 5% 葡萄糖溶液，0.1mL 的氰基丙烯酸异丁酯，使栓塞剂夹在 5% 葡萄糖溶液中注入畸形团，防止栓塞剂在导管内凝固。注射完毕后应尽快撤出导管，防止导管被粘住拔不出来。再行造影复查，评估栓塞的程度与效果。

（四）海绵静脉窦瘘

根据 DSA 检查情况，确认瘘口的位置。根据瘘口的大小选择合适大小的球囊。将球囊装在导管前端，扭动导管使球囊进入颈内动脉的瘘孔，插入海绵静脉窦内。当球囊进入海绵静脉之后使之膨胀、堵住瘘孔，同时进行颈内动脉造影，确认堵塞程度。一旦确认瘘孔被堵塞，则释放球囊，复查造影，确认治疗效果。

（五）颅内缺血性病变的介入治疗

1. 脑血管狭窄的介入治疗　通过造影确认狭窄血管的长度和程度，测量病变血管的直径、狭窄的长度，选择适当大小的球囊扩张支架。将导管超选择性地送入病变血管，再将带有支架的球囊送入病变部位，通过造影或在路径图下，打开球囊，释放支架。通过造影评估支架释放位置及血管再通的程度。

2. 颅内血管取栓术　通过穿刺插管将导管插入被堵塞的血管内，进行抽吸血栓或在狭窄的血管里放一个支架，打开支架，使血栓进入支架内，抽出支架，带出血栓，甚至将支架置入血管内使血管再通。

（六）颅内肿瘤病变的介入治疗

对颅脑肿瘤进行 DSA 检查时，必须对颈内动脉、颈外动脉和椎动脉分别造影，颈内动脉、椎动脉通常取常规体位。但颅后窝有肿瘤时，颈外动脉需正位造影，采用正位更能将病变部位显示出来。根据肿瘤发生的部位，有时候也需要行椎动脉造影，以患侧造影为宜，但颅后窝内有肿瘤时，需进行双侧造影。由于 CT、MRI 对颅内肿瘤的诊断有较大的价值，DSA 的检查具有创伤性，目前对于颅内肿瘤的诊断与治疗，采用介入手段相对较少。介入治疗常用于两种情况：①肿瘤切除术前用栓塞物质阻断肿瘤血供，以防术中出现大出血现象。②类似于肝 TACE，通过 DSA 造影，找出肿瘤的供血动脉，直接往血管内注入化疗药物，达到直接“杀死”癌细胞的目的。若非特殊的狭窄及闭塞，采用常规的条件注射。为了使肿瘤染色明显，可增加对比剂的总量，减少流速。

（七）其他病变的介入治疗

1. 鼻出血的介入治疗 多由鼻部受外伤、鼻腔疾病、高血压、缺乏维生素 C 或维生素 K 及伤寒等急性传染病引起，血液从鼻孔流出而成鼻出血。鼻出血量多时，又称鼻衄或鼻大出血。若经保守治疗效果不佳，可采用介入栓塞治疗，即经皮股动脉穿刺导管插入靶血管，使用栓塞物质对靶血管进行栓塞，达到止血的治疗目的。

2. 颈部血管狭窄的介入治疗 颈内动脉系统病变导致脑缺血是以大脑半球和眼部症状为主，如对侧上肢、面部产生轻度偏瘫、失语，对侧偏身感觉障碍等；椎基底动脉缺血，主要为脑干、小脑、大脑枕叶等产生一些相应症状；头臂干狭窄或闭塞产生脑和手臂缺血的一些症状。临床上多以彩色多普勒超声诊断为初步诊断，辅以 CTA 检查，确定病变的部位、血管狭窄长度及闭塞程度。

（罗来树 余建明 何玉圣 郭建新 李 博 杨晓鹏）

第二节 胸部的介入诊疗技术

一、血管解剖

（一）动脉系统

1. 胸主动脉 胸主动脉起自心脏左心室流出道，于第 2 胸肋关节（胸骨角平面）高度移行为主动脉弓，再向下行走至第 4 胸椎水平移行于降主动脉，穿过膈肌裂孔后即为腹主动脉。

2. 肺动脉　肺动脉属于肺的功能性血管。肺动脉起自右心室，在主动脉弓下方，气管隆嵴的前方分出左、右肺动脉，全长 3~4cm。右肺动脉发出上、下干。右肺动脉下干再分出右中叶肺动脉和右下叶肺动脉。左肺动脉分出左上叶肺动脉和左下叶肺动脉。远端的各级分支与相应的支气管伴行，支配相应的肺组织。

3. 支气管动脉　支气管动脉属于肺的营养性血管。起自胸主动脉的脏支，数目及开口变异很大，右侧多为 1 支，左侧多为 2 支，也有部分发自肋间动脉、锁骨下动脉、胸廓内动脉和腹主动脉等。其开口大部分在第 4 、5 胸椎水平，相当于气管隆嵴处。

4. 肋间动脉　起自胸主动脉的壁支，节段性对称性分布，共有 9 对，分布于第 3~11 肋间隙。

5. 胸廓内动脉　胸廓内动脉也叫内乳动脉。起于锁骨下动脉第一段下缘，于第 6 肋间隙水平分为膈肌动脉和腹壁上动脉。

（二）静脉系统

1. 肺静脉　左右各两支，分别为左肺上静脉和左肺下静脉，右肺上静脉和右肺下静脉。起自肺门，止于左心房。

2. 支气管静脉　分深浅两组，深支起自肺内细支气管的血管网，并与肺静脉吻合，注入肺静脉或左心房。浅支一般每侧有两支，引流肺门处支气管、肺胸膜及肺门淋巴结静脉血，右侧汇入奇静脉，左侧汇入副半奇静脉或左最上肋间后静脉。

3. 上腔静脉　接收来自头颈部和上肢各静脉的血，由左右无名静脉合成于右侧第 1 肋软骨水平，下行进入右心房。

二、造影技术

(一) 手术操作

1. 肺动脉造影 经股静脉穿刺插管,导管头端可置于肺动脉主干或左右肺动脉分支,或右心室流出道进行造影。

2. 支气管动脉造影 经股动脉穿刺插管,将导管插到第5~6胸椎水平,缓慢地上下移动寻找支气管动脉开口。当有嵌顿或挂钩感时,可能已插入支气管动脉,在透视下观察支气管动脉的显示,确认没有与脊髓动脉共干后,注射对比剂进行造影。

3. 肋间动脉和胸廓内动脉造影 肋间动脉造影方法与支气管动脉造影大致相同。

4. 上腔静脉造影 应用穿刺法,穿刺头臂静脉或贵要或肘正中静脉,也可经股静脉穿刺插管,导管随导丝经下腔静脉至上腔静脉。采用猪尾导管进行造影。

(二) 造影参数选择

胸部的介入诊疗技术注射参数见表9-2。

表9-2 胸部的介入诊疗技术注射参数

检查部位	速率/(mL/s)	总量/次/mL	压力/PSI
肺动脉主干	10~12	15~20	600~900
单侧肺动脉	6~8	10~20	600~900
支气管动脉	1~2	4~6	250~300
锁骨下动脉	3~4	8~10	300~400
肋间动脉	1~2	3~4	300~450
上腔静脉	10~12	15~20	400~600
下腔静脉	12~15	20~30	400~600

(三) 造影体位

常规取正位成像,必要时加摄斜位或侧位像。

三、图像处理与重建

(一) 补偿滤过

由于肺部的密度不一致,在做心脏检查时,肺部的透亮度增加,图像的背景亮度加大,影响图像质量。在采集图像时,在肺野内加入一些密度相对低的物质,或使用光谱滤过器,使 X 线在被照射区衰减接近均匀,防止饱和伪影的产生。

(二) 呼吸性移动对策

为防止因呼吸产生的伪影,在采集图像时使受检者屏气,或采取短暂的停止呼吸,减少运动伪影的产生。

四、相关病变介入治疗

(一) 胸主动脉夹层的腔内治疗

胸主动脉夹层是指胸主动脉腔内高速、高压的血流从破损的主动脉内膜进入主动脉壁内,使主动脉中膜和外膜分离,外膜继而扩张膨出形成夹层。胸主动脉夹层是一种发病急,临床表现凶险,预后差,死亡率高的主动脉疾病。根据内膜破裂口部位与主动脉夹层累及的范围,进行不同的分型,其分型方法主要有 DeBakey 和 Stanford 两种。

1. DeBakey 分型 Ⅰ型:破裂口位于升主动脉,扩展累及腹主动脉;Ⅱ型:破裂口位于升主动脉,病变仅限于升主动脉;Ⅲ型:破裂口位于降主动脉,累及降主动脉或腹主动脉。

2. Stanford 分型 A 型(相当于 DeBakey 分型中的Ⅰ型和Ⅱ型)和 B 型(Ⅲ型)。其中 A 型占主动脉夹层比例大,约 60%~70%,无论破裂口位于哪一部位,只要累及升主动脉者,都属于A型。破裂口位于降主动脉，但未累及升主动脉者，都属于B型。

胸主动脉夹层B型（Ⅲ型）的介入治疗：根据术前的CTA检查决定手术入路，对支架置入的入路侧股动脉进行切开，直视下进行股动脉穿刺，再采用“黄金”标记导管进行主动脉弓部造影，了解破裂口的位置及夹层情况，同时对颅内供血动脉与主动脉关系进行评估，主要为左锁骨下动脉及左椎动脉。对主动脉的大小、破裂口的位置进行测量，确认置入支架的位置、大小及长度。通过实时减影与实时蒙片的对比，确认支架的置入点。当确认无误时，更换导丝，送入支架，边释放边观测支架打开情况。释放结束后，进行造影复查，评估支架释放的位置，是否有内漏形成或对其他组织供血的影响。

（二）支气管动脉的灌注与栓塞术

1. 支气管动脉灌注疗法（BAI）　原发性肺癌是呼吸系统最常见的恶性肿瘤，根据肿瘤生长的部位，临床上分为中心型和周围型肺癌。肺癌的基本治疗方法是手术、放疗和化疗，能手术者应尽早施行手术，根除病灶。晚期不能手术者或手术后复发者，采用支气管动脉灌注疗法。根据肺癌主要是由支气管动脉供血这一特点，利用支气管动脉插管将导管插入支气管动脉内，将抗癌药物注入靶血管，达到在短时间内杀伤癌细胞的目的。经导管动脉内灌注药物可以提高靶器官的药物浓度，不增加外周血的药物浓度。药物疗效不仅与自身的药理作用和病变对药物的敏感性有关，而且与病变局部的药物浓度和药物与病变接触的时间长短等因素有关。常用于晚期不能手术且远处无转移的肺癌；肺部肿瘤的手术前局部化疗；手术后复发；同时与放射治疗结合。

方法：与支气管动脉造影一样，确定供血的支气管动脉后，固定导管。将抗癌药物用生理盐水稀释后缓慢地注射到靶血管。注射结束后观测的患者变化，在透视的监视下拔出导管，包扎穿刺点。

2. 支气管动脉栓塞术（BAE） 支气管动脉栓塞术是经皮穿刺导管插入支气管动脉，使用栓塞物质对靶血管进行栓塞，使靶血管闭塞，达到治疗的目的。主要用于受检者有反复咯血史，不宜手术者；咯血量>200mL/24h，内科治疗无效者；反复咯血原因不明者。

方法：与支气管动脉造影一样。一般需要进行双侧的支气管动脉造影，确认出血或病变血管。病变部位明确后注射栓塞剂进行栓塞。根据血管不同的管径、病变不同，治疗方式采用相应的栓塞材料，如PVA颗粒、明胶海绵或弹簧圈。栓塞后3~5分钟进行造影，核实栓塞情况，若栓塞不满意，加大栓塞剂再进行栓塞，当造影见到血管断流时，栓塞成功。

（三）肺动静脉畸形

肺动静脉畸形是一种少见疾病，是肺动脉与肺静脉间形成了异常短路沟通，两者间的正常毛细血管变为发育异常的畸形血管团。畸形血管团通常有一条供血动脉和一条或数条引流静脉。多数为先天发育异常，极少病例由创伤、感染、肿瘤等引起。病变大多位于肺的下叶和胸膜下的间隙，单发占大多数，病变血管发育不良，管壁缺乏弹力纤维，管壁薄弱，管腔扭曲扩张。症状严重或弥漫型病例可做手术治疗，包括全肺切除、肺叶切除、肺段切除及供血动脉结扎等，但手术死亡率高、并发症多和恢复时间长。介入治疗为本病的首选治疗方法。

方法：行股静脉穿刺，导管经下腔静脉、右心房、右心室进入肺动脉。先行两侧肺动脉造影，再行选择性造影。将导管选择性插入供血动脉内再释放栓塞物。选用弹簧圈时可先放一个直径较大的，安全锚定后，可再投放较小的弹簧圈，使之建立网巢样结构,以加强栓塞。可脱球囊用共轴导管系统释放。球囊内用等渗对比剂充胀,在数年内球囊仍可保持膨胀状态。可联合使用弹簧圈与可脱球囊。往往先放置弹簧圈,在血管内建立网架结构后,再将球囊放置在弹簧圈内。

(四) 肺栓塞

肺栓塞是肺动脉分支被栓子堵塞后引起的相应肺组织供血障碍。常见的栓子是深静脉脱落的血栓,久病卧床、妊娠、大手术后和心功能不全可发生深静脉血栓。

肺由肺动脉和支气管动脉双重供血,两组血管有丰富的吻合支,当肺动脉某一分支栓塞后,肺组织因支气管动脉的侧支供血而不发生异常,栓子较小未能完全堵塞肺动脉分支时也不易发生供血障碍。多数小栓子进入肺循环可引起肺动脉小分支多发性栓塞。多数肺栓塞受检者无明显临床症状,或仅有轻微的不适。部分受检者可表现为突发的呼吸困难和胸痛。肺动脉大分支或主干栓塞或广泛的肺动脉小分支栓塞可出现严重的呼吸困难、发绀、休克或死亡。较大的栓子堵塞肺动脉大分支或主干可引起急性右心衰竭或心肌梗死而致死亡。内科治疗包括溶栓治疗和肝素化治疗。手术取栓,死亡率高。介入治疗包括经导管内血栓摘除和接触溶栓,具有创伤小,治疗疗效稳定,而且可以反复治疗,是治疗肺动脉血栓的发展趋势之一。

方法:采用 Seldinger 技术,经股静脉、肘静脉或锁骨下静脉途径置入血管鞘;将导管分别经上下腔静脉进入右心房,将导管置入右心室流出道或肺动脉主干高压造影,若血栓在肺动脉主干以下分支,还应将导管插至左右肺动脉的相应分支再次造影。将溶栓导管置于血栓段肺段动脉的近段,实施肺动脉血栓切除,血栓切除后留管注射尿激酶溶栓。

(罗来树 余建明 何玉圣 郭建新 李 博 杨晓鹏)

第三节　心脏的介入诊疗技术

一、血管解剖

心脏位于胸腔的中纵隔内，两肺之间，为一倒置的圆锥体，心尖朝向下方，心底朝向右后上方，心脏长轴倾斜，与正中矢状面成 45° 角。心底后方与血管相连，大部分为左心房，小部分为右心房。右心房上、下各有上、下腔静脉注入。左心房两侧有左右两对肺静脉注入。从右心室发出的肺动脉主干向左上方，从左心室发出的升主动脉位于肺动脉后方，向右上方，二者相互交叉。左前下方的心尖由左心室构成，心脏前面的前上方大部分由右心房和右心室构成，左侧一小部分由左心耳和左心室构成。后下方的膈面大部分由左心室小部分和右心室构成。右缘垂直向下，由右心房构成。左缘圆钝，斜向左下，大部分由左心室，小部分由左心耳构成。心脏由房间隔、室间隔和房室瓣分成四个心腔，即左、右心房和左、右心室。

二、造影技术

（一）造影体位

常用心脏造影体位如下：

1. 左前斜长轴斜位　探测器置于左前斜（LAO）60° 位置，同时向头侧倾斜（CRA）20°~30°。此位置能观察到主动脉和肺动脉，室间隔前半部，二尖瓣环切线位，左心室流出道，肺动脉主干及左下肺动脉延续部等。此位置适用于室间隔缺损、法洛四联症等疾病的选择性左、右心室造影。

2. 四腔位　探测器置于左前斜（LAO）45° 位置，同时向头侧倾斜（CRA）20°~30°。此位置能观察到整个房间隔和室间隔的切线位，房室四个腔互相分开，房室瓣也分开且呈正面观。此位置适用于房室通道型室间隔缺损（如心内膜垫缺损）、二尖瓣骑跨及单心室等疾病的选择性左心室造影；三尖瓣骑跨或三尖瓣闭锁时的选择性右心房造影；三尖瓣关闭不全、单心室或右心室双出口的选择性右心室造影。

3. 延长右前斜位 探测器置于右前斜（RAO）30° 位置，同时向头侧倾斜（CRA）20°~30°。此位置能观察到右心室流出道、肺动脉瓣、肺动脉主干及其右侧分支等。此位置适用于法洛四联症、右心室双出口或单心室等疾病的右心室或肺动脉造影。

4. 半坐位（肺动脉轴位） 探测器向头侧倾斜（CRA）45°。此位置能观察到肺动脉瓣、主干、分叉及左右肺动脉分支，此时主、肺动脉也分开。此位置适用于肺动脉狭窄、异位肺动脉等疾病的右心室、肺动脉造影，或假性动脉干及主、肺动脉间隔缺损时的主动脉造影等。

5. 侧位 探测器置于左前斜（LAO）90° 位置，此位置能观察到肺动脉瓣及瓣上、肺动脉主干等，适用于肺动脉瓣狭窄、动脉导管未闭等疾病的右心室、主动脉弓造影。

6. 正位 探测器置于 0° 位置，此位置能观察到房间隔缺损，三尖瓣下移畸形和三尖瓣闭锁等。

7. 右前斜位 探测器置于右前斜（RAO）30°~45° 位置，此位置用于观察二尖瓣反流和左心室射血分数（LVEF）等。

（二）造影操作和对比剂参数

1. 右心房、右心室和肺动脉造影 经股静脉穿刺，插入 5~7F 造影导管，按造影目的分别将导管置于右心房、右心室流出道、肺动脉主干或肺动脉左右分支等处进行选择性造影。

2. 左心房造影 经股静脉穿刺，插入 5~7F 造影导管置于右心室或肺动脉主干进行选择性造影，经肺循环到左心房显影，也可行房间隔穿刺将导管送入左心房进行选择性造影。

3. 左心室造影　经股动脉或桡动脉穿刺并将“猪尾”导管置入左心室进行选择性造影。

4. 心脏介入诊疗技术注射参数见表9-3。

表9-3　心脏的介入诊疗技术注射参数

部位	对比剂剂量	流速/(mL/s)	压限/PSI
成人主动脉	25~40mL	15~25	800~1 200
成人左心室	25~35mL	15~20	800~1 100
成人左、右心房	20~25mL	10~12	800~1 000
成人右心室	15~35mL	12~20	800~1 000
婴幼儿心脏及大血管	1~2mL/kg	2s内注射完毕	600~1 000

三、图像处理

(一) 透视图像处理

透视图像一般采用大视野,小视野,低脉冲,前后及左右倾角,以及缩光器组合使用,操作简单。透视时,焦点与影像平板的距离应尽可能远,受检者与影像平板的距离应尽可能近,可通过放大摄影减少噪声和散射线,使图像更加清晰。插管过程及治疗中,采取间断脉冲透视,缩小透视野,应用静态分屏路标技术及窗口技术,可充分显示血管的开口及其走行,有利于导丝及导管超选择性插入。超选时应用高脉冲或连续脉冲透视,以得到优质的透视影像。

(二) 采集图像处理

心脏冠脉与左心室造影可应用15F/S或30F/S。多角度全方位观察心血管情况,避免漏诊。另外,高压注射器的应用至关重要,注射延迟、X线延迟、流量(注射速度mL/s)、注射总量

(mL)、注射压力(PSI)等均应根据不同部位精心设计。在介入治疗时,应将受检者的空曝区及肺部区域应用滤板技术进行遮挡,增加图像均匀性、减少噪声等。

四、相关病变介入治疗

(一) 室间隔缺损的介入治疗

经皮 Seldinger 穿刺右股动脉和股静脉成功后,放入血管鞘,先用猪尾巴导管行左心室造影。采用左前斜 45°~55° 加向头斜 25°~30° 摄影,确认室缺的位置、大小、形态及距主动脉瓣的距离,再做主动脉瓣上造影,确认有无主动脉瓣反流。然后建立左股动脉 - 左心室 - 室缺损处 - 右心室 - 右股静脉的轨道,选择比测量缺损大 2~3mm 的封堵器及合适的输送鞘管系统,将封堵器卡于缺损处,再以前斜 45°~55° 加向头斜 25°~30° 做左心室及主动脉瓣上造影。观察其缺损处封堵完全及未影响主动脉瓣开放,即可释放封堵器,完成治疗。

(二) 动脉导管未闭介入治疗

经皮 Seldinger 穿刺右股动脉、股静脉成功后,放入血管鞘,先用猪尾巴导管行降主动脉造影,采用左侧位投影,确认导管的位置、大小、形态。建立股静脉 - 右心房 - 右心室 - 肺动脉 - 动脉导管 - 降主动脉的半轨道,选择比测量缺损大小大 3~6mm 的封堵器及合适的输送鞘管系统,在透视下送入封堵器,卡于动脉导管内,重复左侧位降主动脉造影,无残余分流,即可释放封堵器,完成治疗。

(三) 房间隔缺损介入治疗

经皮 Seldinger 穿刺右股静脉成功后,放入血管鞘,经血管鞘进入端侧孔多功能导管到右心房,通过房间隔缺损到左心房,经多功能导管进入轨道导丝至左上肺静脉,根据术前彩超测量房缺大小,选择比测量缺损大小大 4~6mm 的封堵器及合适的输送鞘管系统,在透视下送入封堵器,卡于房间隔缺损处,术后超声心动图评估无房间隔残余分流及无相邻瓣膜的影响,即可释放封堵器,完成治疗。

(四)肺动脉瓣狭窄球囊扩张术

肺动脉瓣狭窄时,跨瓣压力阶差可使右心室肥大,阶差越大,右心衰竭的临床表现出现愈早。经皮 Seldinger 穿刺右股静脉成功后,放入血管鞘,经血管鞘进入端侧孔多功能导管到右心室,测量肺动脉瓣上与瓣下的压力差,压差大于 50mmHg 以上就有扩张指征。换猪尾巴导管做右心室侧位造影,右心室造影可见肺动脉瓣处明显的"射流征",肺动脉总干的狭窄后扩张。测量肺动脉瓣环直径,选择较肺动脉瓣环直径大 20%~40% 的肺动脉瓣扩张球囊或二尖瓣扩张球囊,扩张肺动脉瓣,直至扩后球囊被压征象消失,测量肺动脉瓣跨瓣压差,压差小于 25mmHg,疗效较好。

(五)二尖瓣狭窄球囊扩张术

是利用球囊扩张的机械力量使粘连的二尖瓣叶交界处分离,以缓解瓣口狭窄程度,从而降低左心房内压力,缓解肺淤血症状。经皮 Seldinger 穿刺右股静脉成功后,放入血管鞘,做房间隔穿刺,经导管放入"二圈半"左心房导丝,根据身高选择球囊大小,身高大于 180cm,球囊直径 26~30mm;身高大于 160cm,球囊直径 24~28mm;身高大于 150cm,球囊直径 22~26mm;身高小于 150cm,球囊直径 20~24mm。球囊导管经股静脉 - 右心房 - 左心房 - 二尖瓣口,扩张二尖瓣,直至扩后球囊被压征象消失。扩张前后测量左心房压力,以左心房压力下降为判断标准,不可过度扩张,以免造成二尖瓣关闭不全。

(罗来树 余建明 何玉圣 郭建新 李 博 杨晓鹏)

第四节 冠状动脉的介入诊疗技术

一、血管解剖

冠状动脉主干及其大分支主要在心脏表面的室间沟和房间沟内行走,前后室间沟形成一个襻,与心脏纵轴一致。左右心房室沟围成一环,与室间沟大致垂直。主动脉根部与三个半月瓣相对应,有三个半月球状膨大部称为主动脉窦,分别是左冠窦、右冠窦、无冠窦。多数情况下,左冠状动脉口位于主动脉的左侧壁或稍偏后处,右冠状动脉开口位于主动脉的右前壁。

(一)左冠状动脉

左冠状动脉开口于左冠窦侧壁内面的1/3处,主要供应左半心,其主干位于肺动脉起始部与左心耳之间,长0.5~3cm,管径0.4~0.7cm,左冠状动脉主干分为前降支和回旋支。

1. 前降支 是左冠状动脉主干的直接延续,在前室间沟内走行,其末端可绕过心尖至后室间沟。供应左、右心室壁的一部分和室间隔的前上2/3。其主要分支为:

(1)前室间隔支:是前降支的特有标志,有6~10支不等,起自前降支的中远段,形如垂柳状排列,进入室间隔,供应室间隔的前2/3。

(2)对角支(左心室支):为前降支的最大分支,有2~6支不等,其中管径最宽的一支与前支呈斜角相交,供应左心室前侧壁。有的对角支起自左冠状动脉干,成为左冠状动脉的第三支,即中间支。

(3)右心室支:为前降支向右侧发出的数个相互平行而细小的分支,供应前室间隔附近的右心室部分。其中第一分支为左圆锥支,分布到右心室流出道和肺动脉根部,与左冠状动脉的右圆锥支吻合,即圆锥环。

2. 回旋支　自左冠状动脉主干发出后,在左房室沟向后绕行,与身体冠状面约成 45° 角,供应左心室外侧壁,左心房壁和右心室的一部分前壁和下壁。主要分支为:

(1)心室支:自回旋支向前发出,供应左心室的外侧壁,其数目不定,沿心左缘走行的一支位置比较固定,并且较为粗长,称为钝缘支或左缘支,钝缘支前发出的心室支称为左心室前支,供应左心室前侧壁;钝缘支后发出的心室支称为左心室后支。

(2)心房支:自回旋支发出向后走行,至左心房表面,分别自右心房发出左心房前支和左心房后支。

(二) 右冠状动脉

右冠状动脉开口于右冠窦,主要供应右心室和心脏的膈面。其主干在肺动脉起始部和右心耳之间进入冠状沟,向右下走行,绕右心缘至心脏膈面,继续沿冠状沟向左,到达房室交点,主要分支为:

1. 右圆锥支　为其第一较大的分支,起点距右冠状动脉开口约 2cm,向前上方走行,分布于右心室流出道和肺动脉根部。

2. 右心室支　为向心尖方向走行的分支,供应右心室游离壁。最恒定的分支是锐缘支,沿心脏右缘向右心室尖部走行。在锐缘支近侧的 1~2 支心室支称为右心室前支,锐缘支远侧称为右心室后支。右心室支供应右心室前侧壁、前壁和后壁。

3. 后降支　又称为后室间隔支,为右冠状动脉主干的终支,由“U”形弯曲或稍前方发出,沿后室间沟下达心尖部。供应室间隔后下 1/3 和左右心室的后壁。

4. 左心室后支　此支为左冠状动脉主干的另一终支,起自“U”形弯曲,在冠状沟内向左走行。供应左心室后壁的部分或全部。

5. 房室结支　房室结支在“U”形弯曲顶点或稍前方发出，经室间隔后下部向上走行，供应左房室结及邻近的组织。

6. 心房支　心房支有1~5支，右心房前支较为恒定。起自右冠状动脉近段，向后向上走行，至上腔静脉根部，供应左心房和右心耳，右心房前支若供应窦房结则称为窦房结支。右心房后支常从锐缘支后方的主干发出，供应右心房侧壁和后壁。

二、造影技术

(一) 造影体位

1. 左冠状动脉造影常用体位

(1) 右前斜+头位(右肩位)：探测器置于右前斜(RAO) 30°~50°位置，并向头侧倾斜(CRA) 15°~30°，显示左前降支中、远段及左主干，抬高并重叠回旋支影像。

(2) 右前斜+足位(肝位)：探测器置于右前斜(RAO) 30°~50°位置，并向足侧倾斜(CAU) 15°~30°，能较好地显示左主干、前降支和回旋支关系，展示左主干及回旋支较好。

(3) 左前斜+头位(左肩位)：探测器置于左前斜(LAO) 20°~45°位置，并向头侧倾斜(CRA) 20°~30°，显示前降支与回旋支夹角、分支走向及其中、远段为主。

(4) 左前斜+足位(蜘蛛位)：探测器置于左前斜(LAO) 45°~60°位置，并向足侧倾斜(CAU) 15°~30°，显示左主干、中间支、前降支及回旋支分叉部及其各支近段为主。

(5) 头位：探测器向头侧倾斜(CRA) 30°~45°，显示前降支(近、中、远段)、间隔支、对角支。

(6) 尾位：探测器向足侧倾斜(CAU) 30°~45°，显示左主干、前降支近段、回旋支(近、中、远段)、钝缘支。

2. 右冠状动脉造影常用体位

(1) 左前斜(LAO) 30°~50°：此位置常作为右冠状动脉造影

插管体位，又作为摄影体位。一般情况下，右冠状动脉于此位常呈“C”字形切线显示。

⑵右前斜（RAO）30°~45°：此位置下X射线几乎与心脏的右房室沟垂直，即与右冠状动脉中段主干垂直，右冠状动脉常呈“L”形显示，分布于房、室两侧的分支易于区分，但后降支和左心室后支重叠，有时不易分辨。

⑶正位+头位（CRA）15°~25°：常作为左、右前斜位的补充摄影体位，用于展开后降支和左心室后支。

（二）造影操作和对比剂参数

冠状动脉造影　经股动脉或桡动脉穿刺，现在主要采用桡动脉穿刺，将冠状动脉专用造影导管分别选择性地插入左、右冠状动脉开口行冠状动脉造影。采用手推注射对比剂，一般为5~7mL。

三、图像处理

（一）冠状动脉血管腔内影像检查技术

1. 血管内超声（intravascular ultrasound，IVUS）　血管内超声是将微型化的超声换能器通过导管技术置入血管腔内，再经电子成像系统显示血管断面的形态。因此，血管内超声可提供血管的横截面图像，不仅可以观察管腔的形态，还可以观察管壁的结构，直接显像位于管壁上的病变。

2. 光学相干断层成像（optical coherence tomography，OCT）　光学相干断层成像是一种应用近红外光干涉的成像技术，其原理是通过记录不同深度生物组织的反射光，由计算机构建出易于识别的血管图像。与血管内超声相比，光学相干断层成像有极高的分辨力，在评价易损斑块和指导支架置入，尤其是在急性冠脉综合征（acute coronary syndrome，ACS）等冠心病的诊疗领域日益受到关注。

（二）冠状动脉血管腔内功能检查技术

1. 冠状动脉血流储备分数 是指存在狭窄病变情况下的冠状动脉提供给心肌的最大血流量与理论上无狭窄病变情况下心肌所获得的最大血流量之比，其结果介于0（完全闭塞且没有侧支循环）和1（没有功能学意义狭窄）之间。通过压力导丝实际测量能够真实反映当前情况下心肌灌注/缺血程度，提示血管重建的必要性和价值。

2. 冠状动脉定量血流分数 定量血流分数是一种基于造影评估冠状动脉狭窄功能学意义的方法，通过冠状动脉造影血管三维重建与血流动力学分析，辨别功能学上的血管狭窄程度，其诊断精度与传统的冠状动脉造影相比有显著提高，同时，因其不使用压力导丝，减少了侵入性损伤的发生率及手术费用。

四、相关病变介入治疗

（一）经皮冠状动脉腔内成形术

经皮Seldinger穿刺冠状动脉造影，导丝通过狭窄段后，先注入对比剂显示导丝进入狭窄血管的情况，位置准确后深插导丝至病变血管远端，将球囊导管沿导丝送入狭窄段，确定球囊准确位于狭窄段后即可开始扩张，用压力泵或手推稀释的对比剂充胀球囊，透视下可见狭窄段对球囊的压迹，如压迹正好位于球囊的有效扩张段，则可继续加压注射，直至压迹消失，一般每次扩张持续10秒，可重复2~3次，撤出球囊导管时应将其抽真空，以利于通过导管鞘，扩张结束后，复查血管造影，确保血管成形良好后结束治疗。由于单纯球囊扩张术再狭窄率高，所以目前绝大多数病例采用冠状动脉支架置入术。

（二）经皮冠状动脉支架置入术

经皮Seldinger穿刺后行冠状动脉造影，用导丝穿过狭窄段，将球囊导管沿导丝送入狭窄段并完成球囊扩张成形术。复看冠状动脉造影结果和球囊扩张时所摄影片，确认狭窄两端的解剖位置，选择合适长度及大小的支架，沿导丝输送准确到位后释放支架，通过球囊扩张使其贴壁良好，确保支架植入效果满意后结束治疗。

（三）经皮冠状动脉腔内旋磨术

经皮冠状动脉腔内旋磨术对于冠状动脉重度钙化球囊无法扩张的病变是一种极为有效的介入治疗方法，采用呈橄榄形带有钻石颗粒旋磨头的导管在冠状动脉血管内高转速、选择性地去除纤维化或钙化严重的动脉硬化斑块，旋磨后的斑块被磨成微小颗粒，直径平均为 5μm，小于红细胞直径，存留于血液循环中，有待机体自然清除。经皮 Seldinger 穿刺后行冠状动脉造影，用导丝穿过狭窄段，将旋磨头沿导丝送入钙化病变处高速旋磨，重复 2~3 次后，复查造影查看旋磨效果，再行球囊扩张和支架置入。

（罗来树　余建明　何玉圣　郭建新　李 博　杨晓鹏）

第五节　腹部的介入诊疗技术

一、血管解剖

（一）动脉系统

1. 腹主动脉　胸主动脉经膈肌的主动脉裂孔进入腹腔，改名为腹主动脉，至第 4 腰椎体平面分为左、右髂总动脉，其直径约 20mm。腹主动脉的分支包括脏支和壁支。脏支有腹腔动脉、肠系膜上动脉、肠系膜下动脉、肾动脉、肾上腺动脉和精索内（或卵巢）动脉。壁支有膈下动脉、腰动脉和骶中动脉。

2. 腹腔动脉 腹腔动脉在胸 $_{12}$~腰 $_{1}$ 椎体间起自腹主动脉的腹侧,通常分为三支:胃左动脉、脾动脉和肝总动脉。胃左动脉较细,在胃小弯的幽门处与胃右动脉吻合;脾动脉来自腹腔动脉的左支,为三支中最粗大的一支,沿胰的上缘左行,经脾肾韧带达脾门,分数支入脾,脾动脉沿途发出许多胰支,分布于胰体和胰尾;肝总动脉分别发出肝固有动脉和胃十二指肠动脉,肝固有动脉发出肝左、右动脉供应肝脏的血液。

3. 肠系膜上动脉 肠系膜上动脉起自腹主动脉的开口下方约 0.5~2.0cm 处,自腹主动脉的侧壁发出,开口处相当于胸$_{12}$~腰$_{1}$ 椎体间隙平面。其主干向右下方斜行,并呈凸向左侧的弓形,末端至右髂窝。

4. 肠系膜下动脉 肠系膜下动脉在腰 $_{3}$ 椎体水平自腹主动脉前壁偏左发出,开口距肠系膜上动脉约 3cm。分支有左结肠动脉、乙状结肠动脉、直肠上动脉,供养左半结肠及直肠。

5. 肾动脉和肾上腺动脉 肾动脉在腰 $_{1}$~腰 $_{2}$ 椎体高度起自腹主动脉,因腹主动脉偏左,右肾动脉较长;受肝的影响,右肾低于左肾 1~2cm。肾上腺动脉有上、中、下三支,分布于肾上腺的三个部分,肾上腺上动脉起自膈下动脉,肾上腺中动脉起自腹主动脉,肾上腺下动脉起自肾动脉。

6. 睾丸(卵巢)动脉 起自腹主动脉的前外侧壁,肾动脉稍下方。睾丸动脉经腹股沟管环进入腹股沟管供应睾丸的血液,卵巢动脉在小骨盆上缘处进入卵巢悬韧带,供应卵巢的血液。

7. 膈下动脉 腹主动脉于胸 $_{12}$ 椎体处发出膈下动脉,向上分布于膈的腰部。膈下动脉起始点、支数有变异,有时可见同一起始点。

8. 腰动脉 起自腹主动脉的后壁,通常有 4 对,分别经第1~4腰椎体前面或侧面，在腰大肌的内侧面分出背侧支和腹侧支。

9. 骶正中动脉　起自腹主动脉分叉处的后上方，经第4~5腰椎、骶骨、尾骨的前面下行，向两侧发出腰最下动脉。

(二) 静脉系统

1. 下腔静脉　下腔静脉为单一的大静脉，收集膈肌以下的腹、盆腔和下肢的静脉血液。左、右髂总静脉在第5腰椎平面汇合成下腔静脉。沿脊柱右旁上行，经膈肌的腔静脉裂孔进入胸腔达右心房。其上行途中接纳腹、盆壁组织各支静脉的血液回流。

2. 肝静脉　包括肝左静脉、肝中静脉和肝右静脉，分别接受肝左、中、右叶的血液。

3. 门静脉系统　由肠系膜上静脉和脾静脉在腰$_1$~腰$_2$椎体平面汇合而成，主干向右上走行入肝门。门静脉主干分左、右支，再经5~6级分支终于肝窦。门静脉收集脾静脉、胃冠状静脉、肠系膜上静脉和肠系膜下静脉的血液。

二、造影技术

(一) 手术操作

1. 动脉系统采用Seldinger技术，行股动脉或肱动脉穿刺插管。对不同器官进行相应的插管，行选择或超选择性动脉造影。

2. 下腔静脉采用Seldinger技术，行股静脉或肘正中静脉、颈内静脉穿刺插管。对不同器官进行相应的插管，行选择或超选择性动脉造影。

3. 门静脉系统采用经皮肝穿刺门静脉造影。

(二) 造影参数选择

腹部各血管的注射参数见表9-4。

表 9-4 腹部各血管的注射参数

检查部位	速率 /(mL/s)	总量 /(次 /mL)	压限 /PSI
腹主动脉	15~20	35~40	600~900
腹腔动脉	6~7	18~25	300~500
肝动脉	5~6	15~18	300~500
肠系膜上动脉	5~7	15~20	200~300
肠系膜下动脉	3~4	9~12	200~300
肾动脉	5~6	10~15	200~300
下腔静脉	10~15	25~30	600~900

(三) 造影体位

常规取正位成像,必要时加摄斜位或侧位像。

三、图像处理

1. 补偿过滤器 腹部在侧腹部及肝的横膈膜处,以及消化道内的气体过多,容易产生饱和状伪影,应作对应的密度补偿滤过,可用铅、含铅丙烯、增感纸、黏土、树脂等各种材料。

2. 呼吸移动性对策 腹部由于腹式呼吸及肠管的蠕动,容易产生运动性伪影,使得减影图像模糊。此时可以训练受检者屏气,或注入抑制肠蠕动的药物。训练呼吸状态,使其在屏气状态下采集图像。

3. 清洁肠道,减少异物伪影 在腹部 DSA 的检查中,尽量做好清洁肠道工作。在受检者进入检查前,应去除受检者身体上的金属异物及对图像质量有影响的物品,同时也要防止一些监护设备的连接线进入采集图像区,以提高图像质量。

四、相关病变介入治疗

肝病变的介入治疗

1. 肝癌的灌注治疗 经导管动脉灌注术(transcatheter

arterial infusion, TAI）是经导管动脉内灌注药物，以提高靶器官药物浓度而不增加外周血药物浓度的方法。临床用于治疗恶性实体瘤、动脉痉挛或闭塞导致的缺血性病变、动脉内新鲜血栓形成的溶栓治疗等。因为药物疗效不仅与自身的药理作用和病变对药物的敏感性有关，还与病变局部的药物浓度和药物与病变接触的时间长短等因素有关，所以应用灌注技术进行肿瘤治疗具有良好的效果。

具体方法：采用 Seldinger 技术进行股动脉穿刺，并置放 5F、6F 的动脉鞘，以导丝作向导将 5F 的 RH 导管送入腹主动脉，然后在主动脉弓部进行“塑形”。在腰$_1$椎体水平将导管插入腹腔动脉，然后进入肝固有动脉，进行肝动脉造影，了解肝动脉的供血、肿瘤染色情况，同时采用延时造影，观察门静脉是否通畅。依据肿瘤不同的位置，可进行超选择性造影，了解肝左、右叶的肿瘤分布情况。有时常规肝动脉造影不能发现肝肿瘤的染色情况，考虑肿瘤有其他来源的血供，需要进行肠系膜上动脉、膈动脉或其他动脉的造影。确定肿瘤的供血动脉后，将药物持续性地灌注至靶血管。有的受检者采用一次冲击性灌注，常用 30 分钟或几个小时将药物注完；有的受检者采用长期药物灌注，多指 48 小时以上持续或间断性灌注，需要在体表埋入注射泵，以持续注射化疗药物。

2. 肝癌的栓塞治疗 经导管动脉栓塞术是在影像设备的导引下，经导管向靶血管内注入或送入栓塞物质并使之闭塞，中断血供，从而达到预期治疗目的的介入治疗技术。根据不同病变和治疗目的，栓塞物质可从毛细血管、分支至主干逐级栓塞，也可三者同时被栓塞。栓塞术对病变治疗作用的机制主要是：阻塞靶血管使肿瘤或靶器官缺血坏死。因肝是特殊的脏器，受肝动脉和门静脉双重血流支配，其比率被认为是 1∶3，而肝细胞癌几乎只受来自肝动脉血流的支配，所以采用栓塞术进行肝癌的治疗。

具体方法：与肝动脉造影一样。明确肿瘤的供血血管，将导管或微导管插入肿瘤血管内，选用相应的栓塞剂进行栓塞。目前对肝肿瘤的栓塞大部分采用碘油加抗肿瘤药物。有时使用微粒材料（明胶海绵颗粒或PVA颗粒）进行栓塞。边注射栓塞剂，边观测栓塞剂的流动状态及肿瘤着色情况，防止栓塞剂对非靶组织的栓塞。

3. 肝海绵状血管瘤的介入治疗　较小的肝海绵状血管瘤多无症状，瘤体增大后可伴有压迫症状，表现为腹部不适、餐后饱胀感等症状。多因体检行影像学检查或其他手术时发现。它是肝的良性肿瘤，若肿瘤直径<5cm、无症状者，不需要手术治疗，定期复查、随诊。如有明显症状、肿瘤邻近主要血管或不能排除肝癌，则可考虑手术切除。肿瘤直径5~10cm时，建议择期手术切除；如肿瘤位于肝边缘，有发生外伤破裂大出血的可能性，建议早期手术切除；肿瘤直径>10cm时，一般建议行手术切除。对于多发血管瘤的受检者，可考虑逐一切除或切除联合捆扎术。若受检者一般情况不能耐受手术，可考虑介入栓塞治疗。

具体方法：与肝动脉造影一样，了解肝动脉的供血情况及血管瘤的染色情况。造影显示为团状或丛状扩大的血管影，类似爆米花改变为特征性变。根据瘤体不同的位置，可进行超选择性造影。确定血管瘤与载瘤动脉的关系，采用碘油加无水酒精进行栓塞治疗。无水酒精注入血管瘤内使血管内壁的内皮细胞变性坏死，使血管闭塞。而碘油本身是一种栓塞剂，同时也起到引导栓塞的量与范围的目的。栓塞时注意栓塞剂的漂移，防止非靶组织产生栓塞。

4. 肝硬化、门静脉高压的介入治疗　经颈静脉肝内门腔内支架分流术（transjugular intrahepatic portosystemic stent-shunt，TIPSS）是治疗肝硬化、门静脉高压、食管-胃底静脉曲张破裂出血的一种介入手术。主要用于治疗肝硬化门静脉高压症，近期发生食管-胃底静脉曲张破裂大出血者；内科治疗欠佳、不能接受外科手术者；断流术后再出血，顽固性腹水，布-加综合征，肝移植前的术前准备者。

具体方法：①颈内静脉穿刺，常规消毒铺单后进行右颈内静脉穿刺，置入导管鞘。②建立门-腔静脉间肝内穿刺通道，在透视下将导管插入下腔静脉近端，行下腔静脉造影，观察肝静脉开口。在透视引导下，选择 RUPS-100 穿刺针进行穿刺。③门静脉造影及扩张肝内穿刺通道，当穿刺针进入门静脉后，用导丝引导插入导管，进行门静脉造影，评估门静脉的血流状态，并测量其大小、离肝静脉远端的距离。④用适当的球囊进行扩张，建立肝内门-体静脉通道。⑤支架置入（在门静脉和肝静脉内放置适当的支架），根据上述的评估与测量，选择合适的支架，透视下释放支架并造影复查。

5. 胆道梗阻的介入治疗 胆道梗阻的临床症状主要为全身皮肤黄染、巩膜发黄，皮肤瘙痒并进行性加重。产生原因有先天性梗阻和病变阻塞胆道性梗阻。病变阻塞为炎症、结石、肿瘤及腹部肿块等。常见处理方式为开放性手术、ERCP 和经皮肝穿刺胆道造影及引流术（percutaneous transhepatic cholangio drainage，PTCD）。

具体方法：术前禁食 2~4 小时，必要时术前 30 分钟应用镇静剂。手术时应参照影像学资料，确定最佳穿刺引流途径和体位。按常规消毒铺巾，局麻并确定进针方向和深度后，应用 PTC 穿刺套针，平静呼吸下屏气穿刺，到位后嘱咐受检者平静浅呼吸，退出针芯，接注射器并回抽液体观察是否为胆汁，如未到达靶部位，则在透视下边退针边回抽液体，直至到位，停止退针。然后，注射对比剂至胆管显影，沿针鞘送入导丝，固定住导丝并退出套针，沿导丝引入引流导管；验证引流通畅后即固定引流管并装接引流袋，完成 PTCD 手术。若梗阻部位持久，短时间不能消除者，可置入胆道支架，维持其引流功能。

6. 肾动脉造影及肾动脉栓塞　肾动脉造影用于了解肾血管性病变、肾外伤、不明原因的大量血尿、肾性高血压、肾结核或肿瘤手术前明确病变范围等。肾动脉栓塞用于治疗肾出血或减少手术出血等。

具体方法：采用股动脉穿刺进行腹主动脉造影，了解双肾动脉的供血情况，先对患侧肾动脉进行造影，了解肾动脉各分支及病变情况，再将导管转向对侧肾动脉，采用同样的方式对肾动脉进行造影评估。双侧肾动脉造影结束后，再对病变侧肾动脉进行造影。明确病变后，采用明胶海绵加对比剂或弹簧圈对病变动脉进行栓塞。当栓塞至病变血管产生断流时栓塞结束，约 3~5 分钟后进行造影复查，了解栓塞情况。

7. 腹主动脉瘤的腔内治疗　当腹主动脉因某种原因产生局限性扩张，其直径超过正常值 1.5 倍时，称为腹主动脉瘤。腹主动脉瘤一旦形成，管壁变薄，往往会自发破裂，导致受检者迅速死亡。手术治疗是一种有效的方法，但手术创伤大，并发症多，死亡率高。根据腹主动脉瘤累及的范围分 A、B 两型，A 型只累及腹主动脉，B 型累及腹主动脉的同时也累及髂动脉，累及髂总动脉者为 B1 型，累及髂总动脉及髂外动脉者为 B2 型。不同类型的动脉瘤采用相应的治疗方式。

具体方法：根据术前的 CTA 检查决定手术入路，在局麻下进行股动脉切开，做好阻断股动脉的准备，以便股动脉破裂出现大出血时能及时进行阻断，防止意外事件的发生。切开股动脉，插入导管鞘，将有标记的猪尾巴导管插入腹主动脉内进行造影。造影关键是要能观察到腹部的所有血管，主要包含双侧的肾动脉，以防支架置入时肾动脉被覆盖，同时也要包含双侧的髂内、外动脉，评估瘤体对髂动脉累及的程度。在超滑超硬导丝的引导下,将腹膜支架输送系统送入腹主动脉内,在透视下,将带有标记的支架送到相应的血管位置,确认无误后进行支架的释放。若为B型动脉瘤,应置入"Y"型支架,但要注意分支支架的对接点。支架释放后进行造影,了解支架置入后血管的形态,有无渗漏情况。

8. 下腔静脉滤器置入术 下腔静脉滤器是防止肺栓塞的一种装置。任何内外科疾病产生下肢血液回流变慢、血液高凝状态等,都有形成深静脉血栓及肺动脉栓塞的可能。下肢深静脉血栓(deep venous thrombosis,DVT)是一种常见病,也是发生肺栓塞可能性最大的一种疾病。为了防止较大的血栓进入肺动脉产生肺栓塞而死亡,应在下腔静脉内置入滤器。

具体方法:通过股静脉穿刺将猪尾巴导管插入下腔静脉远端,进行下腔静脉造影,了解下腔静脉的形态、大小及肾静脉开口位置,确立滤器置入位置。不同形式的滤器置入的操作方式也不同,但一般滤器应放在肾静脉下方2~3cm处,防止血栓堵塞肾静脉导致肾衰竭而死亡。若血栓所在位置较高,在肾静脉开口或上方,则滤器应放在肾静脉开口上方,采用右颈内静脉穿刺,将猪尾巴导管通过右心房进入下腔静脉,进行造影。确立滤器植入位置后植入滤器。

(罗来树 余建明 何玉圣 郭建新 李 博 杨晓鹏)

第六节 盆腔的介入诊疗技术

一、血管解剖

(一) 动脉系统

腹主动脉在腰$_4$椎体平面分成左、右髂总动脉,于骶髂关节平面处分成髂内和髂外动脉。髂内动脉从髂总动脉分出后分为脏支和壁支，脏支供应盆腔内各脏器血液，其分支有膀胱上动脉、膀胱下动脉、子宫动脉、阴部内动脉和直肠下动脉，其中阴部内动脉常是髂内动脉的延续支；壁支主要供应臀部肌肉血液，分出髂腰动脉、骶外侧动脉、臀上动脉、臀下动脉和闭孔动脉等。髂内动脉有丰富的吻合支，当髂内动脉闭塞后，可见以下侧支循环形成：直肠上、下动脉沟通；直肠中、上动脉沟通；腹壁下动脉与闭孔动脉、骶中动脉、骶外侧动脉沟通；腰动脉与髂腰动脉、股动脉的旋股支及其穿支沟通；两侧子宫动脉、卵巢动脉沟通等。髂外动脉主要分支有腹壁下动脉和旋髂深动脉两支，髂外动脉沿腰大肌内侧缘下降，经腹股沟韧带的深面至股前部，移行为股动脉。

(二) 静脉系统

髂静脉是盆腔和下肢静脉血液回流的主干，双侧髂总静脉约于第 5 腰椎体平面的右侧，汇合成下腔静脉，沿脊柱上行，最终注入右心房。右髂总静脉位于骶髂关节前方，于同名动脉后方，几乎呈直线与下腔静脉连续；左侧髂总静脉较长，在腰 $_5$ 椎体前方类似直角注入下腔静脉。髂内静脉起自坐骨大孔上方，至骶髂关节前与髂外静脉汇成髂总静脉，髂内静脉通常无瓣膜，接纳盆腔脏器和盆壁的静脉血，其属支与同名动脉伴行。

髂外静脉为股静脉的延续，起自腹股沟韧带下缘的后方，沿小骨盆入口边缘与同名动脉伴行。右侧初始走行位于动脉的内侧，向上逐渐转至动脉背侧；左侧全程位于动脉的内侧。

二、造影技术

(一) 手术操作

1. 动脉造影 常用的方法是经皮股动脉穿刺插管，使用 Seldinger 技术。导管插入后于腹主动脉远端(约腰 $_4$ 椎体上缘)

行两侧髂总动脉造影，再行单侧髂总动脉造影及髂内或髂外动脉造影。

2. 静脉造影

(1)顺行性静脉造影：经皮穿刺下肢静脉或表浅静脉注射对比剂进行造影。

(2)逆行性静脉造影：采用 Seldinger 技术经皮股静脉穿刺插管，将导管置于患侧髂静脉注射对比剂进行造影。

(二) 造影参数选择

选用非离子型对比剂如 320mgI/mL 的碘佛醇、370mgI/mL 的碘普罗胺等。腹主动脉远端造影：对比剂用量为 20~25mL，速率 15~18mL/s，400~600PSI；髂总动脉造影：对比剂用量为 18~20mL，速率 10~12mL/s，400~900PSI；髂内和髂外动脉造影：对比剂用量为 10~12mL，速率 6~8mL/s，300~500PSI；髂内和髂外动脉的分支造影（子宫动脉、膀胱动脉及卵巢动脉）：对比剂用量为 6~8mL，速率 2~3mL/s，200~300PSI。

静脉造影因采用的造影方式不同，其参数不同。顺行性静脉造影采用为 50~60mL，速率 1mL/s，100PSI；逆行性静脉造影对比剂用量 10~15mL，速率 8~10mL/s，200~300PSI。

(三) 造影体位

常规采用正位，必要时加摄斜位。观察髂总静脉与下腔静脉关系，采用标准侧位。

三、图像处理

由于呼吸运动及肠道的蠕动，腹部及腹腔内的气体和高密度物质对图像质量有很大的影响。在行 DSA 检查前应清洁肠道，手术前排空膀胱，必要时进行导尿，防止含有大量对比剂的尿液影响图像质量。去除受检者身体上的金属异物及对图像质量有影响的物品，防止一些监护设备的连接线进入图像采集区，提高图像质量。

四、相关病变介入治疗

(一) 子宫动脉栓塞术

子宫动脉栓塞术(uterine arterial embolization,UAE)即在局部麻醉下行股动脉穿刺,以导丝作向导,将导管超选择性插至子宫动脉并注入栓塞剂的一种技术,用于子宫肌瘤、子宫腺肌病、产后出血和一些急性子宫出血的治疗。既保留了子宫,同时又避免了手术,是目前妇产科常规采用的介入手术方式。相应的禁忌证如心、肺、肝、肾等重要器官病变;凝血功能障碍;妇科急性炎症;严重动脉硬化;盆腔有手术史(因盆腔侧支循环不丰富);严重盆腔动脉畸形;子宫脱垂、妊娠、张力性尿失禁;不能排除子宫恶性肿瘤等。

具体方法:采用 Seldinger 技术进行股动脉穿刺,并置入 5F、6F 的动脉鞘,以导丝作向导,将 5F 的 RH 导管送入腹主动脉,在主动脉弓部进行塑形,抵达髂总动脉的分支处进入相应的髂内动脉,然后超选择性地进入髂内动脉,继而进入子宫动脉或采用专用的子宫栓塞导管送入靶血管。先在髂总动脉进行造影,再选择性地进入左侧髂内动脉造影,了解子宫动脉起始点,经导丝引导将导管插入子宫动脉。确认子宫动脉的供血情况后,注入栓塞剂进行栓塞。左侧栓塞结束后行造影复查,评估栓塞程度与效果,退出导管,进行右侧髂内动脉造影,同上述方法,进入右侧子宫动脉,进行栓塞并造影复查。

(二) 直肠癌的化疗药物灌注术

由于直肠癌发展缓慢,早期无症状,就诊时已是中晚期。采用直肠癌的化疗药物灌注术可使受检者的生存质量和生存期明显提高。

1. 适应证及禁忌证 直肠癌的各期及手术后或复发者都

可以进行此项治疗，只要受检者能耐受，无禁忌证。

2. 具体方法　采用 Seldinger 技术进行股动脉穿刺，并置入 5F、6F 的动脉鞘，以导丝作向导，将 5F 的导管送入腹主动脉，先进行选择性肠系膜下动脉造影，然后进行超选择性直肠上动脉造影，确认病变部位后注入化疗药物。灌注完毕后，将导管插入左或右髂内动脉进行造影，找出直肠下动脉的供血并行药物灌注，再行另一侧髂内动脉造影，找出直肠下动脉的供血并行药物灌注。

（罗来树　余建明　何玉圣　郭建新　李 博　杨晓鹏）

第七节　四肢 DSA 技术与介入治疗

一、血管解剖

（一）上肢血管

1. 上肢动脉　双侧上肢动脉都是锁骨下动脉的延续，自近至远分别发出椎动脉、胸廓内动脉、甲状颈干、肋颈干和腋动脉。腋动脉位于腋窝深部，出腋窝后改名为肱动脉。腋动脉主要分支有胸肩峰动脉、胸外侧动脉、肩胛下动脉等。肱动脉行至肘窝中点分为桡动脉和尺动脉两大支，分别沿桡骨和尺骨走行并发出分支，桡动脉末端与尺动脉的掌深支构成掌深弓，尺动脉末端与桡动脉的掌浅支构成掌浅弓，再由深、浅两弓分出掌心动脉、掌背动脉和掌指动脉。

2. 上肢静脉　上肢的浅静脉变异较大，深静脉的分支、走行与同名动脉伴行。深、浅静脉均有静脉瓣。头静脉自前臂的背侧桡侧转入前臂掌侧，经上臂在锁骨下进入腋静脉或锁骨下静脉。贵要静脉沿前臂后面尺侧上行再沿上臂内侧走行，进入肱静脉或腋静脉。肘正中静脉连接头静脉和贵要静脉，接受前臂正中静脉。

(二) 下肢血管

1. 下肢动脉 髂外动脉出腹股沟续为股动脉，分支动脉有股深动脉(旋髂浅动脉、旋股外动脉、穿支动脉等)，股动脉在腘窝处改名为腘动脉，主要分支有膝上、中、下动脉、胫前动脉和胫后动脉。胫前动脉下行延续为足背动脉，末端形成足背动脉弓和足底深支；胫后动脉为腘动脉的直接延续，主要分支有腓动脉、胫骨滋养动脉、足底外侧动脉等。其中，足底外侧动脉与胫前动脉的足底支吻合成足底动脉弓。

2. 下肢静脉 主要有浅静脉、深静脉和交通静脉。浅静脉位于皮下组织和深筋膜外，深静脉与同名动脉伴行，深、浅静脉之间有交通静脉连接。浅静脉主要由小隐静脉和大隐静脉构成：小隐静脉起自足背外侧缘静脉，沿外踝后方上行，在膝关节注入腘静脉；大隐静脉起自足背内侧缘静脉，沿大腿内侧上行注入股静脉。下肢静脉均有静脉瓣。

二、造影技术

(一) 手术操作

1. 动脉造影 四肢动脉造影大多采用股动脉穿刺，部分采用肱动脉或桡动脉穿刺，应用 Seldinger 插管技术，根据不同的部位，把相应导管插入靶血管进行造影。

2. 静脉造影

(1) 顺行性静脉造影：经皮穿刺下肢静脉或表浅静脉注射对比剂进行造影。

(2) 逆行性静脉造影：采用 Seldinger 技术经皮股静脉或肘正中静脉穿刺插管，将导管置于患侧股静脉或肘正中静脉注射对比剂进行造影。

(二) 造影参数选择

1. 动脉造影

上肢动脉：对比剂浓度为 40% 的离子型对比剂，或相应浓度的非离子型对比剂。根据导管头所在位置，采用不同的造影参数(表 9-5)。

表 9-5 四肢 DSA 诊疗技术注射参数

检查部位	速率 /(mL/s)	总量 /(次 /mL)	限压 /PSI
锁骨下动脉	5~6	12~15	300~400
腋动脉	3~4	10~12	250~300
髂总动脉	12~15	20~25	500~600
髂外动脉	8~10	15~20	500~600
股动脉	5~6	10~12	300~400
上腔静脉	10~12	15~20	400~600
下腔静脉	12~15	20~30	400~600

2. 静脉造影 顺行静脉造影时，采用非离子型对比剂按 1∶1 稀释后使用，对比剂用量 60~80mL/ 次，注射速率 1~1.5mL/s，注射压力 100PSI。注药曝光，当对比剂流入髂静脉时，嘱受检者作 Valsalva 功能试验，观察下肢静脉瓣的功能情况。逆行静脉造影时，根据穿刺点不同，造影参数不同。股静脉穿刺，对比剂用量 10~15mL，注射速率 6~8mL/s，压限 300~400PSI。

上、下肢动静脉造影均可选用 DSA 脉冲方式成像，采集速率为 2~3 帧 /s。曝光采集至毛细血管期显示为止。

下肢动脉造影应注意注射延迟还是曝光延迟，延迟的时间为多少，应根据不同病变而定。不同类型的血管病变，对动脉血流的影响很大。有动静脉瘘者，血流速度明显加快，采集时间应提前即注射延迟；下肢动脉闭塞症者，血流速度明显减慢，采集时间应适当延迟即曝光延迟。正常对比剂在下肢动脉内流动速度约 5~15cm/s，根据正常下肢的血液灌注时间，可大致确定不同部位的最佳采像时间。

在实际工作中，因病变的程度、范围，以及导管头所在血管的位置不同，注射对比剂的时间也不同，应根据具体情况而定。对于下肢动脉阻塞性病变，造影时应注射对比剂后进行曝光采集，延时时间要长，具体数字则应根据具体情况而定。采用步进式血管造影、对比剂跟踪血管造影技术，对于下肢动脉造影的成像质量有帮助。

（三）造影体位

上肢血管造影常规取正位，必要时加侧位和斜位，上肢外展，尽量使上肢中心与探测器中心一致。

下肢血管造影常规取正位，必要时加侧位和斜位。足底部的血管应采用头位加斜位，展示整个足底血管情况。双下肢同时造影，使双下肢并拢，足尖向上，双足间加密度补偿器，同时进行肢体上、下端的固定，提高图像质量。

三、图像处理与重建

（一）步进式血管造影技术

步进式血管造影技术是一次性注射对比剂，通过自动跟踪造影获得整个下肢血管及分支的图像，解决了普通数字减影血管造影技术需要分段、多次采集才能达到的效果。其优势就是能在一次性注射对比剂的同时获得整个下肢的图像，减少了对比剂的用量，同时也减少了受检者接受的 X 线辐射，缩短了造影时间。其缺陷是对比剂的跟踪和采集速度难以协调，单次造影时间长，易产生运动伪影。

其方法是：先固定肢体，对肢体造影范围进行测定，防止遗漏。通过控制导管床移动速度的调速器和曝光手闸，注射对比剂进行跟踪造影，先进行蒙片采集，再回到起点，一边注射对比剂一边进床，使对比剂流速与床移动的速度相同，同时采集图像，再做减影处理，获得实时减影图像。也可以先注射对比剂跟踪造影后进行蒙片采集，再减影处理。

导管床的移动速度是技术员通过调速手柄来控制的，使导管床的移动速度与对比剂在下肢动脉血管中的流动同步，因此，能否合理正确使用调速手柄是造影成功的关键。

（二）图像拼接技术

图像拼接技术就是将数张有重叠部分的图像（可能是不同时间、不同视角或者不同传感器获得的）拼成一幅大型的无缝高分辨率图像的技术。图像的拼接主要包括以下 4 个步骤：①图像的预拼接，即确定两幅相邻图像重合的较精确位置；②特征点的提取，即在基本重合位置确定后，找到待匹配的特征点；③图像矩阵变换及拼接，即根据匹配点建立图像的变换矩阵并实现图像的拼接；④图像的平滑处理，通过图像拼接技术，能将单次采集的多段造影的下肢动脉图像拼接成一幅下肢动脉的全程图像。对下肢血管病变能进行直接、完整的观察，有利于临床的诊断与介入治疗。

（三）图像优化的措施

由于四肢形状不同、粗细长短不一，尤其下肢，X 线成像区域密度相差很大，容易造成 DSA 成像中饱和性伪影，造成成像区域的图像缺失。因此，必须使用密度补偿，使成像区域的 X 线强度分布趋于一致，以便获得优质的图像。下肢血管造影时，在下肢插入与肢体厚度相反的补偿器（采用均质橡胶），同时对肢体上、下端进行固定，既可以减少运动伪影，也可以减少饱和伪影，提高图像质量。

四、相关病变介入治疗

（一）血管闭塞性疾病的介入治疗

1. 动脉闭塞的血管腔内成形术 动脉闭塞可分为急性动脉闭塞症和慢性动脉闭塞症。临床上可有动脉腔缓慢闭塞而形成的闭塞性动脉硬化症（ASO）和闭塞性血栓血管炎（TAO）两种疾病，后者称为 Buerger 病。一般说，ASO 这种动脉硬化症高龄受检者比较多，并伴有全身动脉系统广泛的动脉硬化，也可看到粥样硬化斑块，通过 DSA 造影，动脉阻断处可见“虫蛀”的影像。受检者主要表现为肢体不同程度的缺血症状，轻者以痉挛为主，通过药物治疗可以解除；重者导致缺血坏死，需要进行外科手术治疗。TAO 多发生于青壮年，以下肢足部和上肢腕手部的末梢动脉多见。典型征象多为肢体动脉节段性狭窄或闭塞，病变部位多局限于肢体远段，而近侧血管则未见异常。

经皮经腔内血管成形术又称“腔内血管成形术”（PTA），是将球囊置于狭窄的血管处，球囊内注入含有对比剂的液体，对球囊进行加压使之膨胀并扩张，持续一段时间，约 2~3 分钟，反复多次。对狭窄闭塞的血管进行扩张，使血管再通。当球囊扩张后，血管可能再狭窄，则需要行支架植入术。PTA 加内支架植入术是目前血管成形的主要技术，支架植入术是将支架置于狭窄或闭塞的血管管腔内，依靠支架膨胀力支撑管腔并保持开通。

对于四肢血管来说，产生闭塞或狭窄的血管主要以下肢血管为主，上肢血管狭窄较少见。上肢血管以锁骨下动脉的起始部较为多见，下肢血管的狭窄及闭塞以广泛性多见。没有介入治疗技术时，常采用截肢的外科手术进行治疗，对受检者的生活质量影响较大。随着介入技术的发展，对于闭塞性的血管病变，目前多提倡采用介入的方式进行治疗。

治疗方法：采用 Seldinger 技术进行股动脉穿刺，并放置 5F

或 6F 的动脉鞘，以导丝作向导，将 5F 的猪尾导管插入腹主动脉远端进行造影，观察双侧髂动脉的供血情况，再通过导管塑形，使用导丝引导，将导管插入病变侧血管，进入病变侧血管时，应更换成单弯导管，沿着血管下行直至闭塞端。下肢血管的闭塞或狭窄一般从健侧穿刺，有时也采用病变侧穿刺。对闭塞狭窄的血管采用导丝引导，当导丝通过狭窄的血管后，使用球囊对其扩张，扩张后再次造影了解血管开通情况，必要时植入支架。支架植入后，应进行下肢全程造影，了解狭窄的血管再通情况以及远端血管的通畅情况。

2. 静脉闭塞

(1)深静脉血栓形成后遗症（PTS）的介入治疗：深静脉回流障碍并血栓形成后，由于瓣膜的破坏和回流障碍而导致的系列临床综合征。临床表现为腿部疼痛、刺痒感，下肢颜色加深。严重时皮肤营养性改变，形成难愈性溃疡，影响生活质量。

治疗方法：先行顺行性下肢静脉造影，了解下肢静脉回流及侧支循环情况，闭塞的位置与程度，确认治疗方案。再通过腘静脉或大隐静脉穿刺，用导丝引导，将导管插入股静脉，通过造影了解狭窄的股、髂静脉。再用导丝导管通过狭窄的血管，直至下腔静脉，再进行造影，判断闭塞的静脉回流情况，狭窄的程度与长度。确认回流通道正常后，再用相应的球囊对狭窄的血管进行扩张，最后根据病变的需要，植入相应的支架。造影复查静脉的再通情况。

(2)髂静脉压迫综合征介入的治疗：髂静脉压迫综合征是髂静脉受压和 / 或存在腔内异常粘连结构所引起的下肢和盆腔静脉回流障碍性疾病。髂静脉压迫不仅造成静脉回流障碍和下肢静脉高压，成为下肢静脉瓣膜功能不全和浅静脉曲张的原因之一，而且可继发髂 - 股静脉血栓形成，是静脉血栓好发于左下肢的潜在因素。

治疗方法：采用 Seldinger 技术进行股静脉穿刺，并放置 5F 或 6F 的动脉鞘，以导丝作向导，将 5F 的标志猪尾导管插入股静脉至髂外静脉进行造影，评估髂外静脉、髂总静脉和下腔静脉的血流情况，了解髂总静脉受压的程度、位置，测量其狭窄的宽度与长度，进行球囊扩张。复查造影，观察髂静脉血流的改善情况。若扩张后血流改善不明显，可植入相应大小的支架，再行造影评估髂静脉血流的改善情况。

（二）急性血管闭塞的溶栓及取栓术

下肢动脉急性血栓闭塞是由于心脏或动脉内脱落的血栓或因动脉病变而在短时间内形成的血栓完全阻塞下肢动脉，造成下肢急性缺血，并出现相应的临床表现。血栓溶解术是经导管向血栓内直接注入溶栓药物，使血栓溶解，让闭塞的血管再通的一种技术。

治疗方法：选择性股动脉穿刺作为溶栓导管入路，经健侧髂动脉翻越腹主动脉分叉部，先行腹主动脉远端、双下肢动脉造影，明确动脉管腔狭窄的部位和程度，血栓闭塞的位置，患肢侧支循环情况，健侧血管情况等。使用猪尾导管或多功能导管作为溶栓导管，将导管插入血栓或尽量靠近血栓，以 50 万 U 尿激酶溶于 50mL 0.9% 生理盐水中，缓慢推注，边溶栓边造影，观察溶栓的效果。经造影证实血栓部分溶解后，再进一步将导管向前推进，尽量插入血栓内，继续灌注尿激酶。每次溶栓，术中共注入尿激酶 30 万 ~50 万 U。经造影证实患肢血管部分通后，可使用专用的溶栓导管，插入栓塞段的血管中，返回病房，以尿激酶 2 万 ~5 万 U/h 持续泵入，共治疗 2~3 天，再在 DSA 下造影复查溶栓的效果。若仍有大量的血栓存在，则采用取栓术。

短期溶栓治疗失败后，可用 Fogarty 导管在 X 线透视下行动脉取栓术。若血管闭塞程度严重，再行球囊扩张成形术（PTA）及支架置入术治疗。

（三）血管异常分流的栓塞术

血管栓塞术（TAE）是向动脉注入栓塞物质，使血管暂时或永久闭塞的方法。用于外伤性出血、肿瘤术前栓塞、动静脉畸形的栓塞等。

1. 动脉瘤 动脉瘤可由动脉硬化、外伤、先天性发育缺陷所引起，对于四肢血管的动脉瘤，以外伤性多见。在临床上以超声检查为主要手段，必要时采用CTA进一步明确血管瘤的大小及与载瘤动脉的关系。通过DSA的造影可发现外伤血管的部位、出血情况及与载瘤动脉的关系。通过栓塞术可有效地对靶血管进行栓塞，以达到非手术治疗的目的。

治疗方法：对于四肢的动脉瘤，不论上肢或下肢，目前多采用Seldinger技术进行股动脉穿刺，并放置5F的动脉鞘，以导丝作向导，将5F的单弯导管插入相应的动脉进行造影，观测动脉的供血情况；再通过超选择性插管，进入动脉瘤的载瘤动脉。根据病变情况、治疗目的采取相应的栓塞措施，如直接采用栓塞术进行栓塞，用弹簧圈或明胶海绵对载瘤动脉进行栓塞；采用覆膜支架覆盖载瘤动脉，切断动脉瘤的供血，达到非手术治疗的目的。

2. 血管发育不良 动脉、静脉、毛细血管由于发育障碍，产生的各种血管畸形，如动静脉畸形、小血管发育畸形等。目前介入治疗主要用于动静脉畸形，通过栓塞术对畸形静脉甚至载瘤动脉进行栓塞，达到治疗目的。

动静脉畸形的临床表现为患侧肢体肿胀麻木，局部有血管扭曲、扩张，有血管杂音，以多普勒超声诊断为主。DSA造影可见供血动脉增粗，小血管数目增多并扭曲，静脉显影提前。对于这种畸形的血管，外科手术因创伤面积大而不被接受，目前介入材料与技术的发展，采用介入治疗更具有优势。对于畸形的动脉用弹簧圈进行栓塞，毛细血管湖采用黏胶进行栓塞。

治疗方法：采用 Seldinger 技术进行股动脉穿刺，并放置 5F 的动脉鞘，以导丝作向导，将 5F 的单弯导管插入相应的动脉进行造影，观察畸形动脉的供血情况；再进行超选择性造影，明确病变瘘口及范围。将导管送至瘘口的近端动脉，根据造影结果，选择合适的弹簧圈进行栓塞。若一个弹簧圈不够，可选用多个弹簧圈进行栓塞，但大小必须合适，太小容易进入瘘口远端的静脉内，太大则不能卷曲成形，也不能很好地栓塞血管。栓塞结束后再次造影明确栓塞结果。若有多支动脉供血，对一支血管栓塞达不到效果，则可对多支畸形血管进行栓塞。

（罗来树　余建明　何玉圣　郭建新　李 博　杨晓鹏）

第十章 非血管性的介入治疗技术

第一节 管腔狭窄成形及支架介入治疗

一、食管成形与支架置入术

食管是一条由肌肉组成的，连接咽喉到胃的食物下行的通道。因某些因素导致食管狭窄，进食困难，利用球囊对其狭窄段进行扩张，使其管腔扩大并且使管腔通畅以利于食物通过的方法为食管成形。一般是食管癌的癌组织逐渐增大堵塞食管腔，但是又没有办法进行手术治疗或者受检者拒绝手术以及其他的治疗，为了帮助受检者进食，而采取的一种将食管腔扩大并置入支架的技术为食管支架置入术。

二、气管成形与支架

气管成形与内支架成形术通过气管插管，利用球囊对其狭窄段进行扩张，使其管腔扩大并使管腔通畅，达到有效通气的技术。主要应用于晚期肿瘤合并气道狭窄的病例，是一种在内外科、放疗均无较好的对策时采用的姑息性治疗方法。此方法创伤小、安全、有效，尤其对改善严重呼吸困难立竿见影。支架留置后，不但恢复了通气，而且恢复了语言功能，从根本上提高了受检者的生存质量。

三、输卵管再通术

选择性输卵管造影(selective salpingography,SSG)及输卵管介入再通术(fallopian tube recanalization,FTR)是在子宫输卵管造影(HSG)的基础上,对输卵管不通或通而极不畅的受检者,在X线下,通过导管、导丝的推进、扩张、分离等作用,使输卵管疏通至伞端的介入治疗技术。目前该技术已替代传统的子宫输卵管造影和通水诊疗阻塞性输卵管不孕症。

具体方法:受检者手术时间选择在月经干净后3~7天内,取截石位,消毒后铺单,检查子宫位置,用宫颈钳固定子宫。先用双腔气囊子宫输卵管造影导管将导管插至子宫腔,在X线导向下行子宫输卵管碘水造影,透视下观察输卵管阻塞的部位、程度、子宫角部形态与骨性标志之间的关系,以明确子宫大小、形态及输卵管的阻塞部位、程度。然后取出双腔气囊管,选择适当角度的同轴导管送入宫颈管,保证外导管在子宫峡部。经5F同轴导管送入3F微导管或0.64mm细导丝,在阻塞处较轻柔地往返推移,并逐渐推进,亦应手法配合导管送入输卵管中远段,直至通畅。粘连严重者,每月重复一次治疗,连续3个月,术后常规静脉滴注抗生素预防感染;若加压注射时受检者疼痛难忍,应停止注射。双侧输卵管阻塞者,对侧也可用此法再通。再通后复行SSG。选择性输卵管造影及再通术诊断输卵管阻塞准确、简便、安全,再通率高,受检者易接受治疗,是输卵管性不孕症尤其是输卵管近端阻塞受检者首选的一种快捷、有效的诊疗方法。

(罗来树 余建明 何玉圣 郭建新 李 博 杨晓鹏)

第二节 经皮穿刺引流术

一、经皮胆道穿刺引流术

引流术是指临床上运用医学手术技术将人体内异常的流体物质清除出来的方法。介入放射学中的引流技术是在影像引导下进行经皮穿刺,将人体组织器官内的生理管道或体腔内的病理性积液、积血或积脓等诊断或治疗性引出来的技术。临床主要用于:

1. 经皮肝穿刺胆道引流术 胆道梗阻会引起胆汁排出受阻,胆道压力增高,造成皮肤巩膜黄染;还会造成肝细胞肿胀,导致肝细胞功能受损,甚至多器官功能障碍。通过胆汁引流降低胆道内的压力,改善肝功能,缓解受检者的痛苦,提高受检者的生存质量。分外引流和内引流的方式,对于恶性梗阻性黄疸受检者,术中导丝不易经过狭窄,将胆汁引入体外的方式为外引流。多侧孔导管远端通过狭窄区将胆汁引入肠道者为内引流,这种方式近似生理性胆汁引流,对肠道功能的影响较小。

2. 其他病变的引流 如尿路梗阻,肝、脾及肾脓肿,肝及肾囊肿或囊性变等。

二、经皮肾穿刺引流术

通过穿刺针经皮肤进入肾盂,并将穿刺针刺入扩张的肾盂或脓腔内,将病理性积液、积血或积脓等引流到体外,达到诊断或治疗的目的。

(罗来树 余建明 何玉圣 郭建新 李 博 杨晓鹏)

第三节 椎间盘突出的介入治疗

一、经皮穿刺椎间盘射频消融术

腰椎间盘突出症是指腰椎间盘纤维环破损，髓核突出，压迫邻近的韧带和神经根后引起的一系列腰痛或下肢疼痛的综合征。病变严重时将影响受检者的劳动力和生活质量。

腰椎间盘突出的介入治疗：在影像设备定位下通过穿刺针到突出的椎间隙内，通过精准定位至突出的椎间盘组织，然后用视频消融针对突出的椎间盘进行消融，通过射频升温，使突出的椎间盘变性坏死，从而解除局部的压迫，消除症状。

二、经皮椎体成形术

经皮椎体成形术(percutaneous vertebroplasty，PVP)是一种新的脊柱微创技术，在影像设备监视下，经皮椎体穿刺的方法，通过椎弓根或直接向椎体内注入骨水泥(聚丙烯酸甲酯，PMMA)，以达到增强椎体的强度和稳定性，防止塌陷，缓解腰背疼痛，甚至部分恢复椎体高度的目的。经皮椎体成形术主要用于治疗各种原因引起的椎体压缩性骨折或肿瘤浸润引起的疼痛，并增加椎体强度，但不能缓解神经根或脊髓压迫的症状，也不能抑制肿瘤的生长。相对于传统开放式椎体外科手术，受检者的痛苦小、术后恢复快。经皮椎体成形术后疼痛感立刻减轻，甚至消失，可下地活动、行走，提高受检者的生活质量。

三、经皮椎间盘孔镜切除术

经皮椎间盘孔镜切除术是将一个配有灯光、成像及工作通道的孔镜系统,在患者身体的侧方或者后方,经过椎间孔放置于突出的椎间盘部位,在内镜直视下可以清楚地看到突出的髓核、受压的神经根、硬膜囊和增生的骨组织,然后使用各类抓钳,经过工作通道,摘除突出的髓核组织,镜下去除骨质,切除增生的黄韧带,射频消融电极,修复破损的纤维环。在X线影像设备的引导下,进行精准定位,确认病变的椎间盘,然后使用孔镜系统进行相应的治疗。这一技术具有康复时间较短,术中舒适度较高,术后可以尽早进入工作岗位等优点。

(罗来树　余建明　何玉圣　郭建新　李 博　杨晓鹏)

第四节　经皮穿刺活检术

一、经皮穿刺肺组织活检术

经皮穿刺肺组织活检术是在X线透视下或CT指导下定位,用细针刺入病变的局部,抽取部分的细胞或组织,再将这些病变的细胞或组织进行病理学检查,来明确诊断。主要用于:①肺内始变性病变,尤其是位于周边,用其他方法不能确诊的受检者;②双侧病变或不能手术的恶性病变,需要病理学类型诊断指导的放疗或化疗受检者;③为了确定肺内转移性病灶的性质。较常见的并发症为气胸、出血,但用细针进行穿刺的并发症甚少。

二、经皮穿刺骨组织活检术

经皮穿刺骨组织活检术是在X线透视下或CT指导下定位,用骨穿针刺入病变局部,抽取部分细胞或组织,再将这些病变的细胞或组织进行病理学检查,来明确诊断。骨骼穿刺须用较粗的骨穿针，可诊断骨肿瘤，肿瘤骨转移及其他相关性病变。

（罗来树　余建明　何玉圣　郭建新　李　博　杨晓鹏）

第五节　经皮穿刺肿瘤消融术

一、经皮穿刺肿瘤射频消融术

射频消融的原理是利用高频电流（>10kHz）使活体中组织离子随电流变化的方向发生振动，从而使电极周围有电流作用的组织离子相互摩擦产生热量，而导致组织凝固性坏死。通过影像引导将射频电极针准确穿刺到肿瘤靶区，消融开始后电极针周围的离子在交替电流的激发下发生高频振荡，离子相互摩擦、碰撞产生热量，射频消融温度可达到80~100℃，在局部温度达到45~50℃时组织脱水，活体细胞的蛋白质变性，细胞膜崩解，达到70℃时热量的沉积超过肿瘤细胞所耐受的温度，致使细胞质内、线粒体酶以及核酸组蛋白复合物的蛋白质凝固变性，细胞产生凝固性坏死，达到杀死肿瘤细胞的目的。

二、经皮穿刺肿瘤激光消融术

微波消融的原理是微波作用于组织时，由于组织自身吸收大量的微波能，使得被作用组织内部迅速产生大量的热量，肿瘤因高热而瞬间热凝固坏死。由于人体主要是由水、碳水化合物、蛋白质等极性分子和大量细胞内外液中的钾、钠、氯带电离子等成分组成，极性分子和带电离子是在微波场的作用下产生热效应的物质基础，极性分子的转动可产生位移电流，而带电离子的振动产生传导电流，极性分子和带电离子在微波场的状态、运动形式和产热方式有一定的不同，组织中的水分子、蛋白质分子等极性分子在微波场的作用下激烈振动，造成分子之间的相互碰撞、摩擦，将一部分动能转化为热能，使组织温度升高，称为生物的偶极子加热。

细胞内外液中的钾、钠、氯离子等带电离子在外电场的作用下会受电磁力的作用而产生位移，带电离子受到微波交变电场作用后，随微波频率而产生振动，在振动过程中与周围其他离子或分子相互碰撞而产热，称为生物体的离子加热。在活体组织内的微波消融主要是通过水、蛋白质等极性分子的旋转摩擦产热来进行热消融的。

三、经皮穿刺肿瘤冷冻术

冷冻消融的原理基于气体节流效应（焦耳 - 汤姆逊原理），即高压气体流经小孔后，在膨胀空间内产生急剧膨胀，吸收周围的热量，使其周围温度发生显著降低。通过冷冻及复温对肿瘤组织、细胞进行物理性杀灭。冷冻消融治疗的机制可分为冷冻破坏、升温破坏、微血管破坏和免疫调控机制。冷冻初期，细胞外冰晶形成，细胞内水分进入细胞外，引起细胞内渗透压上升，细胞内脱水，失去水分的细胞变得皱缩，细胞膜和细胞器因此受损。随着冷冻的继续加深，细胞内形成冰晶，细胞器（如线粒体、内质网）相继发生不可逆性损伤，当温度降低到 –15℃或以下时，细胞内出现不均匀性冰核，当温度降至 –40℃时，细胞内形成均匀性冰晶，细胞膜也损伤，最后导致细胞死亡。因不同组织细胞对冷冻的抵抗力不同，所耐受的温度也不同，一般认为，引起细胞死亡的临界温度是 –40℃。

细胞内冰晶形成是致死性的，冰晶越大，破坏越严重。升温过程中，细胞外间隙冰晶溶解，成为低渗状态，水再进入细胞内，引起细胞肿胀，导致细胞膜破坏。冷冻导致血管收缩，血流减缓，血小板凝集，微血栓形成，阻断血流，造成组织缺血缺氧，导致肿瘤细胞缺血坏死。肿瘤细胞反复冻融后，细胞破裂、细胞膜溶解，促使细胞内处于遮蔽状态的抗原释放，刺激机体产生抗体，肿瘤细胞死亡，肿瘤对机体的免疫抑制状态解除，提高了机体抗肿瘤免疫的能力，从而启动对肿瘤细胞的免疫杀伤作用。影响冷冻灭活的要素主要有冷冻温度、冷冻时间、冷冻次数、冷冻速率以及复温方式。

（罗来树 余建明 何玉圣 郭建新 李 博 杨晓鹏）

第十一章　磁共振成像检查技术基础

MR成像以检查部位为依据，兼顾大部分有鉴别意义的疾病类型，提出各部位成像检查的基本原则，适用于各级医院及各种不同类型的MR成像检查设备。

本指南采用统一的写作体例结构，包括适应证、射频线圈、检查体位及成像中心、MRI平扫（含定位像及扫描范围、扫描序列和成像平面、扫描基线及相位编码方向）、增强扫描（含对比剂剂量及注射速率、扫描序列和成像平面、扫描时相）、MR成像参数及其注意事项等，并附定位图（图中箭头代表扫描方向），以提供各部位的清晰检查方法。

第一节　磁共振成像检查的安全性

一、磁共振成像检查的安全性

1. 静磁场的安全性　密切关注投射效应及体内植入物的兼容性。

2. 梯度磁场的安全性　包括周围神经刺激、肌肉刺激在内的生物效应以及强大的噪声。

3. 射频磁场的安全性　主要表现为致热效应。

4. 孕妇MRI检查安全性 建议妊娠3个月内的孕妇谨慎应用MRI检查。

5. MRI对比剂 安全性已得到验证，但尚需关注其急性不良反应、肾脏相关不良反应、钆沉积，建议特殊人群使用最低剂量、最低风险组对比剂。

6. 不良心理反应。

二、磁共振成像检查原则

1. 受检者检查体位的选择原则。

2. 射频线圈的选择原则 兼顾检测范围、检测深度与图像质量，应用合适的表面线圈。

3. MR成像中心的选择原则 确保检查部位置于线圈中心，并尽量与磁场中心重合。

4. MRI检查平面的选择原则 典型序列多个成像平面。

5. MRI扫描序列的选择及相位编码方向的设置原则 典型平面多个序列成像。

6. MR成像参数的设置原则 在确保MR图像足够信噪比和空间分辨力的前提下，尽量缩短扫描时间。

7. 应用技术的选择原则 为了提高图像质量、减少MR伪影、缩短成像时间，选择相应的应用技术。

（周学军 李真林 倪红艳 路 青 周高峰 孙建忠 汪启东 丁金立 夏春潮 刘小明）

第二节　磁共振成像检查前准备

一、磁共振成像检查禁忌证

(一) 绝对禁忌证

有下列情况者，不宜行 MRI 检查。

1. 体内装有不兼容磁性的心脏起搏器、不兼容磁性的心脏金属机械瓣膜、不兼容磁性的血管金属支架。

2. 术后留置不兼容磁性的金属血管夹。

3. 体内植入不兼容磁性的电子耳蜗等电子装置者。

4. 体内植入磁性的金属药物灌注泵、神经刺激器者。

5. 可疑眼内磁性金属异物。

(二) 相对禁忌证

下列情况者，在做好风险评估的前提下，衡量病情与检查的利弊关系后，慎重考虑检查。

1. 检查部位有金属置入物，如血管止血夹、人工关节、固定钢板等。

2. 带有呼吸机及心电监护设备的危重受检者。

3. 装有胰岛素泵的受检者。

4. 妊娠 3 个月以内的早孕受检者。

5. 幽闭恐惧症受检者。

6. 高热受检者。

二、磁共振成像检查前准备

1. 认真阅读并核对 MRI 检查申请单。

2. 详细询问病史。

3. 确认受检者无禁忌证 填写磁共振成像的安全筛查表。

4. 去除随身携带的金属物品。

5. 详细介绍MRI检查 具体包括:①详细讲述MRI检查过程。②按检查部位要求,耐心训练受检者的呼吸状态。③告知增强扫描受检者,注入对比剂后的不适状况及需要配合的问题。

6. 婴幼儿、烦躁受检者的适量镇静。

7. 特殊准备 如腹部及盆腔常规MRI检查前必须空腹,并禁食、禁水4小时以上;MRCP检查前受检者,禁食、禁水6小时以上,必要时口服胃肠道阴性对比剂以突出胰胆管信号;增强检查前的相关准备。

在以上准备的基础上,MRI技术人员还需为受检者选择并连接合适的表面线圈,设置恰当的检查体位,定位激光灯开启前务必嘱咐受检者闭眼;根据检查目的,确定最佳扫描方案,进行MRI扫描及扫描后处理;完成扫描后,务必帮助其离开检查床并安全撤离磁体室。

(周学军 李真林 倪红艳 路 青 周高峰 孙建忠 汪启东 丁金立 夏春潮 刘小明)

第十二章 头颈部磁共振成像检查技术

第一节 颅脑 MR 检查技术

颅脑 MR 包括颅脑 MRI、颅脑 MRA、鞍区 MRI、脑桥小脑三角 MRI 及其功能学成像。所有检查选用头部正交线圈、头部多通道相控阵线圈或头颈部联合线圈；采用仰卧位，头先进，取标准头颅正位，眉间作为成像中心，并与线圈中心重合。

一、颅脑 MR 检查技术

1. 适应证 ①颅脑外伤，尤适用于 CT 检查阴性者；②脑血管性疾病，如脑梗死、脑出血、脑血管畸形；③颅内占位性病变，如良恶性肿瘤、囊肿等；④颅内感染与炎症；⑤脑部退行性病变；⑥脑白质病变；⑦颅脑先天性发育异常、脑积水、脑萎缩；⑧颅骨骨源性疾病。

2. MRI 平扫

(1)定位像及扫描范围：三平面定位像，范围自小脑下缘至颅顶，包括全脑。

(2)扫描序列和成像平面

1)基本检查序列：横断面 T_2WI、T_1WI、T_2flair 序列，矢状面 T_2WI 或 T_1WI 序列。

2)辅助检查序列：脂肪抑制横断面 T_2WI 或 T_1WI 序列，横断面 DWI、DTI、PWI(含 DSC-MRI 或 3D ASL)、BOLD、SWI 序列,MRS 序列。

(3)扫描基线

1)横断面:平行于胼胝体嘴部与压部的连线,见图 12-1A。

2)矢状面:平行于大脑正中矢状面,见图 12-1B。

3)冠状面:平行于脑干,见图 12-1C。

(4)相位编码方向:横断面及冠状面采用左右方向,矢状面采用前后方向。

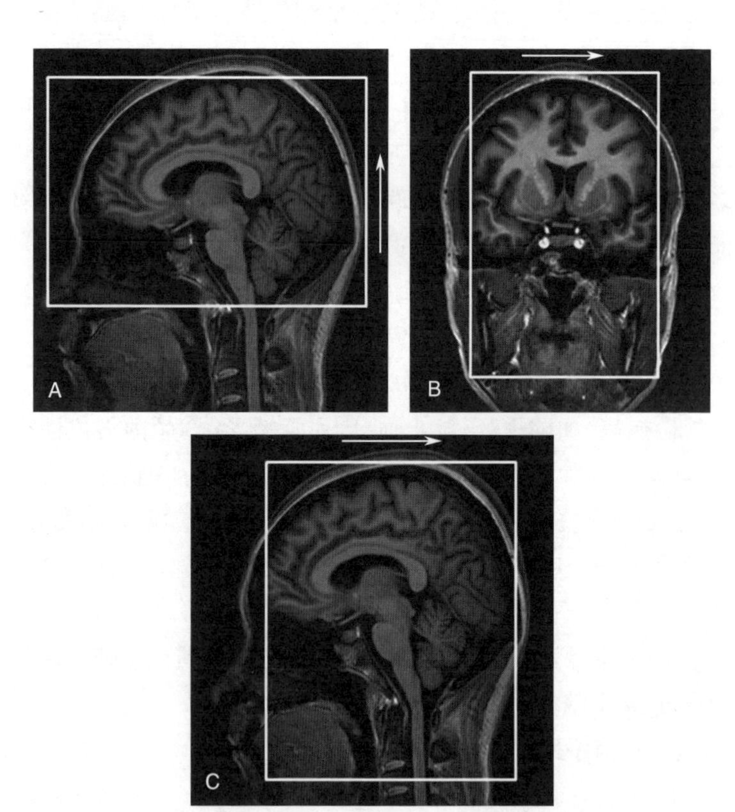

图 12-1　颅脑 MRI 定位图

A. 横断面定位;B. 矢状面定位;C. 冠状面定位

3. 增强扫描

(1) 对比剂剂量及注射速率：采用钆对比剂（如 Gd-DTPA），常规剂量为 0.1mmol/kg 体重，以 0.5~2.0mL/s 速率静脉注射，注射完对比剂后等速注射 15~20mL 生理盐水。

(2) 扫描时相、扫描序列和成像平面：注射完对比剂后开始增强扫描，采用横断面、矢状面、冠状面脂肪抑制 T_1WI 序列，扫描层面与平扫保持一致，或各向同性的 3D T_1WI 序列。

(3) 灌注扫描：对比剂剂量同常规增强，静脉注射速率为 3.0~5.0mL/s。先启动 DSC-MRI 序列扫描，在 2~3 时相扫描后快速注射对比剂，随后注入 15mL 生理盐水。完成扫描后再针对病灶并兼顾横断面、冠状面、矢状面作 T_1WI 延迟扫描。

4. 推荐颅脑 MR 成像参数见表 12-1。这些参数包括重复时间（repetition time，TR）；回波时间（echo time，TE）；反转时间（inversion time，TI）；翻转角（flip angle，FA）；扫描视野（field of view，FOV）；矩阵（matrix）；扫描层厚（slice thickness）及层间隔（slice gap）；激励次数（number of excitations，NEX）；接收频带宽度（band width，BW）；回波链长（echo train length，ETL）等。

5. 注意事项

(1) 标准颅脑体位设计，尤其应注意特殊体型头颅前后中心与线圈中心重合并固定。

(2) 注意各成像参数之间的匹配关系。DWI、DTI、PWI 序列设计时，务必把相位编码方向设置为前后方向，并注意添加局部匀场。

(3) 如某区域 T_1WI 高信号或钆剂增强 T_1WI 时，采用脂肪抑制技术。应用流动补偿技术，在扫描层面范围下方设置预饱和带，消除血流搏动伪影。

(4) 海马 MRI 采用横断面 T_1flair 序列、斜横断面 T_2WI 序列、斜冠状面 T_2flair 序列及各向同性 3D T_1WI 序列，斜横断面、

表 12-1 颅脑 MR 成像参数①

脉冲序列	TR/ms	TE/ms	TI/ms	FA/°	矩阵	FOV/cm	层厚 /(间隔 /mm)	NEX
FSE-T_1WI	300~600	10~15		90	256 × 192	20~24	5/1.5	2~4
T_1flair	1 500~2 000	10~25	700~860	180	256 × 192	20~24	5/1.5	2
FSE-T_2WI	≥ 2 500	90~120		90	256 × 192	20~24	5/1.5	2
T_2flair	≥ 8 000	90~120	2 000~2 500	180	256 × 192	20~24	5/1.5	2
DWI②	≥ 5 000	80~90		90	128 × 128	20~25	4~5/1	2~4
DTI	≥ 8 000	80~90		90	160 × 160	20~25	4~5/0	2~4
DSC-MRI③	1 500	30		90	128 × 128	22~24	3~6/1	1
3D ASL④	3 000	10~20		180	64 × 64	22~24	3~6/0	3
BOLD	3 000	40		90	64 × 64	20~25	5~6/1	1~2
SWI⑤	30~90	7.2~14		20	320 × 320	20~25	2/0	2
3D T_1WI	5~10	2.1~4.5		15	256 × 256	25.6	1.0/0	1

注：①本指南 MR 成像参数为场强 1.5T 或 3.0T MRI 系统参考值；表中空格无内容（下同）。②b 值 =0，1 000~1 500s/mm^2。③设定扫描时相为 40。④PLD=1 500~2 500ms，螺旋状 K 空间填充。⑤ETL=8~12。

斜冠状面基于海马长轴定位。

(5)3D 成像或功能成像进行标准的图像后处理，实现功能像与解剖像的融合。

二、颅脑 MRA 检查技术

根据成像原理不同，颅脑 MRA 可分为 TOF-MRA、PC-MRA、CE-MRA 等。3D 成像采用并行采集技术或压缩感知技术。原始图像均需经三维后处理，MIP 或 VR 图像能清晰显示颅脑血管影像。

(一) 3D-TOF-MRA

1. 适应证　①动脉瘤、动脉血栓、血管瘤等；②动静脉瘘或畸形；③脑血管意外；④烟雾病等。

2. MRI 平扫

(1)定位像及扫描范围：三平面定位像，以 Willis 环为中心，范围从枕骨大孔至半卵圆中心，或根据病变范围而定。

(2)扫描序列和成像平面：采用横断面 3D-TOF 快速梯度回波序列。

(3)扫描基线：与多数颅内动脉走行垂直或成角，或与胼胝体嘴部及压部的连线平行，见图 12-2。

(4)相位编码方向：采用左右方向。

3. 推荐颅脑 MRA 成像参数见表 12-2。

表 12-2　颅脑 MRA 成像参数

脉冲序列	TR/ms	TE/ms[①]	FA/°	矩阵	FOV/cm	层厚 /(间隔 /mm)	NEX
3D-TOF-MRA	20~40	最短	15~25	256 × 224	20~24	1.0~2.0/0	1~2

续表

脉冲序列	TR/ms	TE/ms[①]	FA/°	矩阵	FOV/cm	层厚/(间隔/mm)	NEX
2D-TOF-MRA	20~40	最短	60~70	256×224	20~24	0.6~2.0/0	2
3D-PC-MRA	20~60	最短	10~20	256×256	20~24	0.6~2.0/0	1~2
3D-CE-MRA	20~40	最短	10~20	256×224	20~33	1.2~2.0/0	0.5~1

注：[①] TE 设置为最短的反相位时间，1.5T 一般为 2.4ms，3.0T 一般为 1.2ms。

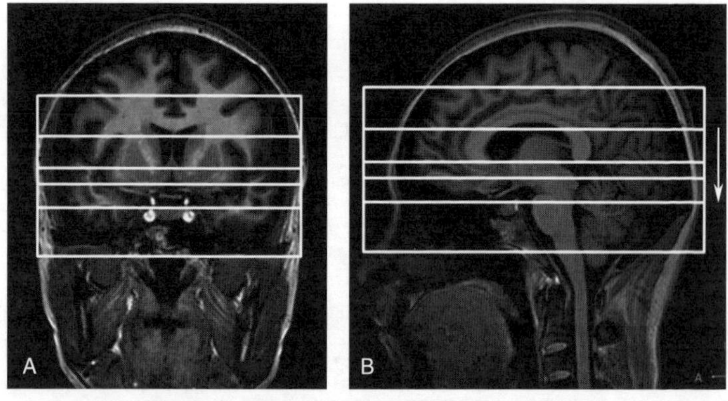

图 12-2　颅脑血管 3D-TOF-MRA 定位图
A. 冠状面定位；B. 矢状面定位

4. 注意事项

(1)扫描方向由上至下。可单个 3D 层块采集或多个 3D 层块重叠扫描。后者扫描时，应有其厚度 25% 的重叠。

(2)TR 的选择需要平衡血流速度，既兼顾流入增强效应，又考虑饱和效应。

(3)应用技术：①在颅顶设置预饱和带，运用流动补偿技术，以增强血流信号及消除流动伪影，但动静脉畸形病例，应取消预饱和带。②添加脂肪抑制和磁化传递，能抑制背景信号强度，但在脑梗死或有金属假牙时，不建议使用。

(二) 2D-TOF-MRA

1. 适应证 ①脑静脉窦先天变异；②静脉窦损伤；③静脉栓塞；④肿瘤性病变压迫、侵袭静脉系统等。

2. MRI 平扫

(1) 定位像及扫描范围：三平面定位像，范围包含双侧乙状窦外缘，最前至上额窦。

(2) 扫描序列和成像平面：采用斜矢状面（或冠状面）2D-TOF 快速梯度回波序列。

(3) 扫描基线：与颅脑正中矢状面大约成 15° 角。

(4) 相位编码方向：斜矢状面采用前后方向，冠状面采用左右方向。

3. 推荐颅脑 MR 成像参数见表 12-2。

4. 注意事项

(1) 如采用冠状面采集，扫描方向由后至前。

(2) FA>70°，可增加血管信号强度。

(3) 应用技术：设置扫描野下方预饱和带，能消除动脉信号。

(三) 3D-PC-MRA

1. 适应证 同 3D-TOF-MRA 及 2D-TOF-MRA。

2. MRI 平扫

(1) 定位像及扫描范围：三平面定位像，范围包括全颅外缘。

(2) 扫描序列和成像平面：采用横断面、矢状面、冠状面 3D-PC 快速梯度回波序列。

(3) 扫描基线：一般采用矢状面扫描，扫描层面与大脑正中矢状面平行。

(4) 相位编码方向：矢状面采用前后方向，横断面及冠状面采用左右方向。

3. 推荐颅脑 MR 成像参数见表 12-2。

4. 注意事项

(1) 根据显示目标血管的不同，设置预饱和带。

(2) 流速编码值设置：较目标血管最大流速高出 20%。颅内动脉流速编码值为 70cm/s；颅内静脉流速编码值为 15~30cm/s。

(四) 3D-CE-MRA

1. 适应证　主要用于颅脑大面积血管病变。可在不同时相观察到动脉或静脉病变，亦可做减影显示病变。

2. MRI 平扫

(1) 定位像及扫描范围：三平面定位像，范围包括大脑动脉环（Willis 环），覆盖两侧颈内动脉或双侧横窦。

(2) 扫描序列和成像平面：采用冠状面或矢状面快速动态采集 3D 梯度回波序列。

(3) 扫描基线

1) 冠状面：平行于脑干或颈内动脉。

2) 矢状面：平行于颅脑正中矢状面。

(4) 相位编码方向：冠状面采用左右方向，矢状面采用前后方向。

3. 增强扫描

(1) 对比剂剂量及注射速率：采用钆对比剂（如 Gd-DTPA），剂量为 0.1~0.2mmol/kg 体重，以 2.2~2.5mL/s 速率静脉注射，注射完对比剂后等速注射 15~20mL 生理盐水。

(2) 扫描序列和成像平面：与平扫保持一致。

(3) 扫描时相：注射对比剂前，先完成一期采集（蒙片）；注射完对比剂后进行连续 2 次以上的动态多期扫描（动脉期和静脉期）。扫描开始时间是 CE-MRA 成败的关键，一般按 Ts=Tt–Ta/2 计算（Ts 是扫描开始时间，Tt 为对比剂达峰时间，Ta 为数据采集时间)。推荐采用 MR 透视技术,当对比剂到达颈内动脉时启动扫描。也可采用时间分辨对比动态增强 MR 血管成像技术,但其空间分辨力稍低于常规静态高分辨力 CE-MRA。

4. 推荐颅脑 MR 成像参数见表 12-2。

5. 注意事项

(1) 冠状面主要用于观察颈内动脉病变,矢状面主要用于观察矢状窦病变。

(2) 图像后处理:注射对比剂后的多期扫描图像减去对应蒙片,即得到高信号的血管影像,再将其进行 MIP,即可获得连续的三维血管像。

三、鞍区 MR 检查技术

1. 适应证　①鞍区肿瘤,如垂体腺瘤、颅咽管瘤、脑膜瘤、动脉瘤等;②鞍区血管性疾病,如视神经通路的海绵状血管畸形、海绵窦血管瘤、异常鞍内动脉等;③颅脑外伤累及鞍区;④鞍区感染与炎症;⑤鞍区肿瘤术后复查;⑥鞍区先天性发育异常;⑦鞍区骨源性疾病。

2. MRI 平扫

(1) 定位像及扫描范围:三平面定位像,范围自前床突至后床突。

(2) 扫描序列和成像平面

1) 基本检查序列:冠状面 FSE-T_1WI、FSE-T_2WI 或 FRFSE-T_2WI 序列,矢状面 FSE-T_1WI 序列。

2) 辅助检查序列:脂肪抑制横断面 T_2WI 或 T_1WI 序列,矢状面 FSE-T_2WI 序列,横断面 DWI 序列。

(3) 扫描基线

1) 冠状面:垂直于垂体窝,且中心层面通过垂体柄,见图 12-3A。

2)矢状面:平行于颅脑正中矢状面,见图 12-3B。

(4)相位编码方向:冠状面采用左右方向,矢状面采用前后方向。

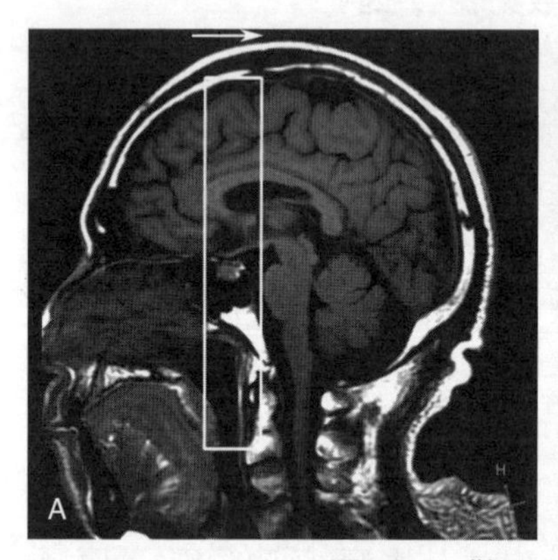

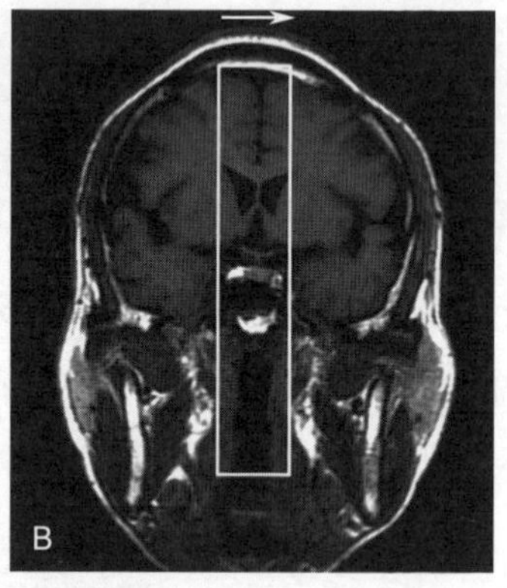

图 12-3 鞍区 MRI 定位图
A. 冠状面定位;B. 矢状面定位

3. 增强扫描

(1)对比剂剂量及注射速率:采用钆对比剂(如 Gd-DTPA),半剂量为 0.05mmol/kg 体重,以 1.0~1.5mL/s 速率静脉注射,注射完对比剂后等速注射 15~20mL 生理盐水。

(2)扫描序列和成像平面:采用矢状面、冠状面脂肪抑制 T_1WI 序列,必要时增加横断面 T_1WI 序列。

(3)扫描时相:注射完对比剂后开始增强扫描,扫描层面与平扫保持一致。垂体微腺瘤及小于 1cm 的垂体瘤需行冠状面 T_1WI-fs 序列动态增强扫描。先采集蒙片,注射对比剂 5 秒后启动冠状面连续成像。单时相采集时间为 20~30 秒,动态采集 6~8 次,总扫描时间 >2min。动态增强扫描完成后,行增强后的矢状面、冠状面 T_1WI 或 3D T_1WI。

4. 推荐鞍区 MR 成像参数见表 12-3。

表 12-3　鞍区 MR 成像参数

脉冲序列	TR/ms	TE/ms	FA/°	ETL	矩阵	FOV/cm	层厚/(间隔/mm)	NEX
FSE-T_1WI	300~500	10~15	90	4	288 × 224	18~20	2~3/0.5	4
FSE-T_2WI	≥ 3 000	90~150	90	10~20	256 × 224	18~20	2~3/0.5	2~4
Dyn①	200~300	6~10	90	4	256 × 224	18~20	2~3/0.3	2
DWI	≥ 5 000	70~80	90		128 × 128	20~25	3~5/1	2~4
3D T_1WI	5~10	2.1~4.5	15		256 × 256	25.6	1.0/0	1

注：① Dyn（Dynamic）即动态扫描（FES-T_1WI）。

5. 注意事项

(1) 层厚设置：随病灶大小设置，一般为2~3mm，如病灶较大，则增加层厚。

(2) 应用技术：①为了减轻血管搏动伪影，根据扫描平面设置相应饱和带；②为了减轻鞍区磁敏感伪影，添加局部匀场；③增强扫描、鉴别鞍区出血性病变或脂肪成分时，需采用脂肪抑制技术。

(3) 图像后处理：动态增强扫描后的原始图像需应用后处理软件进行处理，得到其时间-信号强度曲线（信号增强率），以确定病变性质。

四、脑桥小脑三角MR检查技术

1. 适应证　①脑桥小脑三角肿瘤及肿瘤样病变，如听神经鞘瘤、三叉神经鞘瘤、脑膜瘤、转移瘤、表皮样囊肿等；②颅脑外伤累及脑桥小脑三角；③脑桥小脑先天性发育异常；④面瘫；⑤脑桥小脑三角肿瘤术后复查；⑥内耳道骨源性疾病；⑦内耳发育畸形等。

2. MRI平扫

(1) 定位像及扫描范围：三平面定位像，范围覆盖脑桥上界至延髓枕大孔水平，包括脑桥小脑三角或病变区。

(2) 扫描序列和成像平面

1) 基本检查序列：冠状面FSE-T_1WI、横断面FSE-T_1WI、FSE-T_2WI序列，必要时行矢状面FSE-T_2WI、FSE-T_1WI序列。

2) 辅助检查序列：横断面3D TOF序列、3D FIESTA-C（CISS/B-FFE）序列、3D GRE-T_1WI序列、3D T_2-TSE（SPACE/CUBE/VISTA）序列、DWI序列。

(3) 扫描基线

1) 冠状面：平行于脑干上下长轴线，见图12-4A。

2）横断面：平行于前颅底，见图 12-4B。

3）矢状面：平行于颅脑正中矢状面，见图 12-4C。

(4) 相位编码方向：冠状面和横断面采用左右方向，矢状面采用前后方向。

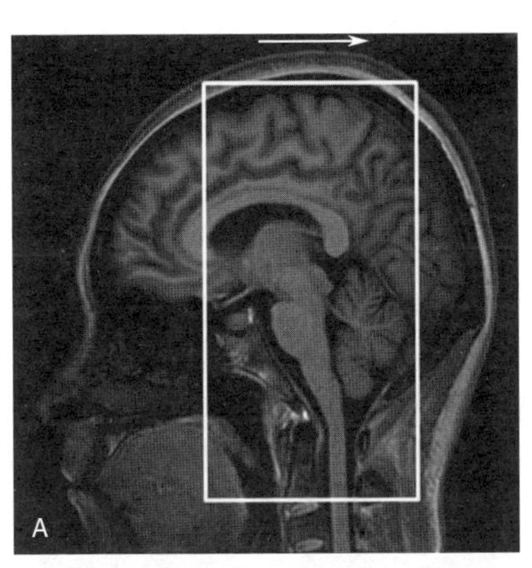

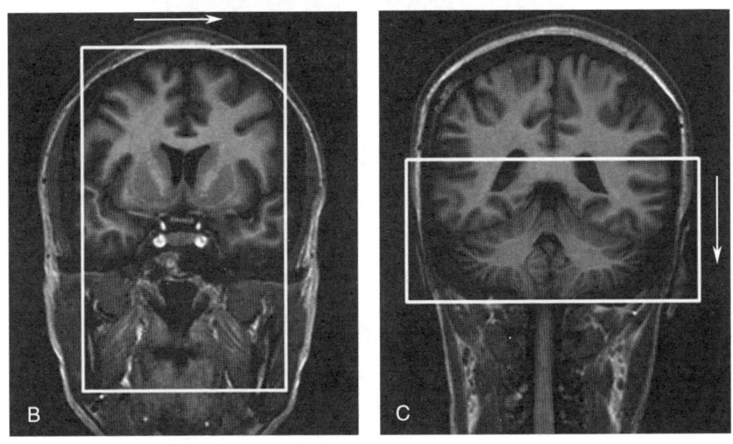

图 12-4　脑桥小脑三角 MRI 定位图

A. 冠状面定位；B. 矢状面定位；C. 横断面定位

3. **增强扫描**

(1) 对比剂剂量及注射速率：同颅脑增强 MRI。

(2) 扫描时相、扫描序列和成像平面：注射完对比剂后即开始增强扫描，采用冠状面、横断面、矢状面脂肪抑制 T_1WI 序列或 3D T_1WI 序列，扫描层面与平扫保持一致。

4. 推荐脑桥小脑三角 MR 成像参数见表 12-4。

5. **注意事项**

(1) 成像参数设置：以薄层、高分辨力扫描为原则。2D 序列层厚为 2.0~3.0mm，3D 序列层厚 0.3~1.0mm。临床怀疑后组颅神经病变的受检者，采用 3D TOF 序列、3D FIESTA-C 序列或 3D T_2-TSE 序列。

(2) 应用技术：①为减轻血管搏动伪影，在 T_2WI 时添加上、下饱和带；②为减轻脑桥小脑三角磁敏感伪影，应添加局部匀场；③ T_2WI 序列扫描时应用脂肪抑制技术，以突出显示病灶。

(3) 图像后处理：3D 序列扫描后，在工作站进行图像后处理，采用 MPR、MIP 技术，并结合原始图像，清晰显示靶神经与血管的空间关系。

五、颅脑 MRI 检查的诊断要求和临床需求

MRI 软组织分辨力高，在大部分情况下可作为颅脑影像学的首选方法。因为灰质中的氢质子存在于水中，而白质中的氢质子大多存在于脂肪内，所以 MR 成像中的正常灰、白质结构分明、层次清晰。多方位 MRI 成像可以清楚显示组织结构间的解剖关系、病变起源和范围，而多参数成像可以通过不同参数提供的不同信息帮助疾病的检测、诊断及鉴别。

诊断要求：①高分辨力脑图像：颅脑 MR 检查需要提供高分辨力的脑图像，以便清晰显示脑组织的细节和病变。②多模态成像：颅脑 MRI 可以生成不同的成像模态，如 T_1WI、T_2WI、

表 12-4　脑桥小脑三角 MR 成像参数

脉冲序列	TR/ms	FA/°	TE/ms	ETL	矩阵	FOV/cm	层厚 /(间隔 /mm)	NEX
FSE-T_1WI	300~600	90	10~20	2~4	288 × 224	18~22	3/0~0.5	2
FSE-T_2WI	≥ 2 500	90	90~140	15~20	256 × 224	18~22	2/0~0.5	2~4
3D TOF MRA	20~30	15	1.2~2.4		320 × 224	18~22	0.8~1.6/0	2
3D FIESTA-C	4~6	60	1~3		512 × 512	18	0.8~1.2/0	4

T_2-FLAIR、DWI、fMRI 等,用于观察不同组织和病变的特征。③多方位成像:头颅 MRI 检查大部分运用常规冠、矢状位、轴位即可满足临床诊断需求。而对于脑内某些结构,则需要加入特殊成像方位,以达到更精确的疾病评估,例如,斜冠状位是海马扫描中的主要扫描方位。

临床常规用于颅脑的 MRI 序列包括 T_1WI、T_2WI、T_2-FLAIR 及 MR 血管成像(MR angiography,MRA)。T_2-FLAIR 是抑制了自由水活动的 T_2 加权成像,脑脊液在序列表现为低信号,能检测出在 T_2WI 中被高信号脑脊液掩盖的病变,对疾病的检出更为敏感。MRA 用于评估颅内和颅外血管,检测动脉瘤、动脉狭窄和脑血管畸形。多种功能序列大大扩展了 MRI 的临床应用范围,可实现病变出现形态变化之前对疾病作出早期诊断,当颅内发生能导致组织内水分子运动改变(主要表现为受限)的病变时(脑肿瘤、超急性期脑梗死及脑脓肿等),DWI 能敏感检测出异常。SWI 对于小静脉的显示有独特优势,利用 SWI 可满足临床诊疗工作中包括脑创伤、血管畸形、脑血管病、退行性神经变性病及脑肿瘤等中枢神经系统疾病的血管评价。

磁共振波谱(magnetic resonance spectrum,MRS)成像是目前唯一无创性检测活体器官和组织代谢、生化、化合物定量分析的技术。在疾病发生的过程中,代谢改变通常优于病理形态改变,MRS 对代谢改变的潜在敏感性高,其所提供的定量化学信息能提供早期病变检测信息,因此 MRS 可辅助如脑肿瘤、感染性疾病等的诊断及鉴别诊断。磁共振灌注加权成像(perfusion weighted imaging,PWI)主要反映组织的微血管灌注分布及血流灌注情况,可满足脑缺血性病变、颅内占位性病变、脑胶质瘤术前分级研究及脑肿瘤治疗后疗效评估、早期复发等临床诊断。弥散张量成像(diffusion tensor imaging,DTI)可更准确地定量分析组织内各个方向上水分子扩散特性,在大脑发育及衰老、定量分析肿瘤组织特征、鉴别肿瘤级别，并显示脑白质纤维和肿瘤的相互关系、检测脑梗死后皮质脊髓束损伤、追踪随访脑白质变性相关疾病的病理变化过程等应用中发挥评估价值。fMRI用于研究脑功能、认知过程、言语、感觉和运动等，有助于理解神经系统功能。

颅脑MRI检查在神经外科、神经科学、急诊医学和儿科等领域中具有重要作用，随着技术的不断发展，颅脑MRI不断扩展应用范围，为精准医疗提供影像信息。

（周学军　丁金立　夏春潮　康　庄　胥　毅
张红迁　陈　峰　刘小明）

第二节　五官及颈部MR检查技术

五官及颈部MRI选用头部正交线圈、头部多通道相控阵线圈或头颈部联合线圈；采用仰卧位，头先进，身体长轴与床面长轴一致，头颈部正中矢状面及听眶线垂直于床面；眼部，鼻及鼻窦、鼻咽部、颌面部，咽喉部及颈部，耳部及内耳道MR成像中心分别对准两眼连线中点，两眼眶下缘连线中点，下颌联合下缘，两耳连线中点，并与线圈中心重合。除颈部MRA及臂丛MRI检查外，颈部增强MRI检查对比剂剂量及注射速率同颅脑增强MRI；注射完对比剂后开始增强扫描，采用横断面、矢状面、冠状面脂肪抑制T_1WI序列，扫描层面与平扫保持一致，或各向同性的3D T_1WI序列。

一、眼部MR检查技术

1. 适应证　①眼部肿物，如色素膜黑色素瘤、视网膜母细胞瘤、视神经胶质瘤、泪腺混合瘤等肿瘤；②眼部感染与炎症，如视神经炎、炎性假瘤、眼眶蜂窝织炎等；③眼部软组织损伤或外伤等；④眼肌疾病，如格雷夫斯病（Graves disease）；⑤血管性疾病，如眶内静脉曲张、血管畸形、颈内动脉海绵窦瘘等；⑥非金属性眼部异物等。

2. MRI平扫

(1) 定位像及扫描范围：三平面定位像，范围包括眼眶上、下缘及其内、外缘，双眼球前缘至视交叉区域。

(2) 扫描序列和成像平面

1) 基本检查序列：横断面 T_1WI、脂肪抑制 T_2WI 序列，单侧斜矢状面 T_2WI 序列，冠状面 T_1WI 或脂肪抑制 T_2WI 序列。

2) 辅助检查序列：横断面DWI序列。

(3) 扫描基线

1) 横断面：平行于视神经走行方向，见图12-5A。

2) 斜矢状面（单侧）：平行于视神经走行方向，见图12-5B。

3) 冠状面：垂直于双侧视神经所在平面，见图12-5C。

(4) 相位编码方向：横断面及冠状面采用左右方向，斜矢状面采用前后方向。

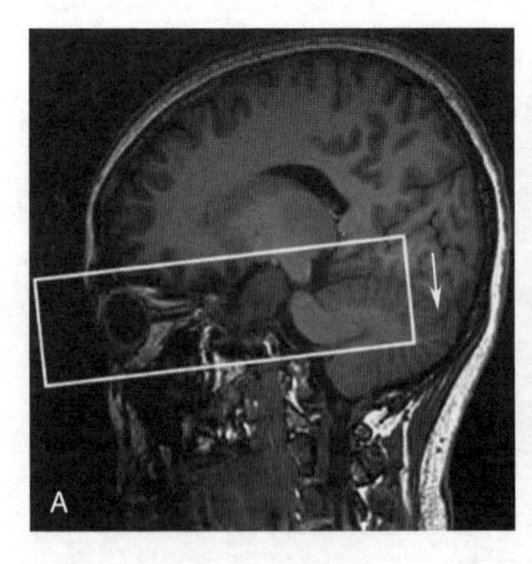

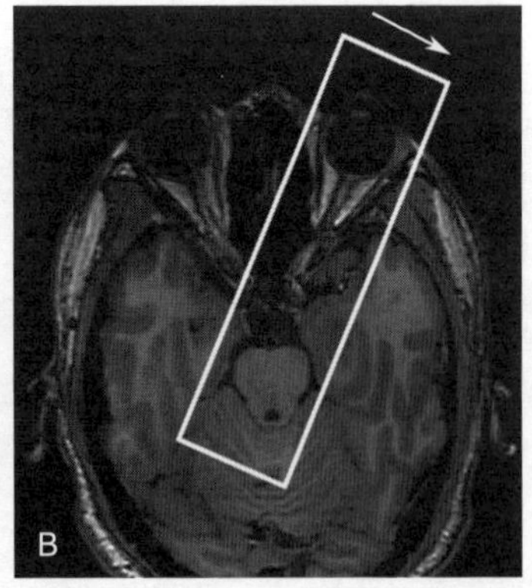

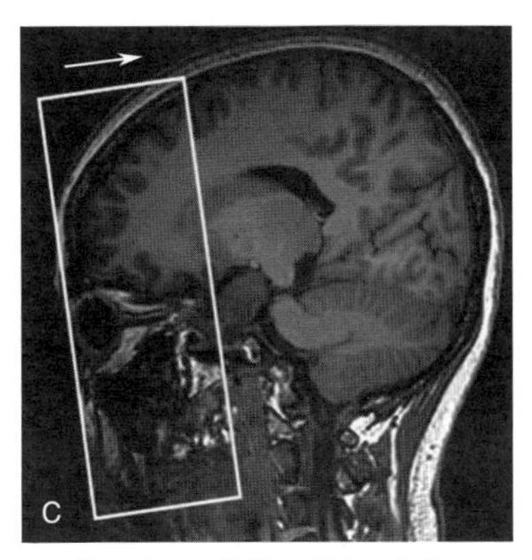

图 12-5　眼部 MRI 定位图

A. 横断面定位；B. 斜矢状面定位；C. 冠状面定位

3. 增强扫描　为了评估病变的血供情况及强化方式，采用横断面 T_1WI 序列行多期动态增强。先采集蒙片，在注射对比剂 10 秒后启动动态扫描，持续扫描时间 3~5 分钟。完成扫描后，针对病灶并兼顾横断面、冠状面、矢状面做延迟增强扫描。

4. 推荐眼部 MR 成像参数见表 12-5。

表 12-5　眼部 MR 成像参数

脉冲序列	TR/ms	TE/ms	FA/°	ETL	矩阵	FOV/cm	层厚/(间隔/mm)	NEX
T_1WI	500~600	10~20	90	2~3	288×256	16-20	2~3/0.5	2~4
T_2WI	≥3 000	100~120	90	16~20	288×224	16-20	2~3/0.5	2~4

5. 注意事项

(1)激光定位灯通过眼睛前应嘱咐受检者闭眼，并尽量保持眼球不动。

(2)应用技术：①为减少眼部不自主运动产生的运动伪影，可采用螺旋桨技术或刀锋技术；②为减少磁化率伪影，应在有条件的MRI设备上添加局部匀场。

(3)鉴别眼肌病变时，不需施加脂肪抑制技术；鉴别黑色素瘤时，需脂肪抑制与非脂肪抑制T_2WI序列对照。

二、鼻及鼻窦与鼻咽部和颌面部MR检查技术

1. 适应证 ①鼻咽部肿瘤，如鼻咽癌、淋巴瘤等；②鼻咽部肉芽肿性病变；③鼻窦肿瘤；④鼻窦炎症、囊肿、息肉及黏膜增厚、窦内积液、积脓等。

2. MRI平扫

(1)定位像及扫描范围：三平面定位像，范围覆盖全部鼻咽部或颌面部。

(2)扫描序列和成像平面

1)基本检查序列：横断面T_1WI、脂肪抑制T_2WI序列，冠状面脂肪抑制T_2WI序列，矢状面T_1WI或脂肪抑制T_2WI序列。

2)辅助检查序列：横断面DWI序列。

(3)扫描基线

1)横断面：平行于硬腭平面，见图12-6A。

2)冠状面：垂直于硬腭平面，见图12-6B。

3)矢状面：平行于鼻咽部、颌面部正中矢状面，见图12-6C。

(4)相位编码方向：横断面及冠状面采用左右方向，矢状面采用前后方向。

3. 推荐鼻及鼻窦、鼻咽部、颌面部MR成像参数见表12-6。

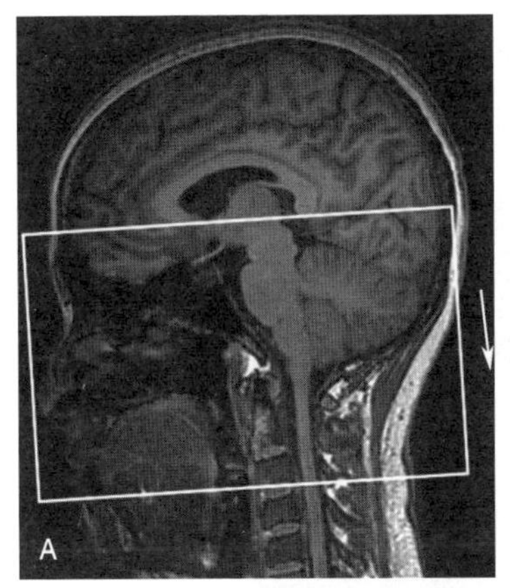

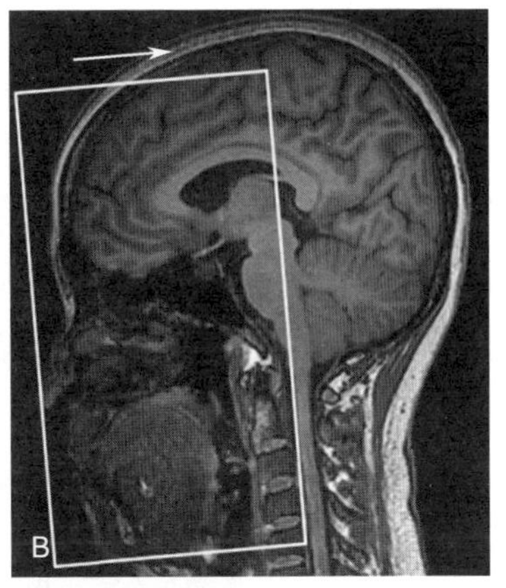

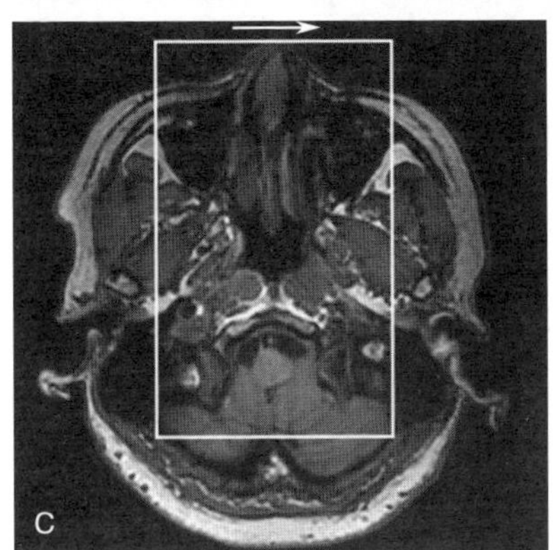

图 12-6　鼻及鼻窦、鼻咽部、颌面部 MRI 定位图
A. 横断面定位；B. 冠状面定位；C. 矢状面定位

4. 注意事项

(1)脂肪抑制技术：化学饱和法需要添加与解剖结构相近的局部匀场，但抑脂效果差。推荐使用 STIR 技术，水脂分离技术或水激发技术，并同时添加上下饱和带。

(2)增强序列：采用 T_1 FSGPR 序列，添加局部匀场，并以病灶为中心。

(3)DWI 序列需进行图像后处理以测定病灶区 ADC。

表 12-6　鼻及鼻窦、鼻咽部、颌面部 MR 成像参数

脉冲序列	TR/ms	TE/ms	FA/°	ETL	矩阵	FOV/cm	层厚 /(间隔 / mm)	NEX
T_1WI	400~600	10~20	90	2~3	232 × 320	16~22	4~5/0.5	2~4
T_2WI	≥ 3 000	100~120	90	16~20	232 × 320	16~22	4~5/0.5	2~-4
DWI①	≥ 3 000	60~70	90		128 × 128	20~22	4~5/0.5	4~6
STIR②	≥ 4 000	90~100	180	16~20	232 × 320	16~22	4~5/0.5	2~4

注：① b 值选择 600~800s/mm²；② TI 设置为 190~220ms。

三、咽喉部及颈部 MR 检查技术

1. 适应证　①咽喉及颈部良恶性肿瘤，包括咽旁、颈动脉间隙等部位的肿瘤；②颈部血管性疾病，如血管畸形、血栓形成等；③咽喉部囊肿性病变；④颈部肉芽肿性病变；⑤颈部淋巴结肿大；⑥甲状腺肿大等。

2. MRI 平扫

(1) 定位像及扫描范围：三平面定位像，扫描范围覆盖整个咽喉部或颈部。

(2) 扫描序列和成像平面

1) 基本检查序列：横断面 T_1WI、脂肪抑制 T_2WI 序列，冠状面脂肪抑制 T_2WI 序列。

2) 辅助检查序列：横断面 DWI 序列，矢状面脂肪抑制 T_2WI 序列。

(3) 扫描基线

1) 横断面：垂直于咽喉及气管长轴，见图 12-7A。

2) 冠状面：平行于气管长轴(或垂直于硬腭)，见图 12-7B。

3) 矢状面：平行于气管长轴，见图 12-7C。

(4) 相位编码方向：横断面及冠状面采用左右方向，矢状面采用前后方向。

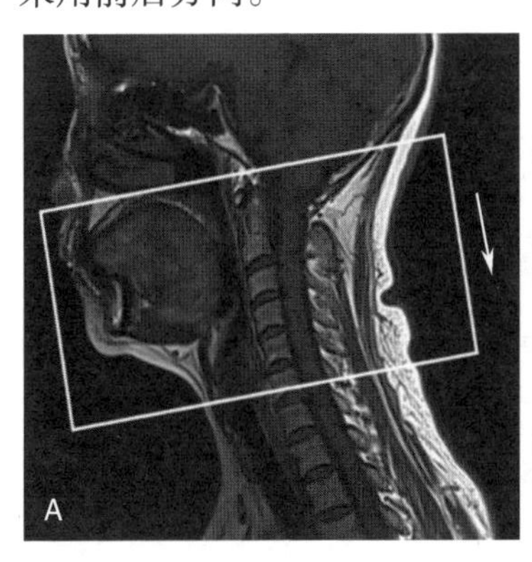

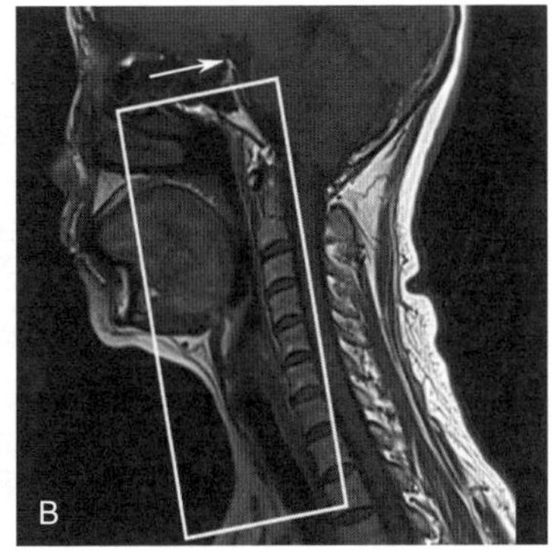

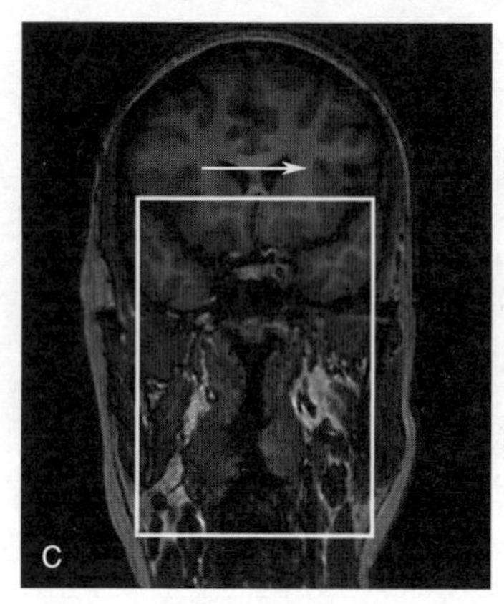

图 12-7　咽喉部及颈部 MRI 定位图

A. 横断面定位；B. 冠状面定位；C. 矢状面定位

3. 推荐咽喉部及颈部 MR 成像参数见表 12-7。

表 12-7　咽喉部及颈部 MR 成像参数

脉冲序列	TR/ms	TE/ms	FA/°	ETL	矩阵	FOV/cm	层厚 /（间隔 / mm）	NEX
T_1WI	400~600	10~20	90	2~4	288 × 224	16~22	4~5/0.5	2~4
T_2WI	≥ 3 000	100~120	90	16~20	288 × 224	16~22	4~5/0.5	2~4
DWI①	≥ 3 000	60~70	90		128 × 128	16~22	4~5/0.5	4-6

注：① b 值选择 600~800s/mm^2。

4. 注意事项

（1）脂肪抑制技术：首选 STIR 技术，或水脂分离技术，并同时添加上下饱和带。

（2）矢状面、冠状面定位时应尽量避开主动脉弓，以减轻主动脉搏动和呼吸运动伪影。

(3) DWI 序列可采用小视野高清弥散加权成像(如 ZOOMit/FOCUS/izoom DWI)。

四、耳部及内耳道 MR 检查技术

1. 适应证　①听神经瘤；②颈静脉球瘤；③耳、颞骨部同时累及颅底和颅内的病变；④乳突胆脂瘤及中耳炎等；⑤耳部和颞部其他良恶性肿瘤；⑥内耳先天性异常、人工耳蜗移植术前检查等。

2. MRI 平扫

(1) 定位像及扫描范围：三平面定位像(多层冠状面)，范围覆盖内耳结构。

(2) 扫描序列和成像平面

1) 基本检查序列：横断面 FSE-T_1WI、FRFSE-T_2WI 序列，冠状面脂肪抑制 FRFSE-T_2WI 序列。

2) 辅助检查序列：横断面 DWI、3D 高分辨内耳膜迷路成像(3D 重 T_2WI 或 3D-FIESTA-C)序列。

(3) 扫描基线

1) 横断面：平行于两侧内耳道结构，见图 12-8A。

2) 冠状面：平行于两侧内耳道结构，见图 12-8B。

(4) 相位编码方向：横断面及冠状面采用左右方向。

3. 推荐耳部及内耳道 MR 成像参数见表 12-8。

4. 注意事项

(1) 为确保内耳结构对称，可进行二次定位。

(2) TR 设置：如采用零间隔扫描，需调整 TR 变为两次采集，以避免交叉干扰。

(3) 应用技术：①化学饱和法脂肪抑制需要添加局部匀场；②添加上下饱和带以消除血管搏动伪影。

表 12-8　耳部及内耳道 MR 成像参数

脉冲序列	TR/ms	TE/ms	FA/°	ETL	矩阵	FOV/cm	层厚/(间隔/mm)	NEX
T_1WI	500~600	10~20	90	2~3	288×224	18	2/0.2	2~4
T_2WI	≥3 000	120~140	90	16~20	288×224	18	2/0.2	2~4
DWI①	≥3 000	60~70	90		128×128	18	2/0.2	2~4
3D 重 T_2WI	1 500	220	120	40~50	160×160	16	0.8/0	2
3D-FIESTA-C	4~6	1~3	60		384×320	16	0.8/0	2~4

注：①b 值选择 600~800s/mm^2。

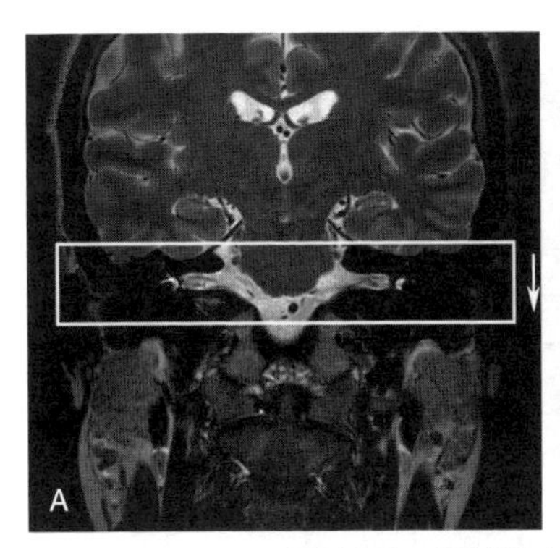

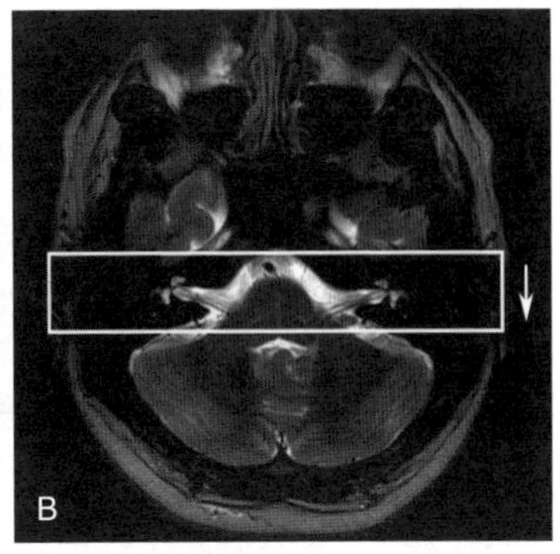

图 12-8　耳部及内耳道 MRI 定位图

A. 横断面定位；B. 冠状面定位

(4) 3D 重 T_2WI 序列（或 FIESTA-C 序列）的原始图像经 MIP、MPR，显示内耳的立体解剖形态。

五、颈部 MRA 检查技术

1. 适应证　①颈部血管性病变；②颈部肿瘤及肿瘤性病变。

2. MRI 平扫

(1) 定位像及扫描范围：三平面定位像及血管定位像，范围自扣带回至主动脉弓。

(2) 扫描序列和成像平面

1) 基本检查序列：横断面 2D TOF-MRA、2D PC-MRA、3D TOF-MRA 序列、冠状面 3D 扰相梯度回波序列。

2) 辅助检查序列：3D PC-MRA 序列。

(3) 扫描基线

1) 横断面：垂直于颈部血管走行，见图 12-9。

2) 冠状面：平行于颈部血管走行，见图 12-10。

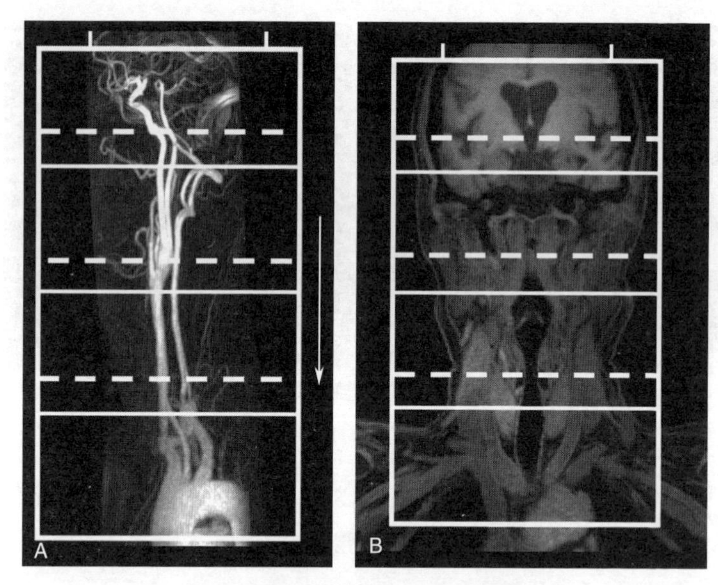

图 12-9　颈部横断面 MRA 定位图

A. 矢状面血管定位；B. 冠状面定位

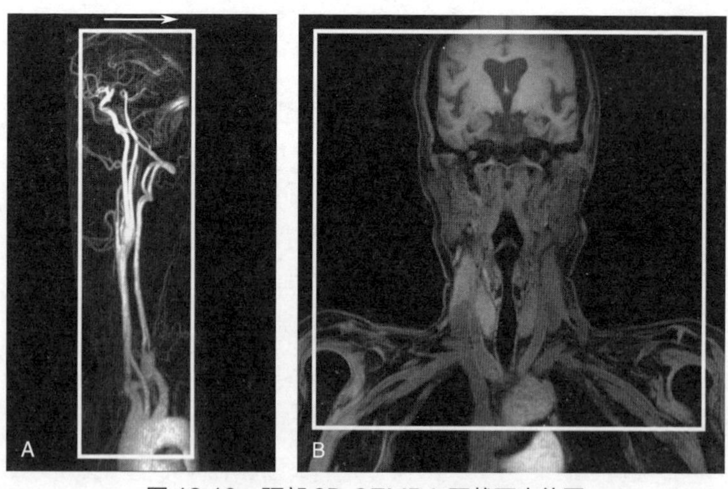

图 12-10　颈部 3D CEMRA 冠状面定位图

A. 矢状面血管定位；B. 冠状面定位

(4)相位编码：横断面和冠状面均采用左右方向。

3. 增强扫描

(1)对比剂剂量和注射速率：采用钆对比剂(如Gd-DTPA)，剂量为0.1~0.2mmol/kg体重，静脉注射速率为2.0~3.0mL/s，注射完对比剂后随即等速注射15~20mL生理盐水。

(2)扫描序列和成像平面：采用冠状面快速动态3D扰相梯度回波序列。

(3)扫描时相：单期扫描时间≤25s，至少扫描2个时相(颈部动脉期及静脉期)。先扫蒙片；后注射对比剂；利用MR透视技术，实时观察注射对比剂后颈部血管的信号强度变化，在对比剂到达颈内动脉时启动3D扰相梯度回波序列。延迟时间也可以通过小剂量测试得到。

4. 推荐颈部MRA成像参数见表12-9。

表12-9　颈部MRA成像参数

脉冲序列	TR/ms	TE/ms[①]	FA/°	矩阵	FOV/cm	层厚/(间隔/mm)	NEX
2D PC-MRA	30~40	最短	20	320×192	26~36	50~60/0	1~2
3D PC-MRA	30~40	最短	12	384×256	26~36	1.6~2/0	1
2D TOF-MRA	16~20	最短	80	288×196	20~22	4~5/0	1~2
3D TOF-MRA	30~40	最短	20	288×196	20~22	1.4~2.4/0	1
3D CE-MRA	5~8	最短	25	384×256	32~36	0.8~1.2/0	1

注：[①] TE设置为最短的反相位时间，1.5T一般为2.2~2.4ms，3.0T一般为1.1~1.3ms。

5. 注意事项

(1)首选右侧肘正中静脉注射对比剂。

(2)PC-MRA用于颈部血管像定位，流速一般设置为80~150cm/s。

(3)3D TOF-MRA：①采用3~5个3D层块重叠扫描，层块之间应有不小于其厚度25%的重叠；②扫描方向由上至下；③在扫描层面上方添加预饱和带，并运用流动补偿技术。

(4)扫描延时时间选择和K空间填充方式是颈部CE-MRA成功的关键，推荐采用K空间中心优先填充方式。

(5)CE-MRA原始图像与蒙片减影，并经MIP、MPR，可分别获得颈部动脉期及静脉期图像。

六、臂丛神经MR检查技术

1. 适应证　臂丛神经外伤、肿瘤、局部压迫、炎症、免疫性疾病等病变的定位与定性诊断及术后评估神经有无卡压。

2. 射频线圈　头颈联合线圈或头颈联合线圈和腹部多通道相控阵线圈的组合。

3. MRI平扫

(1)定位像及扫描范围：三平面定位像及T_2WI正中矢状面图像与横断面图像上进行定位，扫描范围自C_4椎体上缘至T_2椎体下缘。

(2)扫描序列和成像平面

1)基本检查序列：颈椎矢状面、横断面FSE T_2WI序列；节后神经斜冠状面2D-T_2 STIR序列、2D水脂分离技术(mDixon/IDEAL)T_2WI序 列、3D T_2-SPACE STIR/3D cube-IR T_2WI/3D_NerveVIEW序列；节前神经冠状面、横断面3D CISS/FIEAST-C序列。

2)辅助检查序列：横断面DWIBS序列。

(3)扫描基线

1)斜冠状面:平行于 C_5~T_1 椎体后缘,见图 12-11。

2)横断面:与 C_5~T_1 椎体后缘垂直。

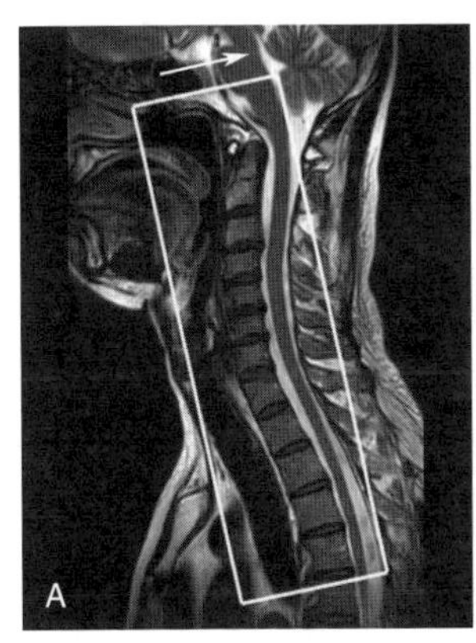

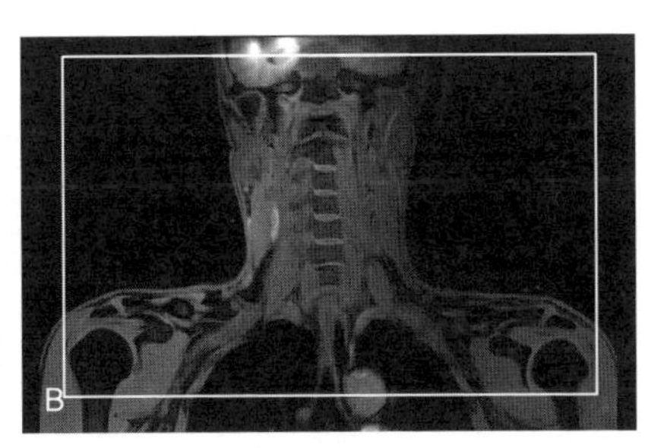

图 12-11　臂丛神经斜冠状面定位图

A. 矢状面定位;B. 冠状面定位

(4)相位编码方向:横断面采用前后方向,斜冠状面采用左右方向。

4. 增强扫描

(1)对比剂剂量和注射速率:采用钆对比剂(如 Gd-DTPA),剂量为 0.15mmol/kg 体重,静脉注射速率为 1.5~2.0mL/s,注射完对比剂后随即等速注射 15~20mL 生理盐水。

(2)扫描序列和成像平面:采用冠状面 3D T_2-SPACE STIR 序列扫描。

(3)扫描时相:在对比剂注射后 3~5 分钟开始 3D T_2-SPACE STIR/3D cube-IR T_2WI/3D_NerveVIEW 序列扫描。

5. 推荐臂丛神经 MR 成像参数见表 12-10。

表 12-10 臂丛神经 MR 成像参数

脉冲序列	TR/ms	TE/ms	TI/ms	FA/^{0}	ETL	矩阵	FOV/mm	层厚 /(间隔 /mm)	NEX
2D-T_2 STIR	≥3 000[①]	30~40	180~210	180	14~16	320×224	280~320	1.8/0	2~4
3D T_2-SPACE STIR	≥3 000	200~240	220	180	40~100	448×448	384~448	1~1.2/0	2
FIEAST-C	4.8	1.8		40		256×256	256	1/0	2
DWIBS[②]	≥8 000	70~80	220	180		128×128	384~448	3/0	4~6

注：[①]TR 设置应确保两次采集；[②]b 值 =0，600~700s/mm^2。

6. 注意事项

(1) 体位设计与成像中心：①头颈部标准正位，肘部垫高与肩部平齐；②成像中心对准 C_6。

(2) 定位：节前神经斜冠状面覆盖椎管；节后神经斜冠状面包括胸锁关节后缘至椎管后缘，选择大 FOV(包括双肩)。

(3) 伪影控制：①为减少磁敏感伪影，在颈部两边放置局部辅助匀场袋(两袋盐或两袋大米等)，并添加局部匀场；②为减轻血管搏动和呼吸运动伪影，FOV 下缘尽量避开主动脉弓。

(4) 对比增强 3D T_2-STIR SPACE 序列能全程显示臂丛神经，但扫描时间较长，需要兼顾患者的耐受性和图像质量。

(5) 原始图像经 MIP、MPR、CPR，多角度展示臂丛神经解剖形态、信号变化以及与周围组织的关系。

7. 臂丛神经 MR 检查技术的诊断要求和临床需求　外周神经包括臂丛神经和腰骶丛神经，该疾病是临床中广泛存在的一种病变，其产生原因多种多样。由于其普遍性和临床意义的重要性，外周神经疾病成为临床医生诊断和治疗的重点之一。

在临床实践中，外周神经疾病的诊疗需要医生对其病因、病理生理及临床表现进行全面的了解与判断。同时，针对不同的外周神经疾病，医生需要制定个体化的治疗方案，以期有效缓解病情，提高受检者的生活质量。如何准确有效的评估外周神经及其病变，对于临床诊断、治疗决策及疗效评估至关重要。X 线与 CT 因缺乏软组织对比度，无法清晰显示外周神经及病变，肌电图是外周神经疾病诊断的“金标准”，但其只能进行定性诊断，而无法进行定位诊断，且其特异性差，同时受操作者经验影响。MRI 因其良好的软组织分辨力和多参数多对比度成像优势，目前已经成为外周神经疾病诊断最有效的影像学评估方法。

外周神经结构复杂，走行迂曲，其神经本身病变及走行区域周围病变均可对外周神经产生影响。在进行外周神经的磁共振评估时，除了评估神经本身的形态、大小、信号等方面的信息外，还需评估神经周围是否异常及神经支配的肌肉形态功能情况。因此，外周神经MR成像需要结合多参数多对比度序列进行显示。因三维成像可进行多平面重组及显示，在神经成像中发挥重要作用。

外周神经及其病变的MRI检查应根据具体的神经、临床表现、临床拟诊病变类型选择合适的线圈、合理有效的扫描序列，使周围神经及其病变最大程度地显示。周围神经系统的MRI检查是以自旋回波序列T_2WI、T_1WI和增强后T_1WI为基础，然后再根据具体情况选择相应的特殊技术进一步提高病变显示的灵敏性、特异性和准确性。对于节前神经损伤，以高分辨重T_2稳态自由进动序列对节前神经进行显示与评估；对于节后神经损伤，因结合高分辨的3D T_1WI序列，可对节后神经及周围结构进行精准显示评估。同时可以进行增强后的T_1WI用于评估外周神经及周围组织结构强化情况，对于病变的定位、定性及失神经改变的诊断评估至关重要。

总之，外周神经MRI成像在外周神经疾病诊断中至关重要，临床实践中应根据病情选择有效的成像方案，为外周神经疾病进行精准的定位、定性诊断和临床诊疗决策提供有力的依据。

七、五官及颈部MR检查技术的诊断要求和临床需求

（一）眼部MRI

眼部MRI检查具有薄层、高分辨力的优势，可清晰显示两侧眼眶、视神经、眼球、眼外肌、眶周结构等，有利于诊断眼球、眼眶软组织、视神经病变、肿瘤性病变，相对CT而言，MRI对病变与邻近血管的关系、早期骨髓受累情况等较为敏感。

（二）耳部MRI

耳部MRI可清晰显示耳部结构，包括骨、气房、神经、血管、

软组织、淋巴等，可对称显示两侧乳突、面听神经、耳蜗、听小骨等结构，MRI 多参数、多技术应用可以很好地解决耳部复杂结构，适用于检查内耳病变（如解剖结构异常、传导性神经聋、神经性耳聋等）及内耳道肿瘤。近年来，内耳钆增强 MRI 实现了对内淋巴积水的客观可视化，为进一步深入探索如梅尼埃综合征等疾病的发病机制提供重要依据。

（三）鼻及鼻窦 MRI 技术要点及诊断需求

鼻及鼻窦 MRI 是显示鼻腔及鼻窦病变最有价值的检查方法，可清楚显示双侧鼻腔和鼻旁窦骨性及软组织结构，可较好区分鼻腔、鼻旁窦炎症、肿瘤及纤维瘢痕组织，对恶性肿瘤的定位、定性极为准确。

（四）鼻咽部、口咽部 MRI

鼻咽部、口咽部 MRI 相对 CT 在软组织分辨力、多参数及多方位成像等方面都具有明显优势，可清楚显示鼻咽部、口咽腔、喉腔上部病变及颈部两侧淋巴结等解剖部位，如鼻咽癌原发部位的病变范围、对邻近部分颅底结构的浸润情况及转移性淋巴结等。

（五）颌面部 MRI

颌面部 MRI 可显示颌面部软组织及骨性结构。常规行矢状位闭、张口位检查主要针对颈颌关节，颞下颌关节病变可加颞下颌关节造影；对于颌面部软组织、骨髓和关节相关病变的定位、定性等，MRI 也发挥着多方位、多参数及多技术成像优势。

（周学军　欧阳雪晖　袁宪顺　尹建东　李 伟　范文文
陈 峰　刘小明）

第十三章　胸部磁共振成像检查技术

第一节　肺部及纵隔MR检查技术

一、适应证与射频线圈

1. 适应证　①CT扫描难以确定性质的肺部及纵隔病变；②确定肺部及纵隔病变范围，是否累及血管、椎体、骨髓等；③肺部囊实性占位；④纵隔囊性病变；⑤胸腺瘤及胸腺增生的鉴别；⑥纤维性纵隔炎与纵隔肿块的鉴别；⑦纵隔淋巴瘤治疗后残存/复发与放疗后纤维化的鉴别。

2. 射频线圈　体部相控阵线圈或心脏相控阵线圈。

二、检查技术

1. 检查体位及成像中心　仰卧位，头先进或足先进，取胸部标准正位。成像中心对准双乳头连线中点，并与线圈中心重合。体位设计时添加呼吸门控软管或气囊。

2. MRI平扫

(1) 定位像及扫描范围：三平面定位像，范围覆盖双肺及纵隔，包全病变。

(2) 扫描序列和成像平面

1) 基本检查序列：横断面呼吸触发或膈肌导航FSE-T_2WI-

fs 序列、屏气 GRE-T_1WI（SPGR/T_1 FFE/FLASH）序列，冠状面屏气 SSFSE-T_2WI 序列，横断面 DWI 序列。

2）辅助检查序列：矢状面、横断面屏气 SSFSE-T_2WI 及 GRE-T_1WI 序列，横断面双翻转恢复（Double IR）T_1WI 黑血序列。

（3）扫描基线

1）横断面：垂直于胸部长轴，见图 13-1A。

2）冠状面：垂直于胸部正中矢状面，见图 13-1B。

3）矢状面：平行于胸部正中矢状面，见图 13-1C。

（4）相位编码方向：横断面及矢状面采用前后方向，冠状面采用左右方向。

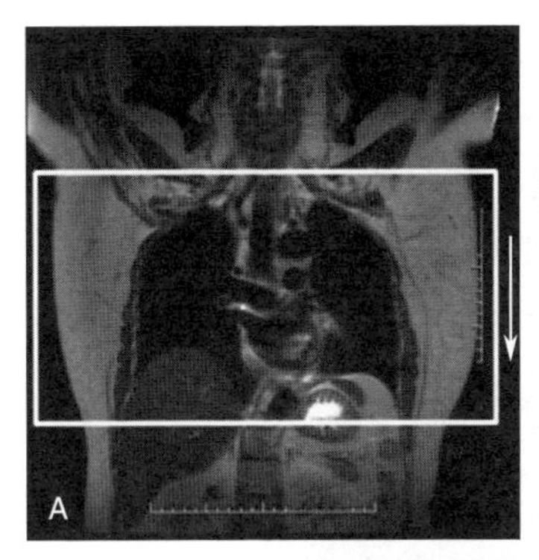

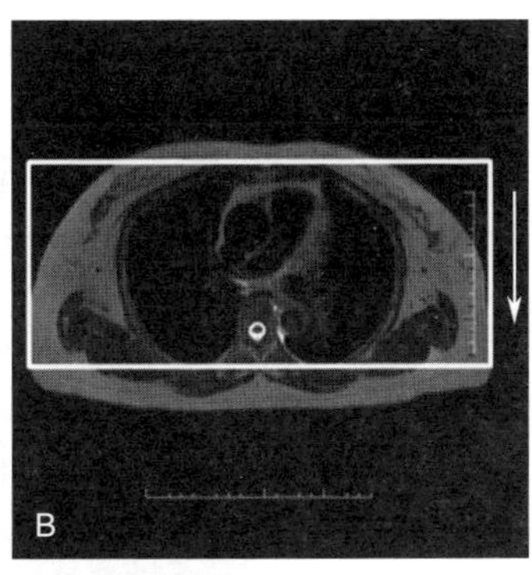

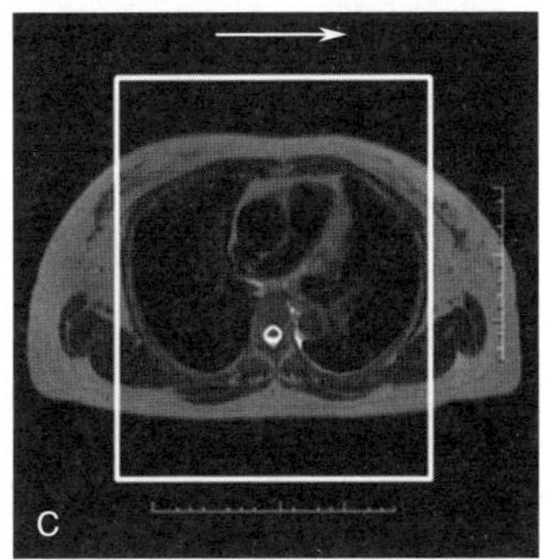

图 13-1 肺部及纵隔 MRI 定位图

A. 横断面定位；B. 冠状面定位；C. 矢状面定位

3. 增强扫描

(1) 对比剂剂量及注射速率：采用钆对比剂，剂量为0.1mmol/kg体重，以1.5~3.0mL/s速率静脉注射，随后等速续以15~20mL生理盐水。

(2) 扫描平面与序列：横断面屏气3D GRE T_1WI(3D-VIBE/3D-LAVA/3D-THRIVE)序列。

(3) 扫描时刻与期相：通常注射对比剂后扫描动脉期、静脉期、平衡期或延时期等时相。成人正常循环状态下，肺部及纵隔三期分别为开始注射对比剂后16~20秒、60~70秒、3~5分钟。一般先采集蒙片，三期扫描后，冠状面3D-VIBE序列延迟扫描。

4. 推荐肺部及纵隔MR成像参数见表13-1。

5. 注意事项

(1) 检查前良好沟通，耐心进行呼吸及屏气训练。

(2) 序列选择：①上纵隔及肺尖部病变一般应用FSE-T_1WI、T_2WI序列。②下纵隔及肺部中下野等病变，T_1WI一般应用屏气3D VIBE序列。③前中纵隔疾病基本同肺部扫描，后纵隔疾病可以参照胸椎扫描。④ DWI序列用于肺癌的检出、诊断、区分肿块与肺不张、肿瘤分期和疗效评估，在鉴别纵隔囊性病变和实性肿瘤方面有重要作用。设计序列时，应把相位编码方向设置为前后方向，并添加局部匀场。⑤病变区域横断面Double IR T_1WI序列用于SPGR序列的补充。

(3) 应用技术选择：①使用并行采集技术。②使用呼吸门控技术，应及时更新呼吸频率。③使用脂肪抑制技术，需添加局部匀场。④添加层面上下预饱和带以减轻血管流动伪影。

三、肺部及纵隔MR检查技术的诊断要求和临床需求

随着3.0T MRI设备的应用拓展和技术的不断进展，图像的信噪比和空间分辨力均有较大提高，MR成像技术在呼吸系统

表 13-1　肺部及纵隔 MR 成像参数

脉冲序列	TR/ms	TE/ms	ETL	FA/°	矩阵	FOV/cm	层厚 /(间隔 /mm)	NEX
FSE-T_2WI-fs	≥4 000	80	12~22	90	320×256	30~40	6~8/1.5	2
SSFSE-T_2WI	2 000	60~70		90	288×256	30~40	6~8/1.5	1
SPGR	200	[①]		80	384×192	30~40	6~8/1.5	0.5
3D VIBE	5.5	最短		8	320×256	30~40	2.5/0	1
DWI[②]	≥5 000	70~80		90	128×128	30~40	6~8/1.5	2~4

注：[①]取最短同相位时间，1.5T、3.0T MRI 系统分别为 4.6ms 及 2.3ms；表中空格无内容（下同）。[②] b 值 =0，800~1 000s/mm^2。

疾病的检查范围也得到了更广泛的推广与应用。MR 成像技术对肺部占位的优势在于无电离辐射风险，多平面成像可获得任意解剖层面的图像，而且在不使用对比剂的前提下，利用流空效应和多翻转空间标记脉冲技术即可评估血管情况。然而，影响 MR 成像技术在肺部疾病中应用的局限性在于 MRI 的空间分辨力低，正常肺组织与病变的对比度较差，对钙化灶不敏感。心脏大血管的搏动易产生伪影，对肺部病变的观察影响较大。因此，对于肺结节、早期肺癌及其他肺部炎性疾病，MRI 仅能作为 CT 的辅助检查手段。

磁共振在呼吸系统疾病中的应用，由于受到肺实质的质子密度低、局部磁场均匀性差、呼吸运动及心脏搏动等因素影响，成像时应选用快速成像序列、联合并行采集技术、局部匀场技术、呼吸和心电门控技术，并在屏气下进行快速成像，获得呼吸运动伪影和心脏搏动相关伪影小，图像信噪比高的图像，以满足诊断要求和临床需求。

磁共振可利用多对比多平面成像等优势，评估纵隔淋巴结、胸壁和胸膜病变；磁共振血管成像（MRA）是呼吸系统疾病中的常用检查方法之一，MRA 可准确地诊断肺动静脉畸形及肺栓塞等肺内血管性病变；对于肺结节和肺部良恶性病变，应辅以超短回波成像，DWI 和动态对比增强 DCE 成像技术，提高对其病变的诊断、鉴别诊断，临床分期和疗效预测等。MRI 的冠状位及矢状位图像能更好地显示病变在身体长轴方向上的蔓延侵蚀情况，对于肺尖部瘤（肺上沟瘤，Pancoast 肿瘤），MRI 可清楚显示肿瘤对脊椎、脊髓、血管及神经的浸润情况，对于临床诊断与术前评估至关重要。

（周学军　李真林　倪红艳　路　青　周高峰　孙建忠
汪启东　陈　峰　刘小明）

第二节 心脏大血管 MR 检查技术

心脏磁共振成像（cardiac magnetic resonance imaging，CMRI）是目前无创评估心脏结构和功能的“金标准”。CMRI 选用心脏相控阵线圈或体部相控阵线圈；采用仰卧位，头先进；心电门控或心电向量门控电极粘贴于胸前导联相应位置，脉搏门控感应器夹于手指，添加呼吸门控软管或气囊；线圈覆盖心脏及大血管起始部；成像中心对准两侧锁骨中线第 3 肋间水平连线的中点，并与线圈中心重合。

一、心脏 MR 检查技术

1. 适应证 ①缺血性心脏病，评估有无心肌缺血、坏死，有无心肌内出血和微循环障碍，评估左心室重构、左心室心肌瘢痕形成及弥漫性纤维化；②非缺血性心肌病（肥厚型心肌病、扩张型心肌病等），评估心脏结构、心功能、心肌组织学特征及治疗效果；③心肌炎；④心脏占位性病变；⑤先天性心脏病；⑥心包疾患；⑦指导人工装置植入手术及术后评估等。

2. MRI 平扫

（1）定位像及扫描范围：三平面定位像，二次定位得到垂直左心室长轴位（“假两腔心”和平行左心室长轴位“假四腔心”），范围自主动脉弓至心尖部。

（2）扫描序列和成像平面

1）基本检查序列：短轴位（SA）、四腔心（4CH）、两腔心（2CH）、三腔心（3CH）等平面平衡式稳态自由进动（FIESTA/Balance FFE/trueFISP）亮血序列，双翻转或三反转恢复（Double IR/Triple IR-FSE）黑血序列。

2）辅助检查序列：左右心室流出道亮血序列，二尖瓣、三尖瓣、主动脉瓣、肺动脉瓣亮血序列。

（3）扫描基线

1）短轴位（SA）：以“假两腔心”和“假四腔心”为定位像，垂直于二尖瓣中点和心尖连线，并平行于二尖瓣和三尖瓣连线，见图 13-2。

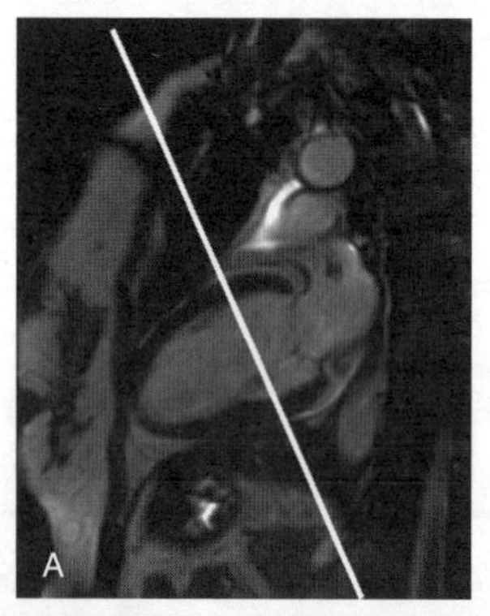

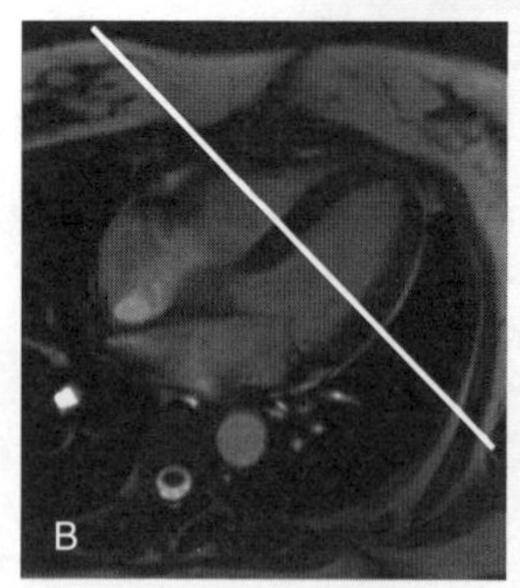

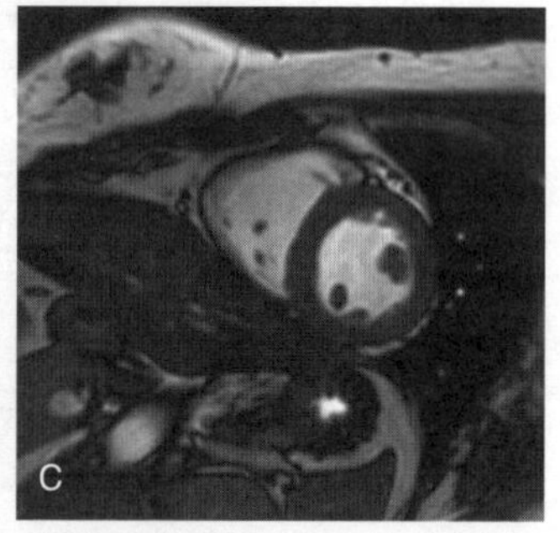

图 13-2　短轴位定位图

A.“假两腔心”；B.“假四腔心”；C. 短轴位

2）四腔心（4CH）：以“假两腔心”和基底层短轴图像为定位像，通过二尖瓣中点和心尖连线，并通过前乳头肌和右心膈角连线（经过左心室中心），见图 13-3。

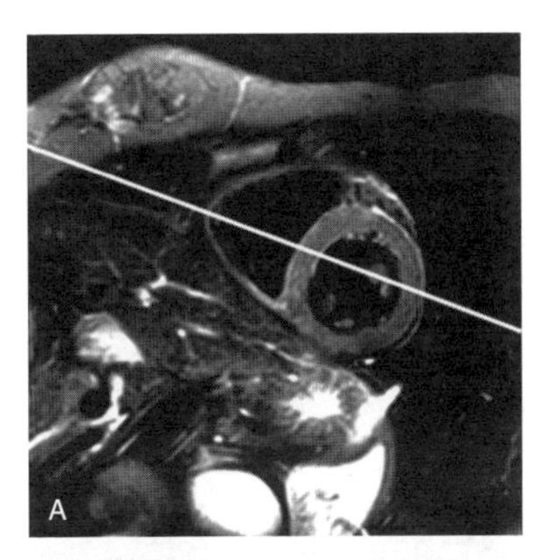

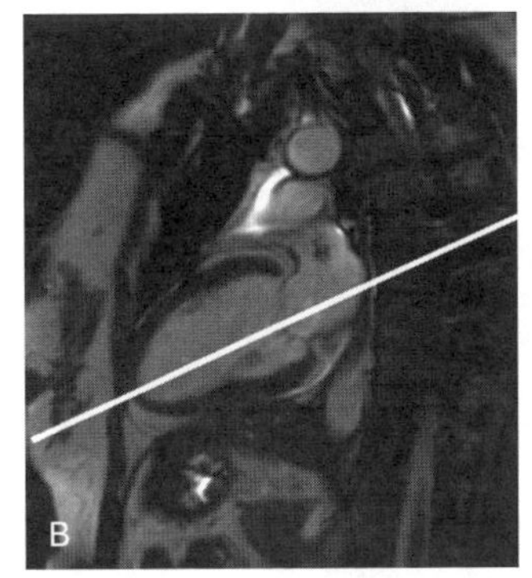

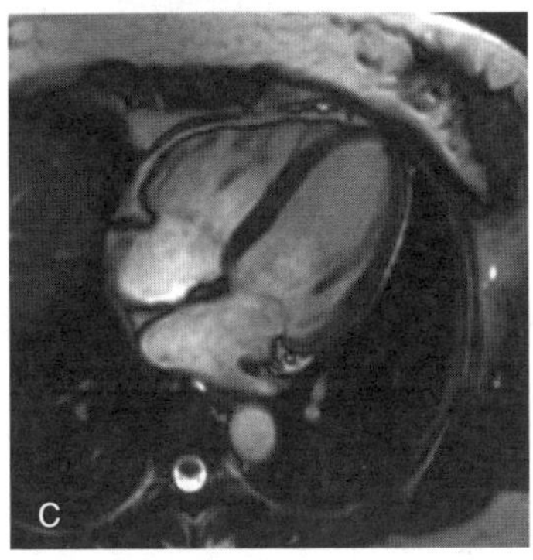

图 13-3 四腔心平面定位图

A. 短轴位；B. “假两腔心”；C. 四腔心

3）两腔心（2CH）：在“真四腔心”图像上连接二尖瓣中心与心尖，并平行于室间隔，见图 13-4。

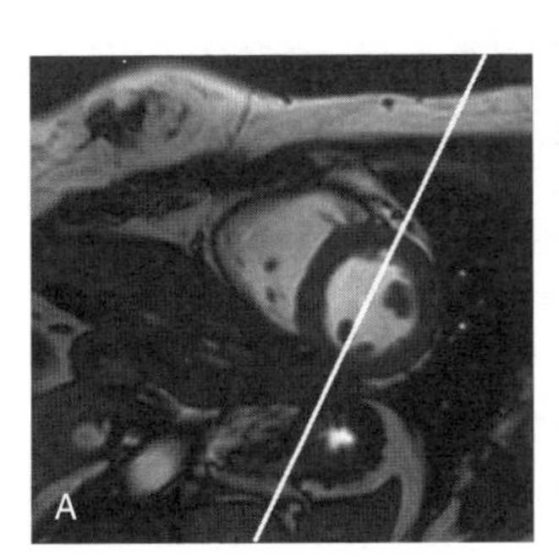

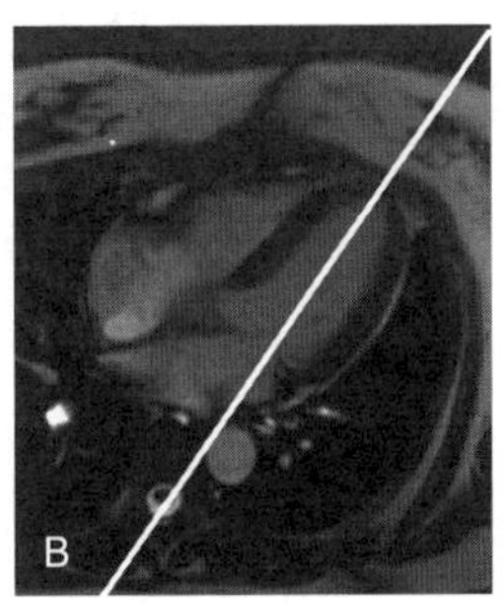

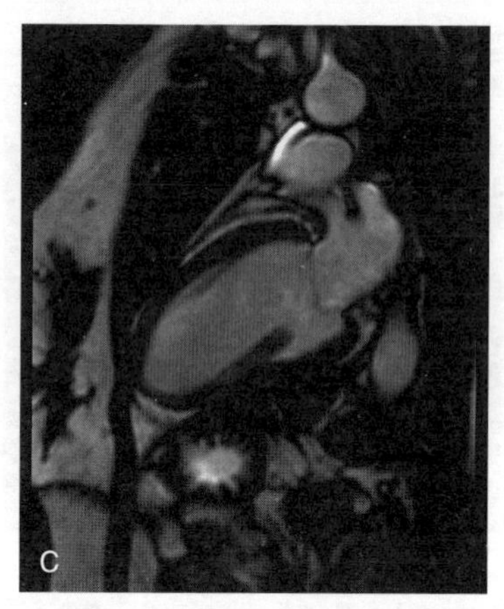

图 13-4 两腔心(2CH)定位图
A. 短轴位; B. “真四腔心”; C. 两腔心

4) 三腔心(3CH): 在同时显示左心室和主动脉瓣的短轴位基底层面,通过左心室和主动脉瓣中点并通过主动脉,平行于二尖瓣中点与心尖连线,见图 13-5。

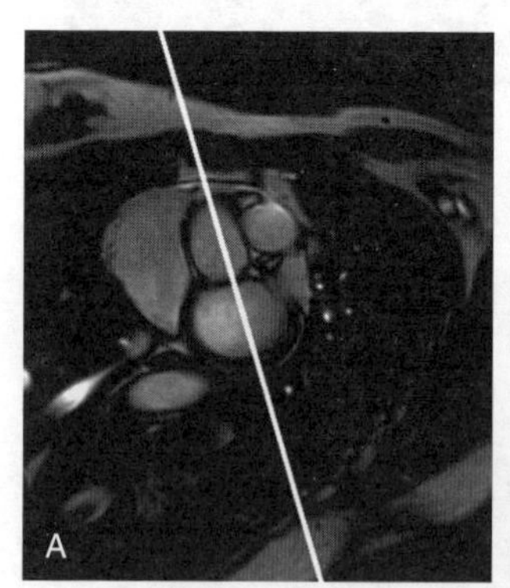

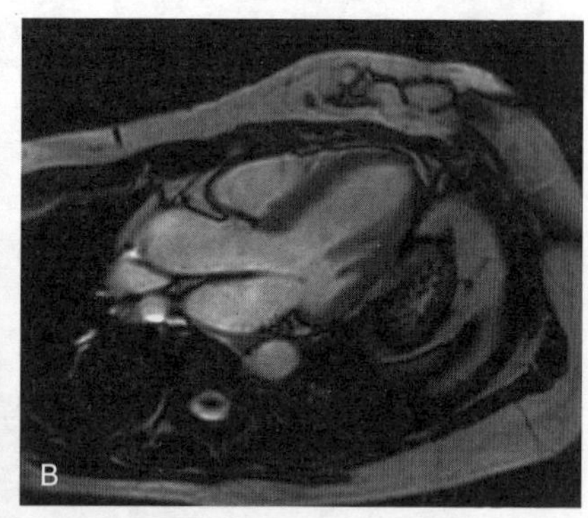

图 13-5 三腔心(3CH)定位图
A. 短轴位; B. 三腔心

5) 左心室流出道(LVOT)冠状位: 在三腔心的左心室流出道上将定位线放在左心室流出道中心并垂直于主动脉瓣,即可得到 LVOT 冠状位,见图 13-6。

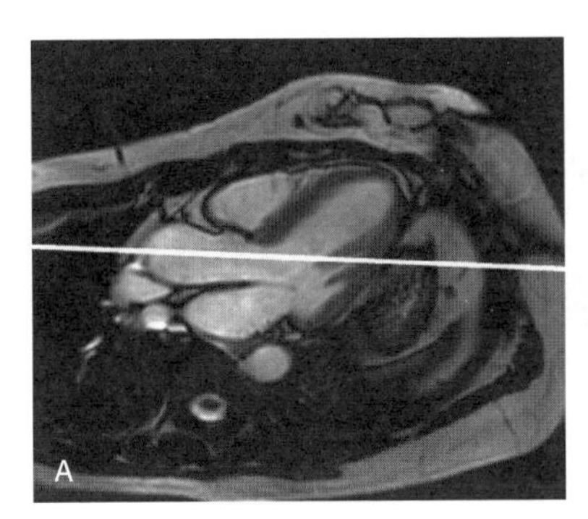
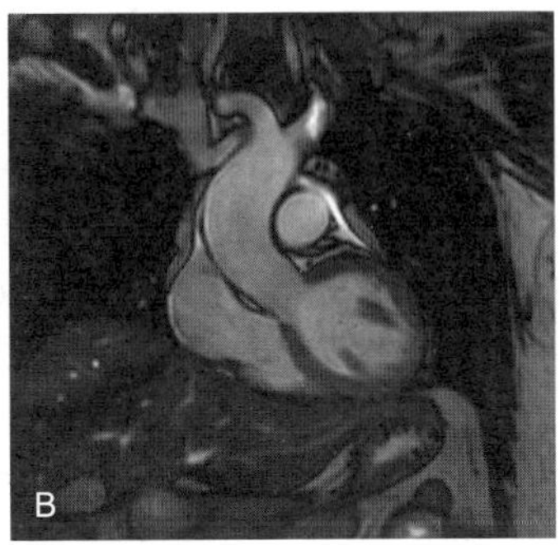

图 13-6　左心室流出道定位图
A. 三腔心;B. 左心室流出道

6)右心室流出道(RVOT)斜矢状位:在横轴面定位上将定位线平行穿过肺动脉主干中心及右心室流出道,见图 13-7。

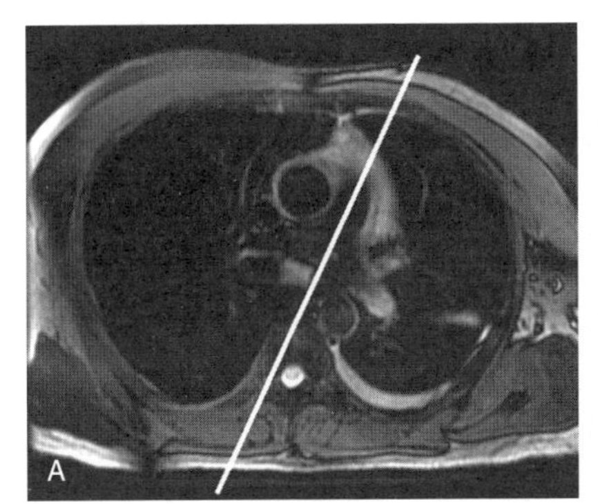
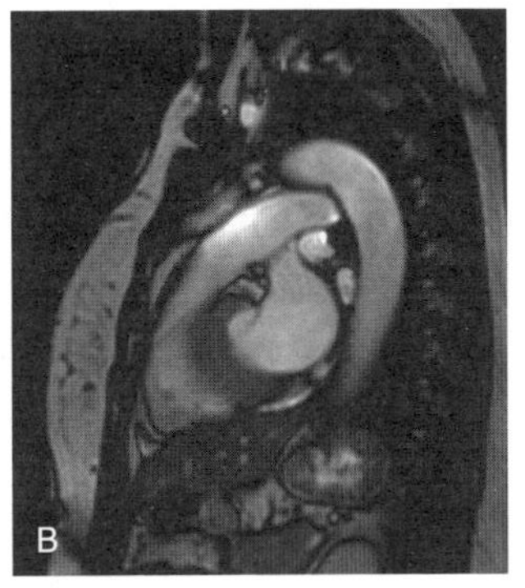

图 13-7　右心室流出道定位图
A. 胸部横断面(肺动脉主干层面);B. 右心室流出道

(4)相位编码方向:垂直左心室长轴位、两腔心及短轴位采用左右方向;平行左心室长轴位、四腔心、三腔心采用前后方向。

3. 推荐心脏 MR 成像参数见表 13-2。

表 13-2　心脏 MR 成像参数

脉冲序列	TR/ms	TE/ms	ETL	FA/°	矩阵	FOV/cm	层厚 /(间隔 /mm)	NEX
Double IR[①]	2 000	60	24	107	256×192	36~40	8~9/1~2	1
FIESTA	≤5	1.2		45	192×256	36~40	8~9/1~2	1

注：[①] TI=724ms。

4. 注意事项

(1) 严格检查前准备：①耐心进行规则呼吸及呼气后屏气训练。②体位偏右，心脏接近磁场中心。③按要求粘贴心电电极，推荐使用耦合剂，增强心电信号。

(2) 严格操作步骤：①特别注意屏气前后的心率变化，及时校准。②局部匀场设置在心脏和主动脉区域，尽量不含肺部空气。③每次屏气之间留 10~20 秒休息时间。④实时观察图像，出现伪影及时解决。

(3) 应用技术选择：①采用并行采集技术及压缩感知技术。②采用心电门控技术。③采用脂肪抑制技术，需添加局部匀场。④添加层面上下预饱和带以减轻血管流动伪影。

二、胸部大血管 MR 检查技术

(一) 胸主动脉及肺动脉

1. 适应证　①心脏大血管的各种病变，如主动脉夹层、主动脉瘤、主动脉狭窄、先天性心脏病等；②肺动脉病变，如肺动脉栓塞、肺动脉先天性疾患等。

2. MRI 平扫

(1)定位像及扫描范围：三平面定位像，范围覆盖胸主动脉全长或双侧肺动脉，包全病变。

(2)扫描序列和成像平面

1)基本检查序列：横断面呼吸触发或膈肌导航 FSE-T_2WI 序列、屏气 GRE-T_1WI（SPGR/T_1 FFE/FLASH）序列，横断面及矢状面平衡稳态自由进动（FIESTA/Balance FFE/trueFISP）亮血序列、双翻转或三反转恢复（Double IR/Triple IR-FSE）黑血序列。

2)辅助检查序列：矢状面或冠状面屏气 SSFSE-T_2WI 序列。

(3)扫描基线

1)横断面：垂直于胸部长轴。

2)冠状面：垂直于胸部正中矢状面。

3)矢状面：平行于胸部正中矢状面。

(4)相位编码方向：横断面及矢状面采用前后方向，冠状面采用左右方向。

3. 对比剂增强 MRA

(1)对比剂剂量及注射速率：采用钆对比剂，剂量为 0.1~0.15mmol/kg 体重，以 1.5~3.0mL/s 速率静脉注射，随后等速续以 15~20mL 生理盐水。

(2)扫描序列和成像平面：冠状面屏气 3D GRE T_1WI（3D-VIBE/3D-LAVA/3D-THRIVE）序列。

(3)扫描时刻与时相：通常进行 2~3 期扫描。胸主动脉利用 MR 透视技术，实时观察注射对比剂后靶血管的信号强度变化，在对比剂流入胸主动脉，血管变亮时，立即嘱受检者屏气，系统延迟 5 秒后自动开始扫描。肺动脉延迟时间常规采用小剂量对比剂注射试验法（Bolus test）来计算对比剂达峰时间，以确定扫描开始时间。2~3 期扫描后采用横断面屏气 3D GRE T_1WI 序列做延时增强扫描。

4. 推荐心脏大血管 MRA 成像参数见表 13-3。

表 13-3 心脏大血管 MRA 成像参数

脉冲序列	TR/ms	TE/ms	ETL	FA/°	矩阵	FOV/cm	层厚 /（间隔 / mm）	NEX
Double IR①	2 000	60	24	107	256 × 192	36~40	5~6/1~2	1
FIESTA	≤ 5	1.2		45	192 × 256	36~40	5~6/1~2	1
CE-MRA	2.9~4.4	Minimum②		20~30	416 × 224	40~48	1~3/0	0.5~1

注：①TI=724ms；②TE：1.1~2.3ms。

5. 注意事项

(1)同心脏 MR 检查。

(2)胸主动脉及肺动脉 CE MRA 原始图像送工作站后处理,经 MIP、MRR、CPR,得到血管内对比剂充盈良好的清晰图像。

(二)冠状动脉

冠状动脉 MRA 采用 T_2 磁化准备的 3D 非选择性(non-selective)真实稳态自由进动(3D T_2-prep B-TFE)序列进行大范围非对比剂增强血管成像。该序列应用 3D 非选择性技术,大幅降低 TR、TE,减少黑带伪影,增加信噪比;T_2 磁化准备脉冲可以抑制短 T_2 组织(心肌及冠状静脉)的信号,突出显示冠状动脉。

1. 适应证　①儿童冠状动脉起源及发育异常的诊断;②冠状动脉扩张或冠状动脉瘤的诊断和随访;③冠心病中低风险受检者冠状动脉主干病变的筛查诊断(尤其适用于存在冠状动脉 CTA 检查禁忌证的受检者);④冠心病受检者冠脉主干病变狭窄程度的评估及随访;⑤补充评估既往冠状动脉 CTA 中因管壁钙化明显而评估受限的冠状动脉主干管腔;⑥联合心脏多参数 MR 成像,"一站式"评价冠状动脉及心脏结构异常、心肌病变。

2. MRI 平扫

(1)定位像及扫描范围:三平面定位像,范围应略超出前胸、后背皮肤。

(2)扫描序列和成像平面:四腔心位 B-TFE 序列,冠状面膈肌导航、心电门控并追踪技术 3D T_2-prep B-TFE 序列。

(3)扫描基线

1)四腔心:在"假两腔心"和基底层短轴图像定位像上,通过二尖瓣中点和心尖连线,并通过前乳头肌和右心室膈角连线。

2)冠状面:垂直于胸部正中矢状面。

(4) 相位编码方向：四腔心采用前后方向，冠状面采用左右方向。

3. 推荐冠状动脉 MRA 成像参数见表 13-4。

表 13-4　冠状动脉 MRA 成像参数

脉冲序列	TR/ms	TE/ms	FA/°	矩阵	FOV/cm	层厚/(间隔/mm)	NEX
3D T_2-prep B-TFE	①	②	70	240×240	28~30	1.5/0	1

注：①TR：取最短值(与心率有关)；②TE：50~60ms(1.5T)，30~40ms(3.0T)。

4. 注意事项

(1) 冠状动脉 MRA 一般单独检查。同时有心脏 MR 检查时，应先行冠状动脉 MRI 检查。

(2) 检查前准备：①冠状动脉 MRA 需要采集多个心动周期图像，严重心律不齐的受检者无法行此检查。②扫描时嘱受检者保持平静规则呼吸，必要时加腹带限制呼吸运动幅度。

(3) 应用技术选择：①采用膈肌导航、心电门控并追踪技术，消除呼吸运动伪影及心血管搏动伪影。②采用 mDIXON 技术，彻底抑制心包脂肪，精准显示心肌桥等冠脉异常。③采用并行采集技术、压缩感知技术。④采用非相位卷积技术或过采样技术。

(4) 成像参数设置：仔细观察屏气四腔位 B-TFE 序列 100 时相电影图像，确认冠状动脉相对静止期，大多数受检者位于舒张晚期，采集窗应小于相对静止期。

(5) 图像后处理：原始数据经 MIP(层厚 10mm 左右 Thin MIP)、CPR、VR，得到连续清晰的冠状动脉影像。

三、MR 心功能分析与心肌灌注及心肌活性检查技术

心脏磁共振成像（CMRI）已成为目前临床无创评估心脏结构及心功能的“金标准”。心脏电影成像是评估心功能最常用的序列，可以无创、直观地观察心脏解剖结构，了解其运动幅度等。心肌灌注反映心脏的生理代谢过程，是冠心病的诊断依据。心肌活性成像又称心肌延迟强化（LGE）成像，可以用来区别缺血性和非缺血性心肌病，还可以用于评估心肌梗死的透壁程度、合并微循环障碍和血栓形成、心肌替代性纤维化（瘢痕）的形成。

CMR 定量序列包括 T_1 mapping、T_2 mapping、T_2^*mapping 和 $T_1\rho$ mapping，其中 T_1 mapping 可测量对比剂增强前、后心肌 T_1 值，并结合红细胞压积得到心肌细胞外容积（ECV）值。

（一）MR 心功能分析

1．适应证　心肌病，包括各种原发性心肌病、继发性心肌病等，以及需行心功能分析的其他疾病受检者。

2．MR 心功能成像技术

（1）定位像及扫描范围：同心脏大血管 MR 检查技术。在“假两腔心”和“假四腔心”的基础上定位并获得心脏短轴位图像，范围自心底即二尖瓣口、三尖瓣口至心尖，包全左、右心室。

（2）扫描序列和成像平面

1）基本检查序列：短轴位电影亮血序列，配合回顾性心电门控（或脉搏门控）采集。电影亮血序列基于梯度回波序列，包括平衡式稳态自由进动（FIESTA/B-TFE/True-FISP/BSSFP）序列（1.5T MRI 仪推荐）和扰相梯度回波（FSPGR）序列（3.0T MRI 仪推荐），主要用于心功能、心室体积及心房大小的评估。

2）辅助检查序列：两腔心位、三腔心位、四腔心位电影亮血序列。

(3)扫描基线:同心脏 MR 检查。

(4)相位编码方向:冠状面、短轴位采用左右方向;横断面、两腔心、三腔心、四腔心采用前后方向。

(5)推荐 MR 心功能成像参数见表 13-5。

表 13-5　MR 心功能成像参数

脉冲序列	TR/ms	TE/ms	FA/°	矩阵	FOV/cm	层厚/(间隔/mm)	NEX
FIESTA[①]	5.6	1.3	40~50	192×256	28~36	6~8/2~4	1

注:[①]根据心率采集 20~30 个时相。

(6)数据后处理:心脏磁共振成像的功能分析包括左心功能和右心功能。心功能分析需要在专业的后处理软件进行。将所有短轴位电影图像传输至心功能分析软件,手动勾画心室舒张末期、收缩末期心内膜和心外膜边界,以获得相关参数。临床主要对心室功能进行定量分析。

心室的整体收缩功能是指心室的泵功能,由心肌的收缩能力和负荷状态决定。左心室和右心室心功能参数包括绝对值和相对值。绝对值有射血分数(ejection fraction,EF)、舒张末期容积(end diastolic volume,EDV)、收缩末期容积(end systolic volume,ESV)、每搏输出量(stroke volume,SV)、心输出量(cardiac output,CO)、左心室质量(LV mass)等,相对值由绝对值除以受检者体表面积(body surface area,BSA)获得,BSA 可由受检者的身高、体重数据经公式运算,即 BSA(m^2)=0.006 1× 身高(cm)+0.012 8× 体重(kg)−0.152 9。

(二)心肌灌注及心肌活性成像技术

心肌灌注成像是采用施加饱和准备脉冲的快速梯度回波成像(FGRE-ET)序列,利用钆对比剂快速进入心肌后缩短其 T_1

值,显示正常心肌与缺血心肌之间的对比,从而判断心肌血流动力学变化的成像技术。灌注扫描包括负荷灌注和静息灌注。静息灌注在正常生理状态下进行,负荷灌注在药物(腺苷等)或运动负荷下扫描。心肌活性成像又称心肌延迟强化(LGE)成像,是基于 Gd-DTPA 为细胞外对比剂。在注入钆对比剂(Gd-DTPA)后,正常心肌表现为快进快出状态,异常心肌则表现为慢进慢出状态,所以延迟 10~20 分钟后,正常心肌信号降低,异常心肌强化。为了更好地抑制正常心肌信号,心肌延迟增强采用相位敏感翻转恢复(PSIR)序列,找到正常心肌的 TI 时间(即正常心肌组织反转过零点时间),突出显示对比剂残留的梗死心肌高信号。

1. 适应证　心肌梗死;冠状动脉粥样硬化性心脏病;心肌病等。

2. 扫描序列和成像平面

(1)定位像及扫描范围:常规形态学扫描基础上,行短轴位 T_1WI、T_2WI,判断病变的大致范围,取短轴位行心肌灌注成像及其延迟强化(LGE)成像。

(2)扫描序列和成像平面

1)基本检查序列:短轴位 FGRE-ET(DYN_sTFE/Turbo Flash)序列,短轴位 IR FGRE-ET 序列或 PSIR 序列。

2)辅助检查序列:四腔心位 FGRE-ET 序列,四腔心位、左心室两腔心位 IR FGRE-ET 序列或 PSIR 序列。

(3)扫描基线:同心脏 MR 检查。

3. 心肌灌注成像

(1)对比剂剂量及注射速率:对比剂剂量为 0.05~0.10mmol/kg 体重,注射速率 3~5mL/s,注射完对比剂后随即等速注射 15~20mL 生理盐水。

(2)扫描时相:在注射对比剂扫描之前,可设置 5 个时相,自由呼吸扫描,观察图像质量是否符合要求。心肌首过灌注一般扫描 50~70 个时相,应扫描至左心室心肌持续均匀强化为止,1 个时相相当于 2 个 R-R 间期,扫描时长 1 分钟以上。注射开始,立即嘱患者吸气、呼气、屏住。至无法屏气时,减小呼吸幅度。

4. 延迟强化 心肌灌注扫描结束后,再次注射钆对比剂,剂量为 0.05~0.10mmol/kg 体重,注射速率 0.5mL/s,并等速等量注射生理盐水。计时 8~10 分钟之后,先扫描 TI scout 序列确定正常心肌反转过零点时间(TI),再填入 PSIR 序列的 TI 值,启动延迟扫描。

5. 相位编码方向 短轴位采用左右方向,两腔心位及四腔心位采用前后方向。

6. 推荐 MR 心肌灌注成像及其延迟强化参数见表 13-6。

表 13-6 MR 心肌灌注及其延迟强化成像参数

脉冲序列	TR/ms	TE/ms	FA/°	ETL	矩阵	FOV/cm	层厚/(间隔/mm)	NEX
FGRE-ET	7.2	1.7	25	4	207×240	30~40	6~8/2	1
IR FGRE-ET①	5.2	2.5	25	4	207×240	30~40	6~8/2	1
PSIR②	5.1	2.6	15		141×256	30~40	6~8/2	1

注:① TI=200~450ms,② TI=200ms。

7. 注意事项

(1)同心脏 MR 检查。

(2)序列选择:① FGRE-ET 序列是在快速梯度回波基础上,施加回波链而加快扫描速度。② PSIR 序列翻转时间和心电门控中触发延迟时间的选择非常重要,需确保正常心肌低信号。

(3) 应用技术选择：①采用翻转恢复脉冲进行心肌脂肪抑制。②采用心电门控技术。

(4) 定位：①短轴位应在四腔心层面舒张中晚期定位，扫描层数为最大允许扫描层数，如无法完全覆盖左心室，则增加层厚和层间隔。②可采用 1 个时相采集短轴位 3 层加四腔心 1 层的灌注方式。③当发现高信号的心肌梗死灶后，应以病灶为中心，扫描左心室长轴位，以观察心肌梗死的范围。

四、心血管系统 MR 血流定量分析

MR 血流定量分析是心血管磁共振成像检查的重要补充部分。它是利用流体的相位效应，采用回顾性心电门控的二维相位对比（phase contrsat，PC）电影序列成像，并通过后处理软件，实现目标血管血流定量分析的技术。该技术施加单向流速编码，有 2D PC 和 4D Flow。流量测定时，速度编码分为“平面内”及“贯穿平面”两种序列。前者只能定性观察流速的变化；后者扫描层面垂直于血流方向，能测量垂直于扫描层面方向的血流速度。

4D Flow 通过测量三个方向的流速编码和单向的流动补偿编码来进行扫描，从而获取图像信息。在三个空间维度中，每个具有速度信息的时间分辨 3D 成像已经证明了心脏内血流量定量的可靠性和准确性。相比于 2D PC，4D Flow 可以对流体体积定量，且有更好的可重复性。多种流体数据可以更好地进行回顾性分析。目前，4D Flow 可视化方法已经有效识别了诸如主动脉、颈动脉和脑血管等各种血管的血流异常变化。血池的 3D 采集也能够更好地显示和量化心脏及血管内血液的复杂状态。在量化数据采集中，4D Flow 不仅提供常规的流量定量，还提供具有潜在临床应用的各种流体动力学生物标志物，例如壁剪切应力、湍动动能、涡量、压力梯度和脉搏波速度。

1. 适应证　①各种病变引起的血流方向及速度异常，如瓣膜狭窄导致的射流或关闭不全导致的反流；②先天性心脏病的异常分流。

2. 扫描序列和成像平面

(1) 定位像及扫描范围：在常规形态学扫描的基础上，平行于目标血管长轴获得两个相互垂直平面的亮血图像。

(2) 扫描序列和成像平面

1) 基本检查序列：平行于目标血管长轴平面（两个相互垂直平面）及垂直于目标血管长轴的短轴平面 2D PC cine 序列。

2) 辅助检查序列：平行于目标血管长轴平面（两个相互垂直平面）及垂直于目标血管长轴的短轴平面或其他特殊平面（如四腔心位）的 4D Flow 序列。

(3) 扫描基线：同心脏 MR 检查。

3. 相位编码方向　根据层面位置不同而定，偏向横断面及矢状面采用前后方向，偏向冠状面采用左右方向。

4. 推荐 2D PC 成像参数见表 13-7。

表 13-7　2D PC 成像参数

脉冲序列	TR/ms	TE/ms	FA/°	矩阵	FOV/cm	编码流速 /cm/s	层厚 /（间隔 /mm）	NEX
2D PC	20~40	5~10	20~30	160 × 256	30~40	75~250*	4~6/2~4	1

5. 注意事项

(1) 定位准确，尤其是垂直目标血管的层面要求在两个正交平面双垂直，以保证测量准确。

(2) 预估编码流速需准确，过大则血流的相位变化太小，信号较弱；过小则容易出现反向血流的假象。建议流速编码设置稍大于真实最大流速。

(3)瓣膜性心脏病应在常规心脏扫描的基础上定位病变瓣膜的标准平面,定量评价瓣膜病变的程度。该平面应垂直于所检血管长轴,平行于瓣环,并在距离瓣膜2cm处扫描。

(4)所得2D PC cine序列图像导入流速测定软件,在相位对比图上,通过软件自动或手动勾画血管轮廓,软件可计算出每个时间点该轮廓血管的最大流速、前向血流量、反向血流量、单位时间流量、平均流量、血流断面面积等。根据前向血流量和反向血流量结合心率计算反流指数,从而量化狭窄或评估反流程度。

五、心脏大血管MR检查技术的诊断要求和临床需求

对心脏及大血管病变的结构评估和功能评价,是临床诊断心脏大血管疾病的关键。在临床诊疗中,我们需要准确地显示心脏的结构是否异常,并在心脏搏动的情况下评估其各项功能。此外,还需要评估心肌与肿瘤性病变的性质和进行定量分析,这对于确定临床治疗方案和作出决策至关重要。心脏的结构评估和功能评价是确保诊断准确及有效治疗的重要步骤之一。

MRI在心脏大血管的临床诊疗中具有举足轻重的作用和价值。磁共振心肌和血管壁组织与血流信号间存在良好的对比,在自旋回波序列中呈现流空黑血低信号,在梯度回波中血液呈现高信号。磁共振良好的对比度使其能清晰地显示心内膜、瓣膜、心肌、心包及心包外脂肪等组织结构。

心脏磁共振电影成像可动态提供心脏的收缩和舒张运动、心脏瓣膜运动、血流动力学等信息,可对心功能进行更加全面而准确的评估,如测定收缩期及舒张期容积、射血分数及每搏输出量等,已成为临床心功能分析的“金标准”。磁共振血流定量技术可测定血流速度和血流量,为心脏功能性疾病提供有力依据。MRI可三维成像,亦可进行任意平面断层扫描,并重复显示心

脏大血管的解剖结构。在显示复杂的结构异常时,MRI 较二维超声心动图和心血管造影更具优势。

对于大血管病变,MRI 可显示主动脉的异常缩窄或扩张及腔静脉的狭窄和梗阻;对主动脉夹层,能显示真、假腔和内膜片及附壁血栓情况。对一些复杂先天性心脏病,MRI 可直接显示房、室间隔的缺损,主动脉骑跨转位等复杂畸形,同时显示心腔大小和心壁厚度的改变。心脏磁共振电影成像可显示血液的异常分流和反流信号。同时,原发性心肌病的诊断是 MRI 的另一大优势。既往传统的影像学诊断方法主要是用排除法,MRI 则直接显示心肌厚度、心腔大小、室壁厚度和心肌信号的改变,对心肌病变的定性诊断有较高价值。继发性心肌病变,如心肌梗死、室壁瘤、附壁血栓等,根据原发病变不同,心肌 MRI 信号改变亦各有特点。MR 延迟强化对心肌病的诊断与鉴别诊断亦有较高的临床评估价值。心脏的 T_1 弛豫定量分析、T_2 弛豫时间定量及相应的心肌细胞外间隙(ECV)的定量与评估对心肌病的诊断具有重要价值。对于心脏肿瘤,MRI 能清楚地显示病灶所在位置及继发性异常改变,通过磁共振的信号特征判断肿瘤的性质。MRI 在显示一些心包的先天变异如心包缺损、心包囊肿等病变中也具有优势。

综上所述,心脏大血管 MRI 检查在磁共振成像中属于最难扫描、观察、诊断的一个系统。因此必须在熟悉循环系统解剖的基础上,与受检者做好充分的沟通,在呼吸训练和心电门控下,掌握循环系统各方位的成像方法并深入理解,结合其病理、生理改变进行分析。同时还需要密切结合临床,才能做出正确的成像方位和层面的选择,加之选用恰当的成像序列和技术方法,方可提供满足临床需求的 MRI 影像依据。

(周学军　李真林　倪红艳　路 青　周高峰　孙建忠
汪启东　陈 峰　刘小明)

第三节　乳腺MR检查技术

一、适应证与射频线圈

1. 适应证　①乳腺癌高危人群筛查；②乳腺癌的分期；③乳腺癌新辅助化疗疗效评估；④腋窝淋巴结转移癌；⑤原发灶不明、辅助诊断其他影像学检查手段不能确定的病灶；⑥MRI引导下穿刺活检；⑦乳房内假体情况评估等。

2. 射频线圈　采用乳腺专用相控阵线圈。

二、检查技术

1. 检查体位及成像中心　足先进或头先进，双臂弯曲前伸支撑身体俯卧于乳腺线圈和坡垫上。乳腺自然悬垂于线圈内。成像中心对准两乳头连线中点，并与线圈中心重合。

2. MRI平扫

(1)定位像及扫描范围：三平面定位像，范围覆盖双乳上、下缘，包括腋下淋巴结。

(2)扫描序列和成像平面

1)基本检查序列：横断面和矢状面FSE-T_2WI-fs序列或STIR序列，横断面FSE-T_1WI序列、DWI序列。

2)辅助检查序列：冠状面脂肪抑制FSE-T_2WI-fs序列。

(3)扫描基线

1)横断面：垂直于胸部长轴，见图13-8A、图13-8B。

2)矢状面：左右侧乳房分别定位，平行于乳头和乳腺基底部中点连线，或垂直于胸壁，见图13-8C、图13-8D。

3)冠状面：垂直于胸部正中矢状面。

(4)相位编码方向：横断面采用左右方向，矢状面采用头足方向。

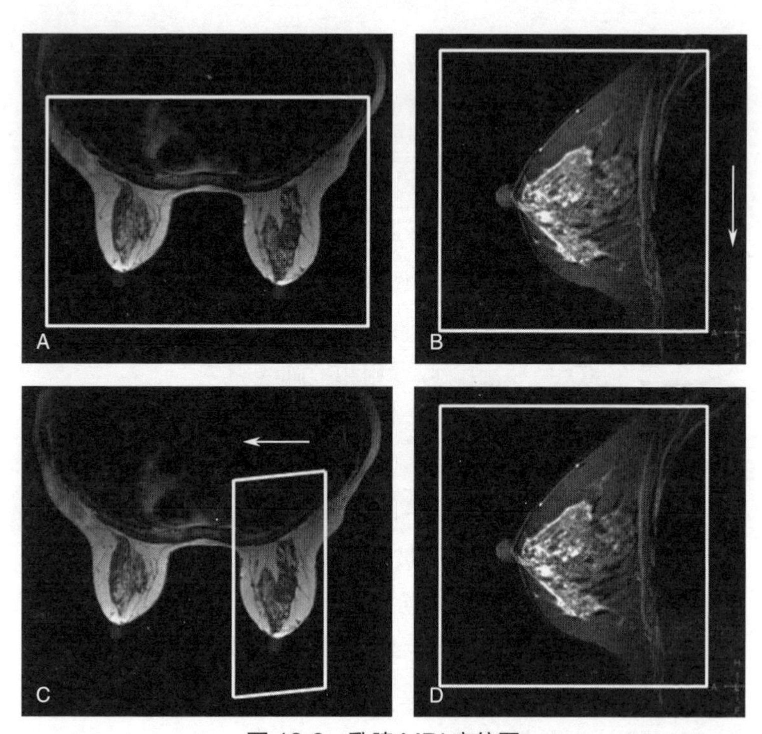

图 13-8　乳腺 MRI 定位图

A. 横断面定位；B. 横断面定位；C. 矢状面定位；D. 矢状面定位

3. 增强扫描

(1)对比剂剂量及注射速率：采用钆对比剂，常规剂量为 0.1~0.2mmol/kg 体重，注射速率 2~3mL/s，注射完对比剂后随即等速注射 15~20mL 生理盐水。

(2)扫描序列和成像平面：横断面 3D GRE-T_1WI(3D-VIBE/Vibrant/THRIVE-fs)序列。

(3)扫描时相：先扫描蒙片，注射对比剂后 30 秒启动动态扫描，一般增强扫描 6~10 期，每期 60~90 秒，从注射钆对比剂开始至少持续 7~10 分钟。动态扫描后高分辨各向同性 3D-VIBE 序列进行延时增强扫描。

4. 推荐乳腺 MR 成像参数见表 13-8。

表 13-8　乳腺 MR 成像参数

脉冲序列	TR/ms	TE/ms	FA/°	ETL	矩阵	FOV/cm	层厚 /(间隔 /mm)	NEX
FSE-T_2WI-fs	≥4 000	90	90	20	320×256	22~34	3~4/0.5~1	2~4
STIR①	≥5 000	85	180	10	320×200	30~34	4/0.5~1	2
FSE-T_1WI	400~700	10	90	2~5	320×256	30~34	4/0.5~1	2
DWI②	≥5 000	70~80	90		128×128	30~34	4~5/1.5	4~6
Vibrant	9.4	2.2	8		256×256	26~32	2~3/0	1

注：①TI 取 180~220ms；②b 值取 0，1 000s/mm²。

5. 注意事项

(1) 建议育龄期妇女乳腺 MRI 扫描在月经开始的 7~10 天进行。

(2) FOV 以乳腺前后径的中心为定位中心，且完全包括腋下范围。

(3) 应用技术选择：①使用并行采集技术。②使用过采样或无相位卷褶技术。③使用脂肪抑制技术，需添加局部匀场。④添加层面上下预饱和带以减轻血管流动伪影。

(4) 乳腺假体成像时，应分别使用 TI=180~220ms 的人体脂肪抑制，以及 TI=400ms 的硅树脂抑制序列对比，并使用无脂肪抑制的 T_2WI 序列对照显示假体、隔膜。

(5) 多期动态增强扫描序列可行 MPR、MIP 等后处理，并进行时间 - 信号强度曲线分析，也可以将减影序列进行病灶和血管的三维后处理。

三、乳腺 MR 检查技术的诊断要求和临床需求

乳腺 MR 检查技术是一种无创、无电离辐射的检查方法，因其软组织分辨力和空间分辨力高，对病变敏感，且多参数多模态成像，对于乳腺疾病的早期诊断、多灶性乳腺病变的检出、良恶性的鉴别诊断、病变范围和临床分期的评估具有较大的临床价值。

为提高对乳腺病灶的检出率，应采用三维高分辨成像结合多对比度成像序列检查。乳腺动态增强 MR 检查能较客观地评估乳腺肿瘤的血供情况，结合时间 - 信号强度曲线（TIC）评估乳腺组织的形态学和血流动力学特征，有助于乳腺良、恶性肿瘤的鉴别诊断。图像后处理技术，如减影、动态曲线绘制、三维最大信号投影等有助于病灶的检出、定位和定性诊断。DWI 对于鉴别良、恶性肿瘤有重要作用。对于腋窝淋巴结及乳腺假体外渗的评估，大范围冠状位成像至关重要。对于乳腺癌术前评估，应明确病变的累及范围及局部侵犯情况，包括内乳区和腋下淋巴结情况。

（周学军 欧阳雪晖 袁宪顺 尹建东 李 伟 范文文 陈 峰 刘小明）

第十四章　腹部与盆腔磁共振成像检查技术

第一节　腹部 MR 检查技术

腹部 MRI 选用腹部相控阵线圈或心脏相控阵线圈；采用仰卧位，头先进或足先进，取标准腹部正位；肝、胆、脾、胰 MRI 及 MRCP 成像中心对准胸骨剑突下缘，肾脏、肾上腺 MR 成像中心对准胸骨剑突与脐连线中点，胃肠和腹膜后 MRI、MRU 及腹部 MRA 成像中心对准肚脐，并与线圈中心重合。

腹部 MRI 易受呼吸及胃肠道影响，一般检查前禁食、禁水 4 小时以上，并进行规律呼吸和屏气训练，体位设计时添加呼吸门控软管或气囊，扫描时及时更新呼吸频率。为了减少伪影、提高图像质量、缩短扫描时间，应用脂肪抑制技术、流动补偿技术、层面上下预饱和技术、呼吸门控技术、并行采集技术和压缩感知技术。若受检者有严重腹水，可改在中低场强 MRI 检查，或多源射频发射系统的 MRI 检查，在腹部加用电解质袋。

一、肝与胆及脾 MR 检查技术

1. 适应证　①肝脏占位性病变，如肝癌、肝血管瘤等；②肝内弥散性病变，如肝硬化、脂肪肝等；③胰胆管病变；④脾脏病变。

2. MRI 平扫

(1)定位像及扫描范围：三平面定位像，范围自膈顶至肝下缘，覆盖全部肝脏、胆囊。

(2)扫描序列和成像平面

1)基本检查序列：横断面呼吸触发或膈肌导航脂肪抑制 FSE-T_2WI 序列、屏气快速梯度回波水 - 脂同反相位(双回波)T_1WI 序列，横断面 DWI 序列，冠状面呼吸触发脂肪抑制 FSE-T_2WI 序列。

2)辅助检查序列：横断面及冠状面屏气 SSFSE-T_2WI 序列、FIESTA 序列，矢状面屏气 SSFSE-T_2WI 序列。

(3)扫描基线

1)横断面：垂直于腹部垂直轴，见图 14-1A。

2)冠状面：垂直于腹部正中矢状面，见图 14-1B。

3)矢状面：平行于腹部正中矢状面。

(4)相位编码方向：横断面及矢状面采用前后方向，冠状面采用左右方向。

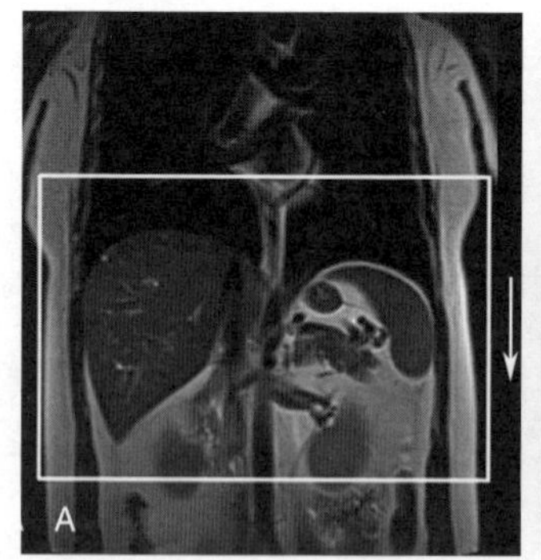

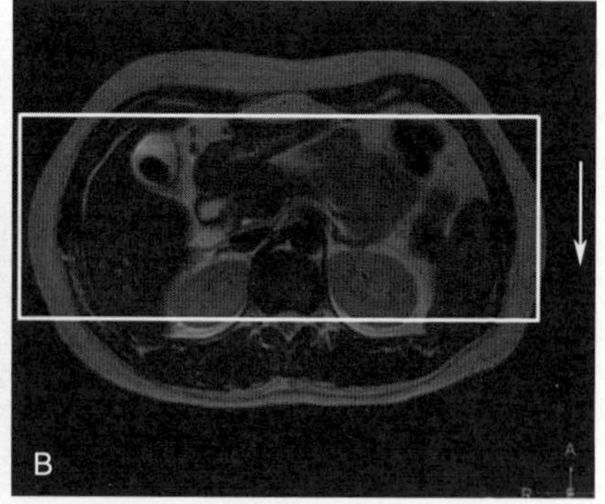

图 14-1 肝、胆、脾 MRI 定位图

A. 横断面定位；B. 冠状面定位

3. 增强扫描

（1）对比剂剂量及注射速率：采用钆对比剂，常规剂量为 0.1mmol/kg 体重，以 2.0~3.0mL/s 速率静脉注射，随后等速续以 15~20mL 生理盐水。

（2）扫描平面与序列：横断面 3D GRE T_1WI（3D-VIBE/3D-LAVA/3D-THRIVE）做动态增强，必要时增加冠状面或矢状面延迟扫描。

（3）扫描时刻与期相：一般扫描三期，即动脉期、门脉期及平衡期。在正常循环状态下，三期扫描时间分别为注射对比剂后 23~25 秒、50~70 秒及 3~5 分钟。先采集蒙片，三期扫描后，冠状面 3D GRE T_1WI 序列延迟扫描。

如采用肝特异性对比剂钆塞酸二钠增强扫描，在完成动脉期、门脉期、平衡期扫描后，仍需进行肝胆期延迟扫描。肝胆期的标志是肝实质信号明显高于肝血管，且胆系显影。其肝胆期为注射对比剂后 20~40 分钟，因此，肝硬化、肝功能不全受检者可延迟至 40 分钟后扫描。

4. 推荐肝、胆、脾 MR 成像参数见表 14-1。

表 14-1　肝、胆、脾 MR 成像参数

脉冲序列	TR/ms	TE/ms	FA/°	ETL	矩阵	FOV/cm	层厚/（间隔/mm）	NEX
FSE-T_2WI	≥3 000	80~100	90	20~30	384×224	36~42	5~7/1	2~4
GRE-T_1WI	100~250	同/反相位①	20		256×192	36~42	5~7/1	≤1
FIESTA	3.5~6	1.5~3.2	45		320×192	36~42	5~7/1	1~2

续表

脉冲序列	TR/ms	TE/ms	FA/°	ETL	矩阵	FOV/cm	层厚/(间隔/mm)	NEX
3D-VIBE	4.5	2.2	9		256×192	36~42	3~5/0	≤1
DWI②	≥4 000	60~80	90		120×100	36~42	5~7/1	4~6

注：①TE 设置为最短的同/反相位时间，1.5T 一般为 4.4/2.4ms，3.0T 一般为 2.3/1.2ms，下同。②b 值 =0，600~800s/mm^2。

5. 注意事项

(1) 充分的检查前准备，规律呼吸和呼气后屏气是腹部 MRI 检查成功的关键。

(2) 标准腹部体位设计，尤其注意线圈空间位置对齐和成像中心的准确设定。

(3) 序列选择：①对不能规律呼吸的受检者，采用横断面 SSFSE-T_2WI 序列或添加运动校准技术（螺旋桨、风车或刀锋技术）的 FSE-T_2WI 序列。②胆道扩张或有胆囊、胆道结石时，增加 MRCP 序列。

(4) 3D 成像及 DWI 图像后处理。

二、胰腺与胃肠及腹膜后 MR 检查技术

1. 适应证　①胰腺及胃肠道肿瘤；②胰腺炎性病变；③急腹症；④腹膜后占位性病变等；⑤碘对比剂过敏者。

2. MRI 平扫

(1) 定位像及扫描范围：三平面定位像，范围覆盖整个胰腺、胃肠和腹膜后兴趣区。

(2) 扫描序列和成像平面

1）基本检查序列：横断面呼吸触发 FSE-T_2WI 序列、屏气快速梯度回波水-脂同反相位（双回波）T_1WI 序列，横断面 DWI 序列，冠状面屏气脂肪抑制 GRE-T_1WI 序列。

2）辅助检查序列：横断面及冠状面屏气 SSFSE-T_2WI 序列、FIESTA 序列，矢状面屏气 T_1WI 或 SSFSE-T_2WI 序列，斜冠状面及斜矢状面屏气 SSFSE-T_2WI 序列。

（3）扫描基线

1）横断面：垂直于腹部垂直轴，见图 14-2A。

2）冠状面：平行于胰腺走行，见图 14-2B。

3）斜冠状面：平行于胃部长轴。

4）斜矢状面：垂直于胃部长轴。

（4）相位编码方向：横断面采用前后方向，冠状面采用左右方向。

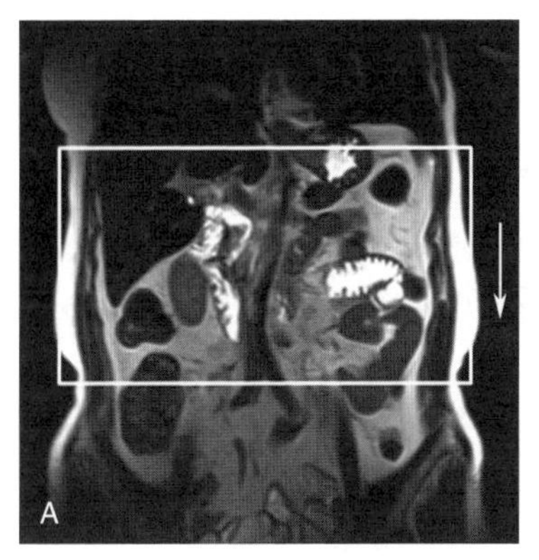

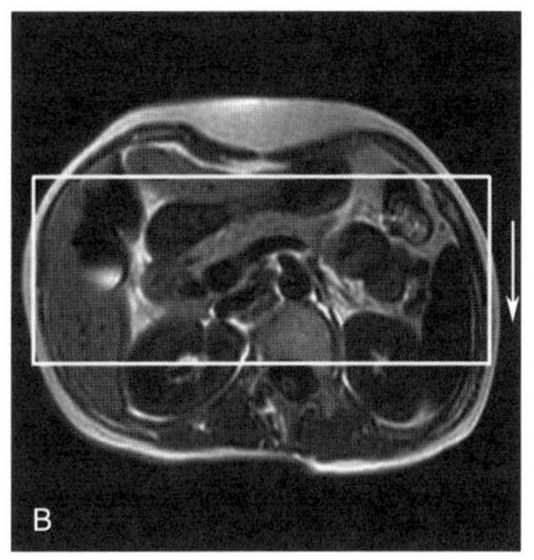

图 14-2　胰腺 MRI 定位图

A. 横断面定位；B. 冠状面定位

3. 增强扫描　同肝脏增强扫描方案。

4. 推荐胰腺、胃和肠道 MR 成像参数见表 14-2。

表 14-2 胰腺、胃和肠道 MR 成像参数

脉冲序列	TR/ms	TE/ms	FA/°	ETL	矩阵	FOV/cm	层厚/(间隔/mm)	NEX
FSE-T_2WI	3 000~6 000	80~100	90	20~30	384×224	32~38	4~5/1	2~4
GRE-T_1WI	100~250	同/反相位①	20		256×192	32~38	4~5/1	≤1
FIESTA	3.5~6	1.5~3.2	45		320×192	32~38	4~5/1	1~2
3D-VIBE	4.5	2.2	9		256×192	32~38	3~5/0	≤1
DWI②	≥4 000	60~70	90		128×128	32~38	4~5/1	4~6

注：①TE 设置为最短的同/反相位时间，1.5T 一般为 4.4/2.4ms，3.0T 一般为 2.3/1.2ms。②b 值 =0，600~800s/mm^2。

5. 注意事项

(1) 检查前准备：胃肠扫描前禁食 8~12 小时，检查前 1 小时饮水 1 000~1 500mL，胃检查时还应在检查前再饮水 600~1 000mL，扫描前 5~10 分钟肌内注射山莨菪碱 20mg 以减轻胃肠蠕动。

(2) 扫描范围：胰腺自胃底到肾下极，胃部自贲门至胃窦，胃肠道自胃底至盆底。

(3) 胰腺体径较小，应进行胰腺（包含钩突）横断面及斜冠状面脂肪抑制薄层高分辨 GRE T_1WI 扫描，并添加局部匀场。

(4) 在胰腺占位或炎症时，可采用脂肪抑制 T_2WI 序列，以突出肿瘤和炎性水肿信号。

(5) 胰腺病变（如慢性胰腺炎、胰腺癌等）造成胰管扩张时，

应行 MRCP。

(6) 胃 T_2WI 可分辨胃壁层次及病变组织特征，为胃 MRI 检查的主要序列。DWI 可辅助胃癌的检出、诊断和鉴别诊断、分期及疗效评价。

(7) 斜冠状面及斜矢状面屏气 SSFSE-T_2WI 序列用于胃 MRI。对于胃体大弯侧病变，口服水充盈不足时，可采用俯卧位或左 / 右前斜位，使胃腔内水与病变充分接触，改善对比。

三、胰胆管 MR 检查技术

1. 适应证　①胆道系统病变，如肿瘤、结石、炎症等；②明确肝脏、胰腺等占位性病变与胆道的关系；③上消化道手术改建者；④不适宜行 ERCP 检查或 ERCP 检查失败者。

2. MRI 平扫

(1) 定位像及扫描范围：三平面定位像及横断面 SSFSE-T_2WI 或脂肪抑制 FSE-T_2WI，范围覆盖胆囊、胆总管、肝内胆管和胰管等。

(2) 扫描序列和成像平面：斜冠状面厚层块屏气 2D MRCP 序列和呼吸触发 3D MRCP 序列。

(3) 扫描基线

1) 2D MRCP：以胆总管末端为中心呈放射状定位，见图 14-3A。

2) 3D MRCP：平行于胰管走行，见图 14-3B。

(4) 相位编码方向：横断面采用前后方向，冠状面采用左右方向。

3. 推荐 MRCP 成像参数见表 14-3。

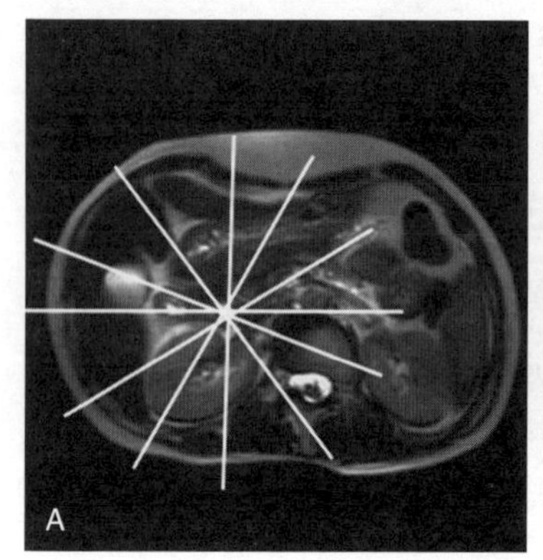

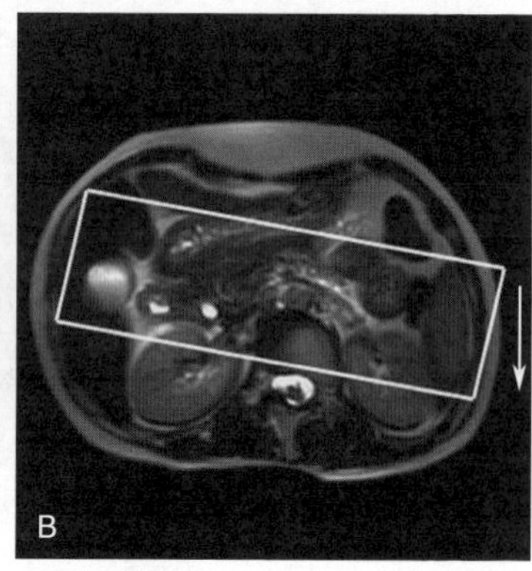

图 14-3　MRCP 定位图

A. 2D MRCP 定位；B. 3D MRCP 定位

表 14-3　MRCP 成像参数

脉冲序列	TR/ms	TE/ms	FA/°	ETL	矩阵	FOV/cm	层厚/（间隔/mm）	NEX
2D MRCP	≥6 000	≥600	90	200	384×224	30~38	50~60/0	1
3D MRCP	3 000~6 000	300~600	90	180	384×224	30~38	1~2/0	0.5~1
SSFSE-T_2WI	1 000	100~120	90		320×224	30~38	4/1	1

4. 注意事项

(1) MRCP 不宜单独进行，应结合肝胆胰脾 MRI 平扫及其动态增强技术，并在增强后检查。

(2) 受检者必须空腹，并禁食、禁水 6 小时以上，必要时可口服胃肠道阴性对比剂以突出胰胆管信号。

(3) 添加胆管系统局部匀场。

(4) 2D MRCP 序列，一般扫描 9 层，间隔 15°，每层扫描间隔

6秒以上,分次屏气扫描。

(5)3D MRCP序列经MIP可获得多角度旋转的三维胰胆管,但薄层原始图像更有利于显示管腔内的小病灶。

四、肾脏与肾上腺MR检查技术

1. 适应证　①肾实质、肾上腺占位性病变;②肾脏血管性病变;③肾脏感染性病变;④肾脏外伤;⑤肾脏先天性畸形;⑥碘对比剂过敏者。

2. MRI平扫

(1)定位像及扫描范围:三平面定位像,范围覆盖肾脏及肾上腺兴趣区。

(2)扫描序列和成像平面

1)基本检查序列:横断面呼吸触发FSE-T_2WI序列、屏气快速梯度回波水-脂同反相位(双回波)T_1WI序列,横断面DWI序列,横断面及冠状面呼吸触发脂肪抑制FSE-T_2WI序列(肾脏),冠状面屏气SSFSE-T_2WI序列(肾脏)、脂肪抑制GRE-T_1WI序列(肾上腺)。

2)辅助检查序列:横断面屏气SSFSE-T_2WI序列、FIESTA序列,矢状面屏气T_1WI或SSFSE-T_2WI序列。

(3)扫描基线

1)横断面:垂直于腹部垂直轴,见图14-4A。

2)冠状面:垂直于腹部正中矢状面,见图14-4B。

(4)相位编码方向:横断面采用前后方向,冠状面采用左右方向。

3. 增强扫描

(1)对比剂剂量及注射速率、扫描序列和成像平面:同肝胆脾MR检查。

(2)扫描时相:常规完成肾皮质期、肾髓质期、肾盂期三期扫描。成人正常循环状态下，动脉期（肾皮质期）、肾髓质期及延迟期（肾盂期）分别为开始注射对比剂后15~20秒、60~70秒、150~200秒。先采集蒙片，三期扫描后，横断面及冠状面3D-VIBE序列延迟扫描。

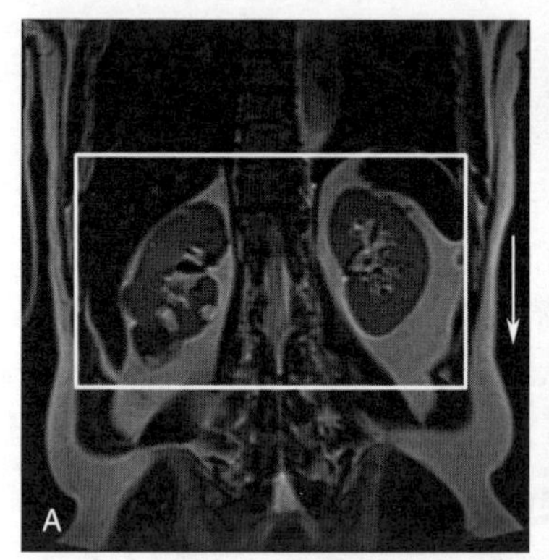

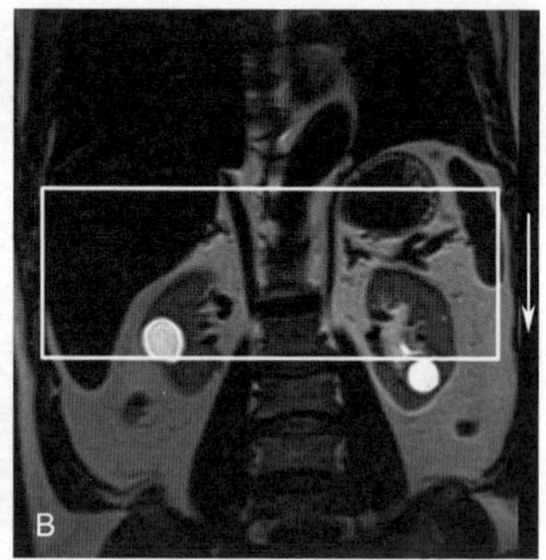

图14-4　肾脏、肾上腺MRI定位图

A. 肾脏横断面定位；B. 肾上腺横断面定位

4. 推荐肾脏、肾上腺MR成像参数见表14-4。

表14-4　肾脏、肾上腺MR成像参数

脉冲序列	TR/ms	TE/ms	FA/°	ETL	矩阵	FOV/cm	层厚/（间隔/mm）	NEX
FSE-T_2WI	3 000~6 000	90~120	90	20~30	384×224	30~36	4~5/1	2~4
GRE-T_1WI	100~250	同/反相位①	20		256×192	30~36	4~5/1	≤1
FIESTA	3.5~6	1.5~3.2	45		320×192	30~36	4~5/1	1~2

续表

脉冲序列	TR/ms	TE/ms	FA/°	ETL	矩阵	FOV/cm	层厚/(间隔/mm)	NEX
3D-VIBE	4.5	2.2	9		256×192	32~38	3~4/0	≤1
DWI②	≥4 000	70~80	90		128×128	32~38	4~5/1	4~6
SSFSE-T_2WI	1 000	90~120	90		320×224	30~38	4/0~1	1

注：①TE 设置为最短的同/反相位时间，1.5T 一般为 4.4/2.4ms，3.0T 一般为 2.3/1.2ms。②b 值 =0，600~800s/mm^2。

5. **注意事项**

(1)定位需包全左右肾脏及肾上腺，肾脏覆盖两侧肾上极至肾下极和肾脏前后缘，肾上腺从胃底上缘至肾门水平。

(2)肾脏 T_2WI 采用脂肪抑制技术；肾上腺 T_2WI 一般不采用脂肪抑制技术，怀疑其占位时，则采用脂肪抑制技术。

(3)为减小运动伪影，肾脏及肾上腺横断面 MRI 相位编码取左右方向。

(4)怀疑肾癌时，适当加大检查范围，除显示肾脏病变外，注意腹膜后淋巴结及肾静脉、下腔静脉瘤栓的显示。

(5)肾上腺需选择薄层、高空间分辨力扫描，怀疑异位嗜铬细胞瘤或肾上腺恶性肿瘤时，应适当加大检查范围。

五、尿路 MR 检查技术

1. 适应证　①肾和输尿管疾病，如结核、肿瘤、结石、先天畸形、慢性肾盂肾炎以及肾损伤等；②不明原因的血尿或脓尿；③腹膜后肿瘤，了解肿瘤与泌尿器官的关系及排除泌尿系统疾病；④尿道狭窄受检者无法插入导管行膀胱造影者。

2. MRI 平扫

(1) 定位像及扫描范围：三平面定位像及横断面、冠状面 SSFSE-T_2WI，范围包括双侧肾盂、肾盏、输尿管、膀胱。

(2) 扫描序列和成像平面：斜冠状面厚层块屏气 2D MRU 序列和呼吸触发 3D 磁共振尿路成像(magnetic resonance urography，MRU)序列。

(3) 扫描基线：平行于输尿管走行，见图 14-5。

(4) 相位编码方向：横断面采用前后方向，冠状面采用左右方向。

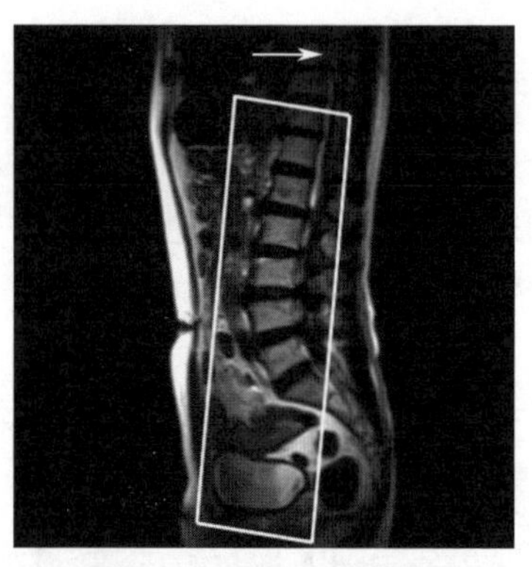

图 14-5　MRU 定位图

3. 推荐 MRU 成像参数见表 14-5。

表 14-5　MRU 成像参数

脉冲序列	TR/ms	TE/ms	FA/°	ETL	矩阵	FOV/cm	层厚/(间隔/mm)	NEX
2D MRU	≥6 000	≥600	90	200	384×224	30~42	50~60/0	1

续表

脉冲序列	TR/ms	TE/ms	FA/°	ETL	矩阵	FOV/cm	层厚/(间隔/mm)	NEX
3D MRU	3 000~6 000	≥500	90	180	384×224	30~42	1~3/0	0.5~1
SSFSE-T_2WI	1 000	100~120	90		320×224	30~38	4/1	1

4. 注意事项

(1) MRU不宜单独进行，应结合泌尿系MRI平扫及其动态增强技术，但应在增强前检查。

(2) MRU检查前禁食、禁水6小时以上，检查前30分钟服用胃肠道阴性对比剂枸橼酸铁胺，或检查前15分钟喝红茶(内含锰)以减少胃肠道液体的影响。

(3) 怀疑先天性畸形或异位输尿管开口应包括整个膀胱及尿道。

(4) 原始图像经MIP，多角度旋转观察，以避免尿路重叠，有利于病变检出。亦可对兴趣区行靶MIP。

六、腹部MRA检查技术

1. 适应证　①腹主动脉、腹腔动脉、肾动脉及门脉系统等血管性病变；②血管周围病变观察与血管的关系。

2. MRI平扫

(1) 定位像及扫描范围：三平面定位像和血管定位像，肾动脉范围自左肾上极至右肾下极，包括全肾；门静脉范围自膈肌至右肾下极，包括全肝脏；腹部MRA包括腹主动脉及其分支、门静脉、肾动脉。

(2) 扫描序列和成像平面：肾动脉采用横断面非对比增强

IFIR-MRA（3D Native-truefisp/3D Balance-ssfp）序列；门静脉采用冠状面非对比增强 IFIR-MRA（3D Native-truefisp/3D Balance-ssfp）序列；腹部 MRA 采用斜冠状面 3D CEMRA 序列。

（3）扫描基线

1）横断面：垂直于人体长轴（以肾门为中心），肾脏前后饱和带减少呼吸运动伪影，FOV 下方添加平行饱和带减少静脉污染，见图 14-6A。

2）冠状面：垂直于腹部正中矢状面（以肝门为中心），包括门静脉，设置两个翻转饱和带，1 个包全肝脏及心脏，另 1 个置于肝脏下缘以下，见图 14-6B。

3）斜冠状面：平行于腹部大血管，前面扫描范围包括门静脉，后面包括肾动脉。

（4）相位编码方向：横断面采用前后方向，冠状面采用左右方向。

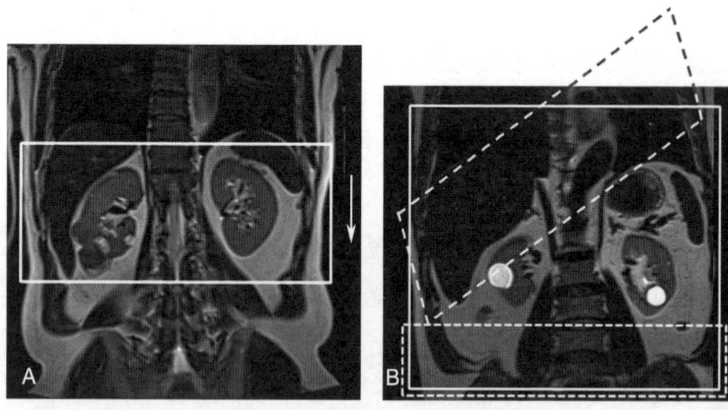

图 14-6　腹部 MRA 定位图

A. 肾动脉 NCE-MRA 定位；B. 门静脉 NCE-MRA 定位

3. 增强扫描

（1）对比剂剂量和注射速率：采用钆对比剂（如 Gd-DTPA），

剂量为 0.1~0.2mmol/kg 体重，静脉注射速率为 2.5~3.0mL/s，注射完对比剂后随即等速注射 15~20mL 生理盐水。

(2) 扫描序列和成像平面：斜冠状面 3D CEMRA 序列。

(3) 扫描时刻与时相：单期扫描时间 ≤25s，至少扫描 2 个时相(动脉期及静脉期)。先扫蒙片，后注射对比剂；利用 MR 透视技术，实时观察注射对比剂后靶血管的信号强度变化，在对比剂流入靶动脉，血管变亮时，立即嘱受检者屏气，系统延迟 5 秒后自动开始扫描。延迟时间也可以通过小剂量测试得到。

4. 推荐腹部 MRA 成像参数见表 14-6。

表 14-6　腹部 MRA 成像参数

脉冲序列	TR/ms	TE/ms	FA/°	TI/ms	矩阵	FOV/cm	层厚/(间隔/mm)	NEX
IFIR-MRA	5.2	2.1	50	1 100~1 300	256×256	35~42	2/0	1
3D-CE-MRA	≤5	≤2	25		384×224	35~42	2~3/0	≤1

5. 注意事项

(1) 肾动脉及门静脉非对比剂增强序列特点：①基于 3D 真实稳态成像(FIESTA/B-TFE/True-FISP)序列；②选择性 IR 脉冲抑制静脉及背景信号；③动脉的“亮血”基于流入效应。

(2) 应用技术选择：①使用 SPECIAL(或 SPAIR)方法抑制脂肪信号，添加匀场；②使用呼吸门控技术以减少运动伪影；③添加合适翻转饱和带。

(3) TI 设置随血流速度快慢相应调整。

(4) 原始图像送工作站后处理，经 MIP 或 MPR，得到腹部血管影像。

七、腹部 MR 检查技术的诊断要求和临床需求

磁共振因其出色的软组织分辨力及多参数多平面成像的特点,在腹部脏器及病变的检查中具有显著优势,腹部磁共振检查已成为临床诊疗中不可或缺的重要方法。腹部磁共振可准确评估腹部脏器的结构和功能异常,可观察到肝脏、胰腺、胆囊、肾脏、肾上腺、胃肠道和其他腹腔脏器的细微变化。对于发现和评估肿瘤、感染、炎症、囊肿等病变具有很高的敏感度。同时,腹部 MRI 可提供多平面多参数成像,从而全面准确地评估病变的位置和范围,为临床制定精准的诊疗方案提供有力的支持。

腹部 MR 检查前与受检者充分沟通并做好屏气训练至关重要,可以减少呼吸运动伪影对图像质量的影响。对于不能配合屏气的受检者,可选择呼吸导航或呼吸门控的方式进行 T_1WI 和 T_2WI 图像采集,以减少呼吸运动对图像质量的影响。对于胃肠道的成像,检查前应做好肠道准备工作,包括检查前的肠道清洁、大量饮水使胃肠道充盈,以更好地展示胃肠道的结构和异常。

腹部 MRI 检查扫描层面以横断面为主,必要时添加冠状位和矢状位扫描。增强扫描采用多时相动态成像,必要时可进行灌注成像。扫描序列结合梯度回波 T_1WI 和快速自旋回波 T_2WI 及相应的压脂技术。DWI 在诊断和鉴别诊断占位、淋巴结转移等评估中至关重要。对于肝脏脂肪性病变,同反相位扫描可辅助诊断,必要时可进行脂肪定量分析成像;对于占位性病变,注意动态增强图像的采集,必要时可使用肝脏特异性对比剂进行鉴别。对于腹膜后间隙肿瘤、平滑肌瘤、畸胎瘤、神经纤维瘤、淋巴瘤等病变的 MRI 检查,T_2WI 图像、T_1WI 结合脂肪抑制技术,联合 DWI 对于病变的定位、大小、数目、邻近软组织和血管的侵犯情况、肿瘤的分化程度、术后的复发情况具有重要的

评价意义。对于胆道系统和泌尿系统病变，如肿瘤、结石、炎症等，磁共振重 T_2 水成像（MRCP 和 MRU）对于病变的显示与评估至关重要。

（周学军　丁金立　夏春潮　康 庄　胥 毅　张红迁
陈 峰　刘小明）

第二节　盆腔 MR 检查技术

盆腔 MRI 选用腹部相控阵线圈或心脏相控阵线圈；采用仰卧位，足先进，取标准盆腔正位；膀胱 MR 成像中心对准耻骨联合往上 5cm，前列腺、子宫 MR 成像中心对准耻骨联合，直肠 MR 成像中心对准肚脐与耻骨联合连线中点，并与线圈中心重合。

盆腔 MRI 检查前，一般要求禁食 4 小时以上，检查时膀胱内保留中等量尿液，并保持浅慢呼吸。若受检者盆腔有严重积液，可改在中低场强 MRI 检查，或多源射频发射系统的 MRI 检查，在腹部加用电解质袋。

一、膀胱 MR 检查技术

1. 适应证　①膀胱炎性病变，如慢性膀胱炎、腺性膀胱炎、膀胱结核等；②膀胱肿瘤性病变，如膀胱癌、膀胱乳头状瘤、膀胱腺瘤等；③神经源性膀胱、膀胱结石、膀胱出血等；④精囊腺相关疾病。

2. MRI 平扫

(1)定位像及扫描范围：三平面定位像，范围自膀胱顶部至耻骨联合上缘，包全膀胱及邻近结构。

(2)扫描序列和成像平面

1）基本检查序列：横断面 FSE-T_1WI 序列、脂肪抑制 FRFSE-T_2WI 序列，横断面 DWI 序列，冠状面和 / 或矢状面脂肪抑制 FRFSE-T_2WI 序列，横断面脂肪抑制 3D GRE-T_1WI 序列。

2）辅助检查序列：横断面屏气 SSFSE-T_2WI 序列、FIESTA 序列，冠状面和 / 或矢状面 FSE-T_1WI 序列。

（3）扫描基线

1）横断面：平行于两侧髂棘连线，见图 14-7A。

2）冠状面：垂直于盆腔正中矢状面，见图 14-7B。

3）矢状面：平行于盆腔正中矢状面，见图 14-7C。

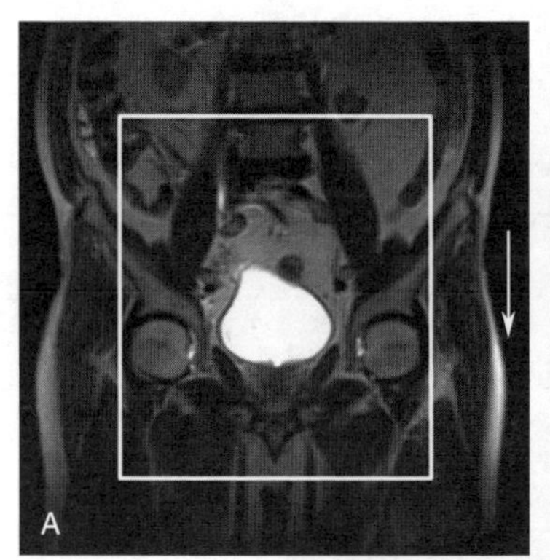

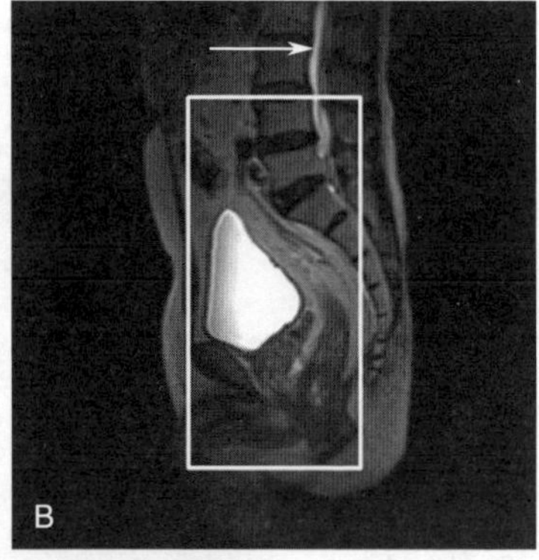

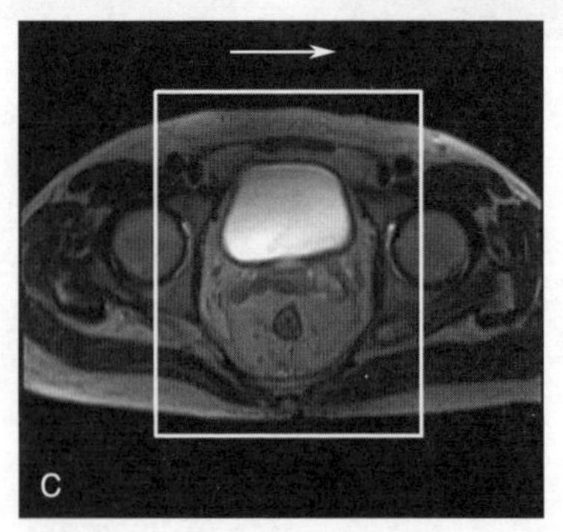

图 14-7　膀胱 MRI 定位图

A. 横断面定位；B. 冠状面定位；C. 矢状面定位

(4)相位编码方向：横断面及冠状面采用左右方向，矢状面采用头足方向。

3. 增强扫描

(1)对比剂剂量及注射速率：采用钆对比剂，剂量为0.1mmol/kg体重，静脉注射速率为2.0~2.5mL/s，随后等速续以15~20mL生理盐水。

(2)扫描序列和成像平面；横断面脂肪抑制3D GRE-T_1WI(3D-VIBE/3D-LAVA/3D-THRIVE)序列；辅以冠状面，必要时可增加矢状面T_1WI序列延时增强。

(3)扫描时相：至少采集三期，即动脉期、静脉期及延迟期，分别在开始注射对比剂后30~35秒、静脉期80~90秒及延迟期180~240秒启动扫描。

4. 推荐膀胱MR成像参数见表14-7。

表14-7　膀胱MR成像参数

脉冲序列	TR/ms	TE/ms	FA/°	ETL	矩阵	FOV/cm	层厚/(间隔/mm)	NEX
FRFSE-T_2WI	≥3 000	90~120	90	25~30	256×224	24~30	3~5/0.5	2~4
FSE-T_1WI	300~700	8~15	90	3~5	256×224	24~36	3~5/0.5	2~4
3D-VIBE-T_1WI	4	1.4	9		320×256	24~36	2~3/0	≤1
GRE-T_1WI	100~250	2~5	20		256×224	24~36	3~4/0.5	≤1
DWI①	≥5 000	60~80	90		128×96	30~36	3~5/0.5	4~6

注：①b值取0，1 200~1 500s/mm²。

5. 注意事项

(1) 检查前准备：①检查前1~2小时指导受检者排尿，并于检查前30分钟内饮水500~1 000mL使膀胱适度充盈；②插有尿管的受检者提前关闭导尿管。

(2) 序列选择：①病灶位于膀胱侧壁时，建议增加冠状面水脂分离T_2WI序列及DWI序列；②平扫发现病灶时，应进行对比剂增强扫描。

(3) 应用技术选择：①临床怀疑无睾、睾丸未降受检者，应扩大扫描范围；②怀疑膀胱癌、宫颈癌等盆腔恶性病变侵犯输尿管时，增加MRU；③膀胱内T_1WI出现高信号时，增加脂肪抑制T_1WI序列，以鉴别是否出血。

二、前列腺MR检查技术

1. 适应证　①前列腺炎；②良性前列腺增生；③前列腺癌及其术前分期；④前列腺结核；⑤前列腺肉瘤等。

2. MRI平扫

(1) 定位像及扫描范围：三平面定位像，范围自精囊腺上缘至耻骨联合下方，覆盖前列腺及邻近结构。

(2) 扫描序列和成像平面

1) 基本检查序列：前列腺矢状面、横断面、冠状面小视野、高分辨力FRFSE-T_2WI序列，横断面DWI序列，横断面、矢状面或冠状面脂肪抑制FRFSE-T_2WI序列，盆腔大范围横断面FSE-T_1WI序列，横断面脂肪抑制3D GRE-T_1WI序列。

2) 辅助检查序列：横断面SSFSE-T_2WI序列、矢状面脂肪抑制FSE-T_2WI序列，MRS序列。

(3) 扫描基线

1) 横断面：垂直于前列腺长轴，见图14-8A。

2) 冠状面：平行于前列腺长轴，见图14-8B。

3）矢状面：平行于盆腔正中矢状面，见图 14-8C。

（4）相位编码方向：矢状面采用头足方向，冠状面及横断面采用左右方向。

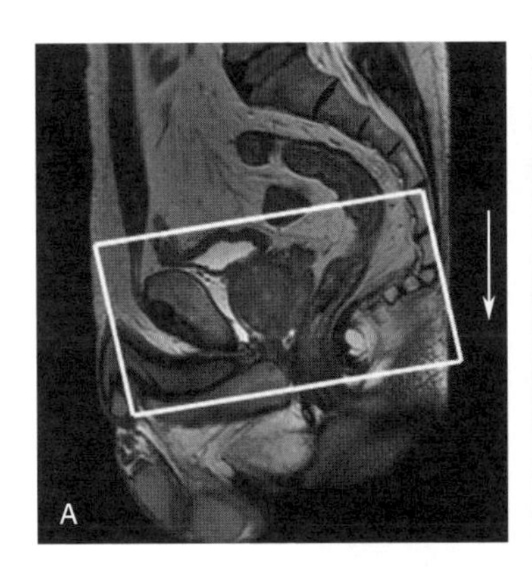

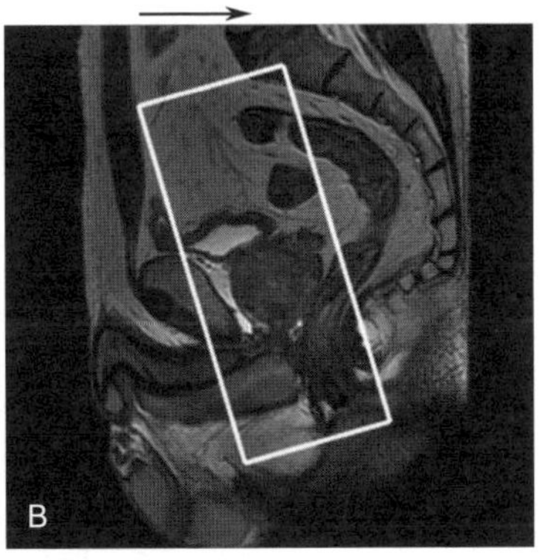

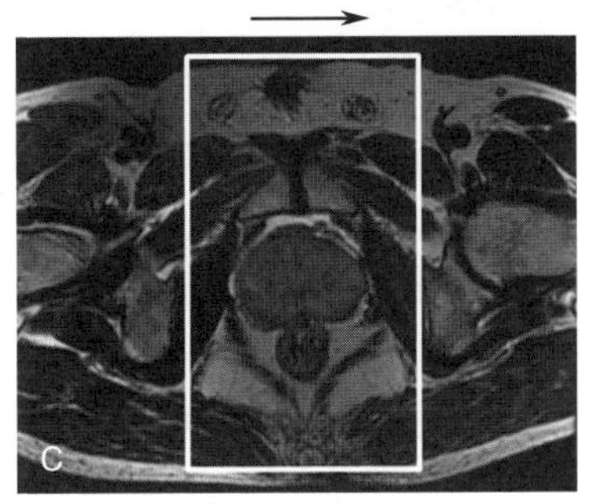

图 14-8　前列腺 MRI 定位图

A. 横断面定位；B. 冠状面定位；C. 矢状面定位

3. 增强扫描

（1）对比剂剂量及注射速率：采用钆对比剂，剂量为 0.1mmol/kg 体重，静脉注射速率为 2.0~2.5mL/s，随后等速续以 15~20mL 生理盐水。

（2）扫描序列和成像平面：横断面脂肪抑制 3D GRE-T_1WI（3D-VIBE/3D-LAVA/3D-THRIVE）序列；辅以矢状面和 / 或冠状

面脂肪抑制 T_1WI 序列延时增强。

(3)扫描时相：至少采集三期，即动脉期、静脉期及延迟期，分别在开始注入对比剂后 30~35 秒、80~90 秒及 300~400 秒启动扫描。动态增强也可采用灌注(DCE)序列，每期 ≤10 秒，25 期以上，整个动态扫描时长 ≥5 分钟；多期动态增强扫描可获得组织血流灌注信息。

4. 推荐前列腺 MR 成像参数见表 14-8。

表 14-8 前列腺 MR 成像参数

脉冲序列	TR/ms	TE/ms	FA/°	ETL	矩阵	FOV/cm	层厚/(间隔/mm)	NEX
FSE-T_2WI	≥3 000	90~120	90	25~30	256×224	18~24	3~4/0.5	2~4
FSE-T_1WI	300~700	8~15	90	3~5	256×224	24~32	4~5/1	2~4
DWI①	≥4 000	70~80			160×128	24~32	3~4/0.5	4~6
^{1}H-MRS	940	145	90		16×16	7~9	40~60	4
3D-VIBE	4	1.4	9		320×256	26~36	2~3/0	≤1

注：①b 值取 0，1 400~3 000s/mm²。

5. 注意事项

(1)检查前准备：①前列腺 MRS 检查前半小时嘱受检者排空大小便以防止肠道气体干扰；②检查前 5~10 分钟应用抗痉挛药物(无禁忌证)以减少肠蠕动。

(2)序列选择：①全骨盆 T_1WI 用于前列腺癌分期，上缘应达髂动脉分叉水平。② DWI 序列有助于检测病变组织分子水平信息，高场MRI设备还可小视野高清弥散成像（如ZOOMit/FOCUS/izoom DWI），获得其横断面高分辨力、高信噪比的DWI。③MRS序列能检测病变的代谢产物。这两个功能成像序列在扫描结束后，通过图像后处理，分别得出相应的MR组织参数，作为前列腺病变诊断、分期及疗效评价的依据。

(3)为鉴别出血或脂肪，至少采集一个平面脂肪抑制T_2WI。

三、子宫及附件MR检查技术

1. 适应证　①卵巢病变，如子宫内膜异位性囊肿、单纯性卵巢囊肿、浆液性及黏液性囊肿、恶性卵巢肿瘤；②子宫病变，如子宫肌瘤、子宫内膜癌、子宫颈癌；③转移癌；④盆腔炎症。

2. MRI平扫

(1)定位像及扫描范围：三平面定位像，范围覆盖子宫、附件及阴道区域。

(2)扫描序列和成像平面

1)基本检查序列：矢状面、横断面、冠状面小视野、高分辨力FRFSE-T_2WI序列，横断面DWI序列，横断面、冠状面或矢状面脂肪抑制FRFSE-T_2WI序列，盆腔大范围横断面FSE-T_1WI序列，横断面脂肪抑制3D GRE-T_1WI序列。

2)辅助检查序列：横断面SSFSE-T_2WI序列、矢状面脂肪抑制SSFSE-T_2W序列。

(3)扫描基线

1)横断面：垂直于子宫长轴或宫颈管、阴道长轴，见图14-9A。

2)冠状面：平行于子宫长轴或宫颈管、阴道长轴，见图14-9B。

3)矢状面：平行于子宫正中矢状面，见图14-9C。

(4)相位编码方向：矢状面采用头足方向，冠状面及横断面采用左右方向。

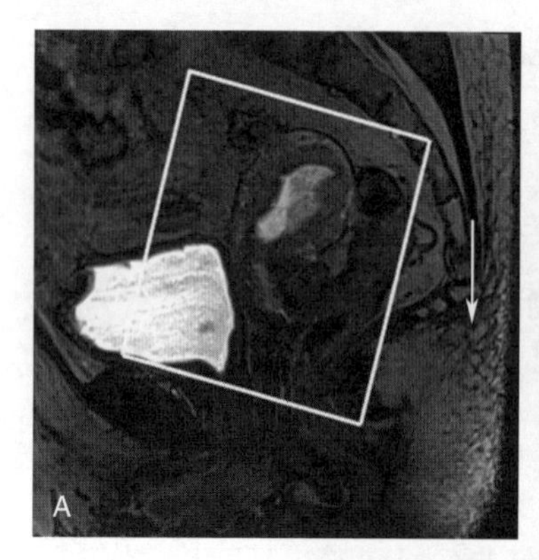

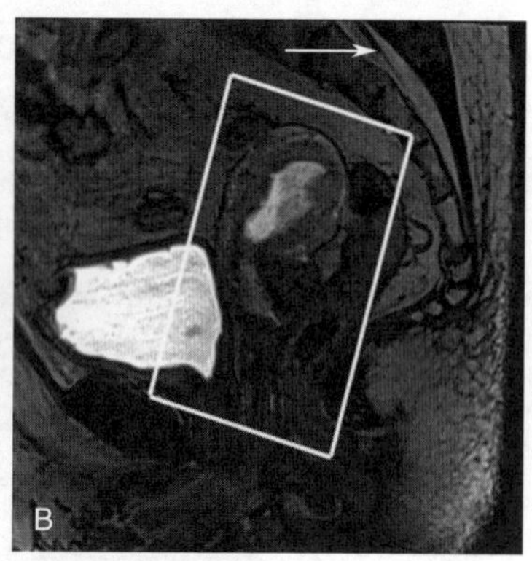

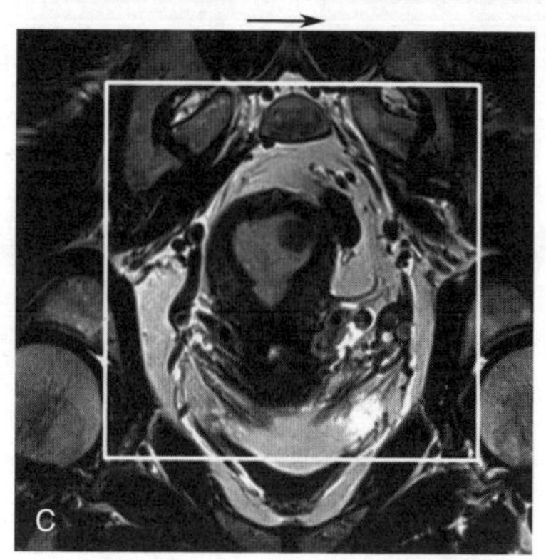

图 14-9　子宫 MRI 定位图

A. 横断面定位；B. 冠状面定位；C. 矢状面定位

3. 增强扫描

(1) 对比剂剂量及注射速率：采用钆对比剂，剂量为 0.1mmol/kg 体重，静脉注射速率为 2.0~2.5mL/s，随后等速续以 15~20mL 生理盐水。

(2) 扫描序列和成像平面：横断面或矢状面脂肪抑制 3D GRE-T_1WI（3D-VIBE/3D-LAVA/3D-THRIVE）序列，辅以冠状面 3D-VIBE 序列延时增强。

(3) 扫描时相：至少采集三期，即动脉期、静脉期及延迟期，三期分别在开始注入对比剂后30~35秒、80~90秒及300~400秒启动扫描。动态增强可采用灌注(DCE)序列,每期控制在10秒以内,25期以上,整个动态扫描时长≥5分钟;多期动态扫描获取子宫附件组织血流灌注信息。

4. 推荐子宫附件MR成像参数见表14-9。

表14-9 子宫附件MR成像参数

脉冲序列	TR/ms	TE/ms	FA/°	ETL	矩阵	FOV/cm	层厚/(间隔/mm)	NEX
FSE-T_2WI	≥3 000	90~120	90	25~30	256×224	18~24	3~4/0.5	2~4
FSE-T_1WI	300~700	8~15	90	3~5	256×224	24~32	4~5/1	2~4
DWI①	≥4 000	70~80	90		160×128	24~32	3~4/0.5	4~6
3D-VIBE	4	1.4	9		320×256	26~36	2~3/0	≤1

注:①b值取0,800~1 000s/mm²。

5. 注意事项

(1)女性盆腔MR检查应避开月经期,有金属节育环的受检者应在取环3天后行MR检查。

(2)检查前准备:①检查前半小时排空大小便以防止肠道气体干扰;②检查前5~10分钟应用抗痉挛药物(无禁忌证)以减少肠蠕动。

(3)子宫、宫颈及阴道MR检查以矢状面、横断面为主,辅以冠状面;附件MR检查以冠状面、横断面为主。

(4)应用技术选择:①为鉴别出血或脂肪,至少采集一个平

面的脂肪抑制 T_2WI。②对于肥胖受检者，建议前腹壁和背部添加饱和带，达到均匀抑脂。

四、直肠 MR 检查技术

1. 适应证　①直肠占位病变及肛瘘；②直肠癌分期定性，指导手术。

2. MRI 平扫

(1) 定位像及扫描范围：三平面定位像，范围包括直肠或病灶所在区域。

(2) 扫描序列和成像平面

1) 基本检查序列：矢状面、横断面、冠状面小视野、高分辨力 FRFSE-T_2WI 序列，横断面 DWI 序列，横断面和 / 或矢状面脂肪抑制 FRFSE-T_2WI 序列，盆腔大范围横断面 FSE-T_1WI 序列，横断面脂肪抑制 3D GRE-T_1WI 序列。

2) 辅助检查序列：横断面 SSFSE-T_2WI 序列、矢状面脂肪抑制 SSFSE-T_2WI 序列。

(3) 扫描基线

1) 横断面：垂直于肿瘤所在的直肠壁（而非肿瘤长轴），见图 14-10A。

2) 冠状面：平行于肿瘤所在的肠壁（中高位直肠癌），或平行于肛管（低位直肠癌），见图 14-10B。

3) 矢状面：平行于直肠正中矢状面，见图 14-10C。

(4) 相位编码方向：矢状面采用头足方向，冠状面及横断面采用左右方向。

3. 增强扫描

(1) 对比剂剂量及注射速率：采用钆对比剂，剂量为 0.1mmol/kg 体重，静脉注射速率为 2.0~2.5mL/s，随后等速续以 15~20mL 生理盐水。

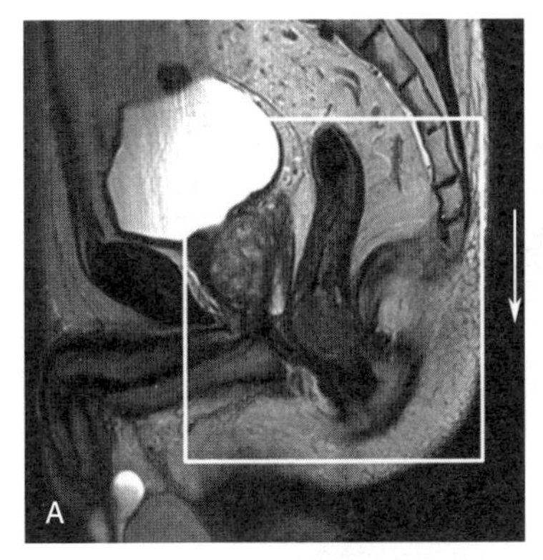

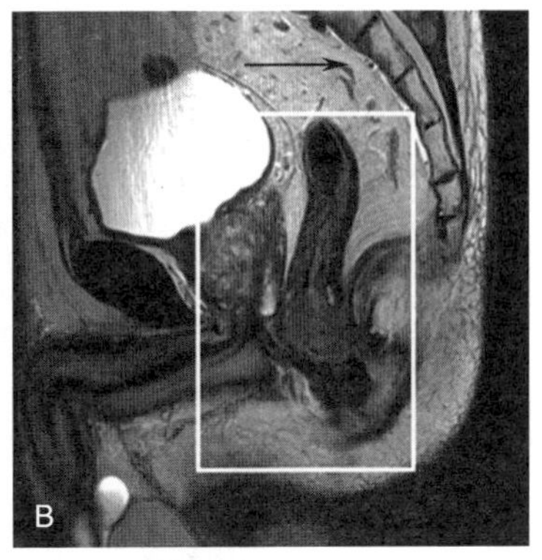

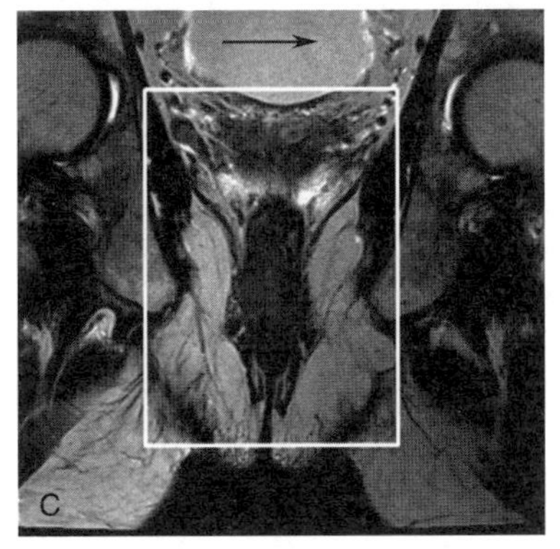

图 14-10　直肠 MRI 定位图

A. 横断面定位；B. 冠状面定位；C. 矢状面定位

(2) 扫描序列和成像平面：横断面脂肪抑制 3D GRE-T_1WI (3D-VIBE/3D-LAVA/3D-THRIVE) 序列为主，辅以矢状面、冠状面 3D-VIBE 序列延时增强。

(3) 扫描时相：至少采集三期，即动脉期、静脉期及延迟期，三期分别在开始注入对比剂后 30~35 秒、80~90 秒及 300~400 秒启动扫描。动态增强可采用灌注（DCE）序列，每期控制在 10 秒以内，25 期以上，整个动态扫描时长 ≥ 5 分钟；多期动态扫描获取组织血流灌注信息。

4. 推荐直肠 MR 成像参数见表 14-10。

表 14-10　直肠 MR 成像参数

脉冲序列	TR/ms	TE/ms	FA/°	ETL	矩阵	FOV/cm	层厚/(间隔/mm)	NEX
FSE-T_2WI	≥3 000	90~120	90	25~30	256×224	16~20	3~4/0.5	2~4
FSE-T_1WI	300~700	8~15	90	3~5	256×224	16~20	4~5/1	2~4
DWI[①]	≥4 000	70~80	90		160×128	24~32	3~4/0.5	4~6
3D-VIBE	4	1.4	9		320×256	24~30	2~3/0	≤1

注：[①]b 值取 0，800~1 000s/mm²。

5. 注意事项

(1) 检查前准备：①检查前 1 天少渣饮食，检查前半小时排空直肠，不主张检查前清洁灌肠。②检查前 5~10 分钟应用抗痉挛药物（无禁忌证）以减少肠蠕动。

(2) 定位以病变段肠壁为长轴，层面超出肿瘤边界 5mm，包括直肠两侧壁。

(3) 高分辨 T_2WI 可配合风车（或螺旋桨/刀锋）技术以减轻盆腔运动伪影。

(4) 在设备性能允许的情况下，首选动态灌注增强扫描，并行定量分析。

五、胎儿 MR 检查技术

1. 适应证　①评价胎儿正常解剖，先天性发育疾病及发育变异等；②对重大畸形胎儿的产前筛选；③帮助孕妇选择分娩方式。

2. 射频线圈 大视野相控阵线圈或两个腹部相控阵线圈。

3. 检查体位及成像中心 孕妇检查一般平卧或左侧卧位，可以足先进方式，以减少幽闭恐惧症的发生。成像中心对准线圈中心或胎儿兴趣区，必要时做二次定位。

4. MRI 平扫

(1) 定位像及扫描范围：三平面实时定位像，范围包括胎儿兴趣区，必要时二次定位。

(2) 扫描序列和成像平面

1) 基本检查序列：孕妇子宫的冠状面和/或矢状面 HASTE/SSFSE/TSE-SSH 或 True FISP/FIESTA/B-TFE 序列，用于判断胎儿体位，以及评估子宫和胎盘的潜在风险；胎儿某个部位（感兴趣区）的 3 个相互垂直的解剖学平面（即横断面、冠状面和矢状面）HASTE 或 True FISP 序列及其中 1 个解剖学平面 T_1WI 序列。

2) 辅助检查序列：胎儿某个部位（感兴趣区）的 DWI、SWI 序列。

(3) 扫描基线（以胎儿颅脑为例）

1) 矢状面：平行于胎儿颅脑大脑中线，见图 14-11A。

2) 横断面：平行于胎儿颅脑胼胝体嘴部与压部连线，见图 14-11B。

3) 冠状面：垂直于胎儿颅脑大脑中线，见图 14-11C。

(4) 相位编码方向：横断面及矢状面采用前后方向，冠状面采用左右方向。

5. 推荐胎儿颅脑 MR 成像参数见表 14-11。

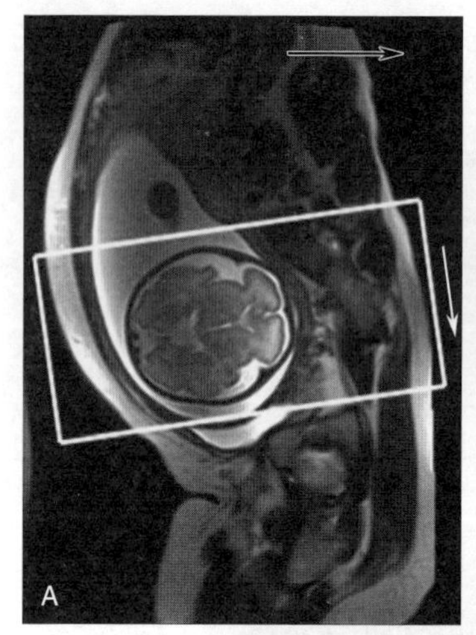
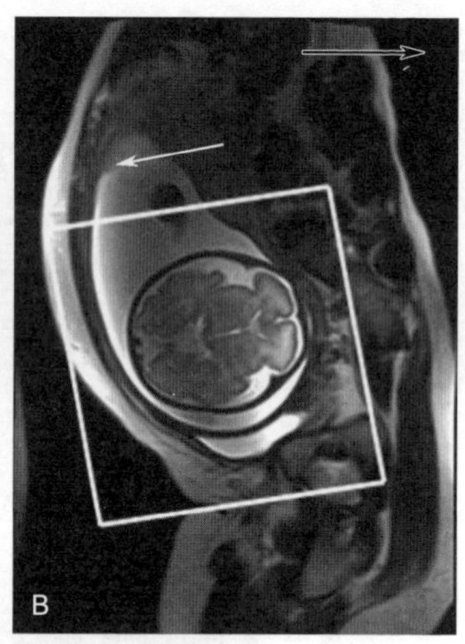
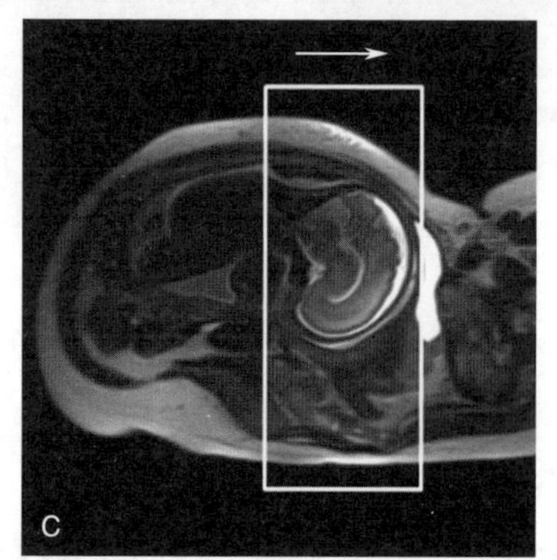

图 14-11　胎儿颅脑 MRI 定位图

A. 矢状面定位；B. 冠状面定位；C. 横断面定位

6. 注意事项

(1)孕期 3 个月以内为相对禁忌证。孕妇胎儿 MRI 应在超声提示异常且不能确诊时作为补充检查。一般建议 20 孕周后进行该检查。

(2)胎儿在母体内的位置没有规律性，必须选择快速成像技术。孕周较小者可训练孕妇配合屏气检查,晚期妊娠则平静自由呼吸。

表 14-11　胎儿颅脑 MR 成像参数

脉冲序列	TR/ms	TE/ms	FA/°	矩阵	FOV/cm	层厚/(间隔/mm)	NEX
HASTE-T_2WI	≥1 000	80~110	90	256×192	36~48	4~5/0.5	1~2
TrueFISP	3.5~5	1.4~3.2	60	256×192	36~48	4~5/0.5	1
3D-VIBE-T_1WI	3.32	1.14	9	320×256	36~48	2~4/0	1
DWI①	≥4 000	70~80	90	128×128	24~32	4~5/0.5	2~4

注:①b 值取 0,700s/mm²。

(3)DWI 序列可用于胎儿正常发育及疾病的研究,超急性期脑缺血改变,有助于脑室扩大及脑积水的鉴别,无创性监测肺的成熟度。

(4)不可使用镇静剂及对比剂。

六、阴囊及睾丸 MR 检查技术

1. 适应证　①睾丸肿瘤;②睾丸及附睾囊肿;③睾丸及附睾炎性病变;④睾丸扭转;⑤阴囊睾丸损伤;⑥隐睾;⑦精索静脉曲张;⑧睾丸鞘膜积液。

2. 射频线圈　圆形表面线圈、腹部相控阵线圈或心脏相控阵线圈。

3. 检查体位及成像中心　仰卧位,足先进,阴囊及睾丸标准正位,成像中心对准耻骨联合下缘,并与线圈中心重合。

4. MRI 平扫

(1)定位像及扫描范围：三平面定位像，范围耻骨联合下缘至阴囊底部。

(2)扫描序列和成像平面

1)基本检查序列：横断面 FSE-T_1WI、FSE-T_2WI 序列及脂肪抑制 FSE-T_2WI 序列，DWI 序列，冠状面 FSE-T_2WI 序列。

2)辅助检查序列：矢状面 FSE-T_2WI 序列，冠状面脂肪抑制 FSE-T_1WI、FSE-T_2WI 序列，冠状面 T_2WI 序列。

(3)扫描基线

1)横断面：垂直于睾丸长轴。

2)冠状面：平行于睾丸长轴。

3)矢状面：平行于睾丸长轴。

(4)相位编码方向：横断面及冠状面采用左右方向，矢状面采用前后方向。

5. 增强扫描

(1)对比剂剂量及注射速率：采用钆对比剂，剂量为 0.1mmol/kg 体重，静脉注射速率为 2~3mL/s，随后等速续以 15~20mL 生理盐水。

(2)扫描序列和成像平面：冠状面脂肪抑制 3D GRE-T_1WI(3D-VIBE/3D-LAVA/3D-THRIVE)序列为主，横断面 3D GRE-T_1WI 序列延迟增强。

(3)扫描时相：至少采集三期，即动脉期、静脉期及延迟期，三期分别在开始注入对比剂后 30~35 秒、80~90 秒及 450~550 秒启动扫描。动态增强可采用灌注(DCE)序列，在开始注射对比剂 15 秒启动扫描，每期控制在 50~60 秒，扫描 5~7 期，整个动态扫描时长 ≥ 8 分钟，多期扫描获取组织血流灌注信息。

6. 推荐阴囊及阴囊 MR 成像参数见表 14-12。

表 14-12 阴囊及阴囊 MR 成像参数

脉冲序列	TR/ms	TE/ms	FA/°	ETL	矩阵	FOV/cm	层厚/(间隔/mm)	NEX
FSE-T_2WI	≥3 000	100~140	90	14~18	256×224	10~28	3~4/0	2~4
FSE-T_1WI	300~700	8~15	90	2~4	256×224	16~28	3~4/0	2~4
DWI①	≥4 000	70~80	90		160×128	16~28	3~5/0.5	4~6
3D GRE-T_1WI	4	2.5	10		320×256	16~28	2~3/0	1~2

注：①b 值取 0，400~500，800~1 000s/mm²。

7. 注意事项

(1) 充分的支持和正确的阴囊定位是阴囊 MRI 成功的关键。要求两个睾丸与线圈的距离相等，阴茎下垂在前腹壁上。

(2) 矢状面 T_2WI 用于评估附睾病变、显示前后缘小病变、睾丸破裂及睾丸癌的局部分期。

(3) 睾丸 DWI 用于病变定性分级、诊断睾丸扭转、检测和定位不可触及的隐睾，检测伴有静脉曲张的睾丸纤维化。

(4) DWI 及 DCE 序列扫描后图像后处理。ADC 采用最高 b 值（800~1 000s/mm^2）计算。

(5) 因局部磁场不均匀，脂肪抑制首选 Dixon 技术，次选 spair 技术。

七、盆腔 MR 检查技术的诊断要求和临床需求

盆腔 MRI 可清晰显示子宫、膀胱、宫颈、直肠的关系及子宫内膜、肌层和移行带的情况；对于男性受检者，可清晰显示前列

腺中央叶、外周带及精囊腺；精囊炎在 T_1 脂肪抑制影像上显示为高信号，有助于精囊炎的诊断；通过小视野高分辨力成像可显示直肠肿瘤对黏膜和黏膜下层的侵犯程度，特别是弥散加权成像高 b 值影像可对盆腔占位性病变的肿瘤范围、分化程度和定性诊断，这在盆腔肿瘤的术前分期与术后疗效评估中至关重要。磁共振因其高分辨力、多平面多参数成像等优势，大大提高了其在盆腔疾病全面诊断的能力。

盆腔 MR 临床检查以矢状位与横断位扫描为主，辅以冠状位，必要时行三维扫描用以疾病评估，横断位扫描需垂直病变部位；以 T_2WI 和 T_1WI 不压脂序列为主；DWI 序列特别是高 b 值 DWI 对于盆腔疾病诊断及鉴别诊断至关重要；增强扫描采用多期动态扫描方式，必要时行动态灌注成像；盆腔波谱成像，如前列腺波谱，可提供一定的诊断信息。对于胎儿磁共振以单次激发快速自旋回波序列和快速稳态进动序列为主。对于细小病变与结构的评估如肛瘘的评价，需采用三维高分辨成像并进行多平面重组，以显示病变位置、大小、范围等信息。

（周学军　李真林　倪红艳　路　青　周高峰　孙建忠
汪启东　陈　峰　刘小明）

第十五章　肌肉骨骼与脊柱脊髓及外周血管磁共振成像检查技术

第一节　肌肉骨骼系统 MR 检查技术

肌肉骨骼系统 MRI 包括平扫和增强扫描。所有骨关节增强扫描均选用钆对比剂，常规剂量为 0.1mmol/kg 体重，以 1.0~2.0mL/s 速率静脉注射，随后等速续以 15~20mL 生理盐水。注射结束后 2 分钟启动增强扫描。增强序列包含病灶区及其相邻关节的横断面、冠状面、矢状面 T_1WI-FS 序列，其中至少一个平面增强前后成像参数完全一致。MRI 一般采用偏中心化学饱和法脂肪抑制，需添加局部匀场。

一、肩关节 MR 检查技术

1. 适应证　①外伤导致的关节结构或功能紊乱及其周围软组织损伤；②骨髓病变；③早期骨软骨缺血性坏死；④感染性病变及肿瘤性病变等。

2. 射频线圈　肩关节专用线圈或包绕式表面线圈。

3. 受检者体位及成像中心　仰卧位，头先进，对侧垫高 30°，被检侧靠近检查床中线，前臂垫高与肩平齐，掌心向前。成像中心对准肩胛骨喙突，并与线圈中心重合。

4. MRI 平扫

(1)定位像及扫描范围：三平面定位像或小 FOV 二次定位像，范围自肩锁关节至肱骨外科颈下缘，并包含肩关节及其周围软组织。

(2)扫描序列和成像平面

1)基本检查序列：横断面 FSE-PDWI-fs 序列，斜冠状面 FSE-T_1WI、PDWI-fs 或 T_2WI-fs 序列，斜矢状面 FSE-PDWI-fs 序列。

2)辅助检查序列：横断面、斜矢状面 FSE-T_1WI 序列。

(3)扫描基线

1)横断面：垂直于关节盂，见图 15-1A。

2)斜冠状面：平行于冈上肌腱或垂直于关节盂，见图 15-1B。

3)斜矢状面：垂直于冈上肌腱或平行于关节盂，见图 15-1C。

(4)相位编码方向：横断面和斜冠状面采用左右方向；斜矢状面采用头足方向。

5. 推荐肩关节 MR 成像参数见表 15-1。

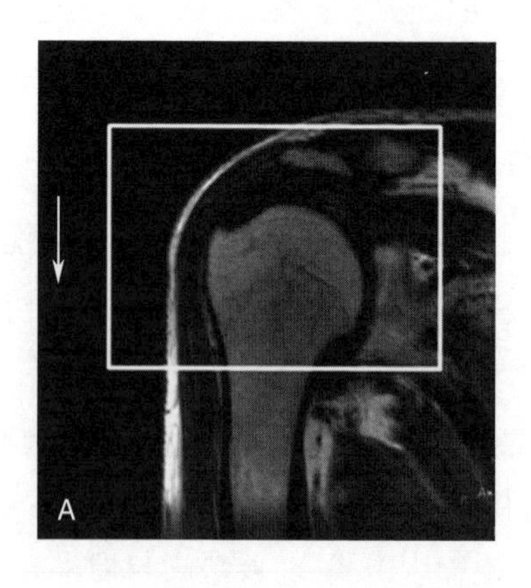

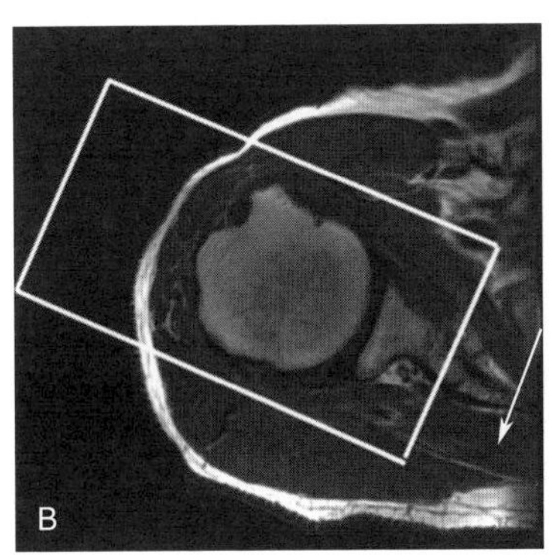

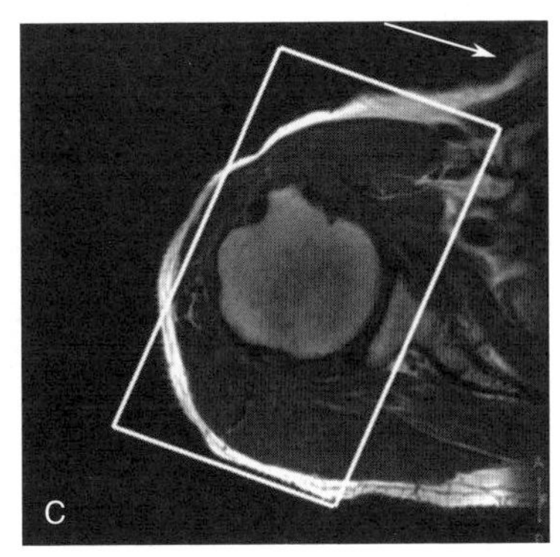

图 15-1 肩关节 MRI 定位图

A. 横断面定位；B. 斜冠状面定位；C. 斜矢状面定位

表 15-1 肩关节 MR 成像参数

脉冲序列	TR/ms	TE/ms	FA/°	ETL	矩阵	FOV/cm	层厚/(间隔/mm)	NEX
FSE-T_1WI	300~600	8~15	90	2~4	320 × 224	16~18	3~4/0.4	2~4
FSE-PDWI-fs	≥2 500	30~40	90	10~20	248 × 208	16~18	4/0.4	2~4
FSE-T_2WI-fs	≥3 000	50~70	90	15~20	248 × 208	16~18	4/0.4	2~4

6. 注意事项

(1) 被检侧肩关节尽量靠近磁场中心，FOV 必须以肱骨头为中心。

(2) 序列选择：①为提高盂唇病变显示的敏感性，增加 T_2^*WI 序列。②为避免“魔角效应”影响冈上肌腱撕裂（约占肩袖撕裂的 90%）的观察，首选斜冠状面 FSE-T_2WI-fs 序列。③肩关节盂唇及肩袖损伤诊断困难时，行肩关节 MR 造影。

(3)在近胸心处及层面上下设置饱和带,以减轻心脏及血管搏动伪影。

二、肘关节 MR 检查技术

1. 适应证　①创伤性疾病;②退行性骨关节病;③感染性病变;④肿瘤性病变;⑤关节周围软组织病变等。

2. 射频线圈　包绕式软线圈或肘关节专用线圈。

3. 受检者体位及成像中心　身体斜卧位,被检侧肘关节伸直,尽量靠近磁场中心,掌心向前;采用俯卧位时,上臂向头侧伸直,在胸前加三角垫以支持身体,掌心向下。成像中心对准肘关节中心(肘横纹中点),并与线圈中心重合。

4. MRI 平扫

(1)定位像及扫描范围:三平面定位像或小 FOV 二次定位像,范围自肱骨干骺端至桡骨结节,包含肱骨内、外上髁及其周围软组织。

(2)扫描序列和成像平面

1)基本检查序列:横断面、矢状面 FSE-T_1WI、PDWI-fs 或 FSE-T_2WI-fs 序列,冠状面 FSE-PDWI-fs 序列。

2)辅助检查序列:横断面、冠状面 FSE-T_1WI 序列。

(3)扫描基线

1)横断面:平行于肱桡关节,并垂直于肱骨和尺骨长轴,见图 15-2A。

2)矢状面:垂直于肱骨内外上髁的连线,并平行于肱骨和尺骨长轴,见图 15-2B。

3)冠状面:平行于肱骨内外上髁的连线,并平行于肱骨和尺骨长轴,见图 15-2C。

(4)相位编码方向:横断面及冠状面采用左右方向,矢状面采用头足方向。

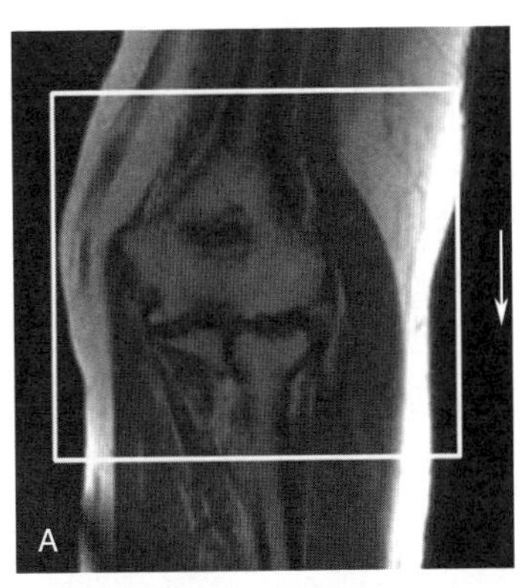

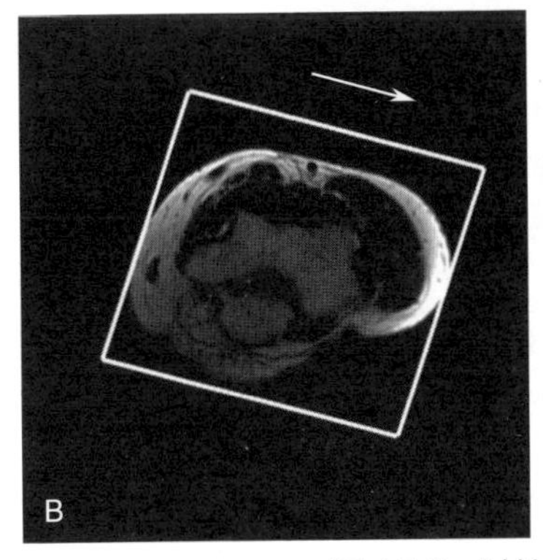

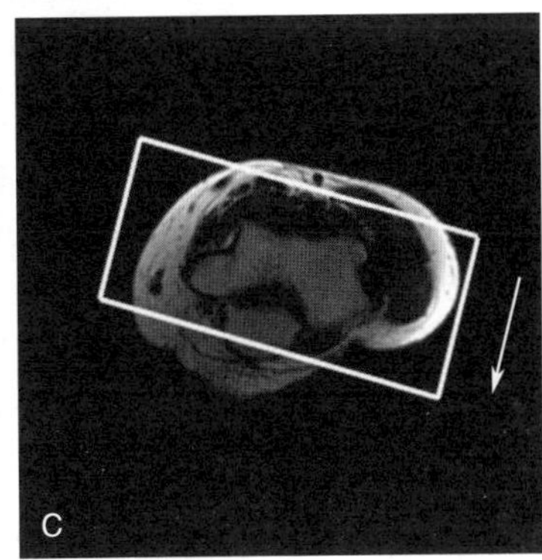

图 15-2　肘关节 MRI 定位图

A. 横断面定位；B. 矢状面定位；C. 冠状面定位

5. 推荐肘关节 MR 成像参数见表 15-2。

表 15-2　肘关节 MR 成像参数

脉冲序列	TR/ms	TE/ms	FA/°	ETL	矩阵	FOV/cm	层厚/(间隔/mm)	NEX
FSE-T_1WI	300~600	8~20	90	2~4	320 × 224	12~16	3~4/0.5	2~4
FSE-PDWI-fs	≥2 500	30~40	90	12~20	256 × 224	12~16	3~4/0.5	2~4

续表

脉冲序列	TR/ms	TE/ms	FA/°	ETL	矩阵	FOV/cm	层厚/(间隔/mm)	NEX
FSE-T_2WI-fs	≥3 000	50~70	90	16~20	256×224	12~16	3~4/0.5	2~4
3D GRE-T_1WI	7.3	2.2~2.6	30		288×256	12~16	1.6~2/0	1

6. **注意事项**

(1)被检侧肘关节位于线圈中心。

(2)脂肪抑制 3D GRE-T_1WI 序列有利于显示关节软骨。

(3)应用技术选择:①层面上下设置预饱和带以减轻血管搏动伪影。②使用过采样或无相位卷褶技术。

三、腕关节及手 MR 检查技术

1. **适应证**　①早期风湿性关节炎;②腕关节创伤性疾病;③腕关节及手组成骨早期骨软骨缺血性坏死、感染、外伤、肿瘤或肿瘤样病变、肌肉软组织病变;④观察三角纤维软骨复合体;⑤腕骨间韧带和分析腕管综合征等。

2. **射频线圈**　专用线圈或包绕式表面线圈,头线圈或膝/腕关节专用线圈。小型扁平线圈更适合腕关节及手 MRI。

3. **受检者体位及成像中心**　俯卧位,被检侧上肢上举过头,掌心向下,身体靠向对侧,手腕尽量靠近磁场中心;或仰卧位,被检侧上肢放身体侧边并尽量靠近磁场中心,掌心向上或向内侧放。成像中心对尺、桡骨茎突连线中点,并与线圈中心重合。手及手指关节 MRI 手掌置于线圈中心。

4. **MRI 平扫**

(1)定位像及扫描范围:三平面定位像或小 FOV 二次定位

像，范围自桡骨茎突至掌骨近端，包含尺、桡骨茎突及其周围软组织。

(2) 扫描序列和成像平面

1) 基本检查序列：横断面 FSE-PDWI-fs 序列，冠状面 FSE-T_1WI、PDWI-fs 或 T_2WI-fs 序列，矢状面 FSE-PDWI-fs 序列。

2) 辅助检查序列：横断面或矢状面 FSE-T_1WI 序列，冠状面 T_2^*WI 序列。

(3) 扫描基线

1) 横断面：垂直于桡骨干，见图 15-3A。

2) 冠状面：同时平行于尺、桡骨茎突的连线及尺、桡骨长轴，见图 15-3B。

3) 矢状面：垂直于尺、桡骨茎突的连线，平行于尺、桡骨长轴，见图 15-3C。

4) 手及手指关节基于指骨、掌骨长轴定位，横断面扫描基线垂直于指骨、掌骨长轴，冠状面及矢状面扫描基线则平行于指骨、掌骨长轴。

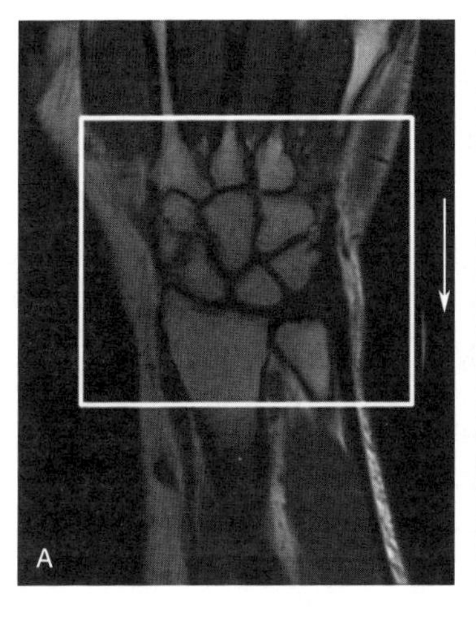

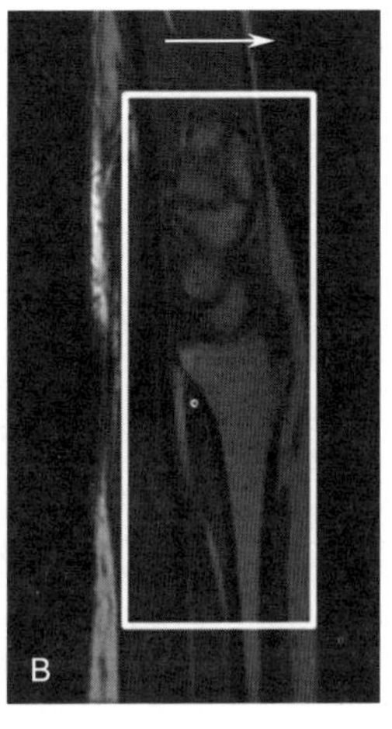

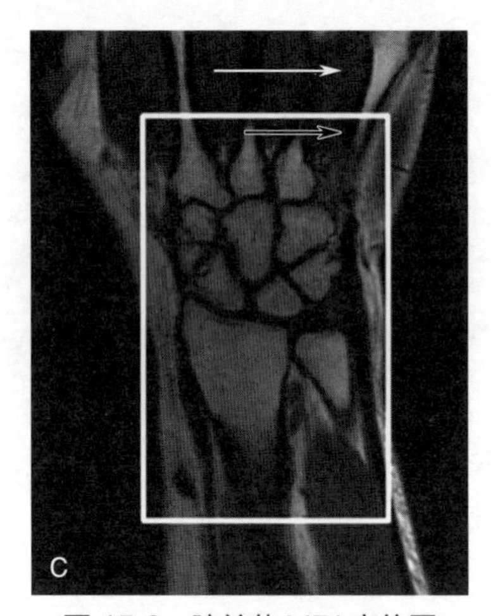

图 15-3　腕关节 MRI 定位图

A. 横断面定位；B. 冠状面定位；C. 矢状面定位

(4) 相位编码方向：横断面相位编码采用右左方向。横断面和冠状面采用左右方向；矢状面采用头足方向。

5. 推荐腕关节 MR 成像参数见表 15-3。

表 15-3　腕关节 MR 成像参数

脉冲序列	TR/ms	TE/ms	FA/°	ETL	矩阵	FOV/cm	层厚/(间隔/mm)	NEX
FSE-T_1WI	400~600	10~20	90	2~4	320×224	8~12	3/0.5	2
FSE-PDWI-fs	≥2 500	20~30	90	10~20	256×224	8~12	3/0.5	1~2
FSE-T_2WI-fs	≥3 500	70~80	90	16~30	256×224	8~12	3/0.5	1~2
3D GRE-T_1WI	45	9	30		288×256	8~12	1~2/0	1
T_2^*WI	360~450	9.9~14	35		320×256	6~10	1.5~2/0.2	1~3

6. 注意事项

(1) 被检侧腕关节位于线圈中心。

(2) 序列选择：①为评价类风湿关节炎，采用双手合十上举体位，以便双手同时成像。②脂肪抑制 3D GRE-T_1WI 序列用于显示关节软骨。③冠状面 T_2^*WI 序列用于评估三角纤维软骨复合体损伤。

(3) 为缩短扫描时间，矢状面及冠状面成像时频率编码方向平行于前臂。

四、髋关节及骨盆 MR 检查技术

1. 适应证　①股骨头缺血坏死的定性、定量诊断；②髋关节及骨盆组成骨的骨髓性病变；③肿瘤或肿瘤样病变；④周围软组织病变；⑤创伤性病变等。

2. 射频线圈　腹部相控阵线圈或心脏相控阵线圈。

3. 受检者体位及成像中心　仰卧位，头先进或足先进，足尖内旋并拢，并固定；取标准骨盆正位；髋关节成像中心对准两侧髂前上棘连线中点与耻骨联合连线中点下 2.5cm，骨盆成像中心对准两侧髂嵴连线中点与耻骨联合连线中点，并与线圈中心重合。

4. MRI 平扫

(1) 定位像及扫描范围：三平面定位像，髋关节扫描范围自髋臼至股骨大转子，包括股骨头前缘及股骨大转子后缘；骨盆扫描范围自上髂嵴至坐骨结节。

(2) 扫描序列和成像平面

1) 基本检查序列：双侧髋关节横断面、冠状面 FSE-T_1WI、PDWI-fs 或 T_2WI-fs 序列。单侧髋关节斜冠状面、斜矢状面 FSE-PDWI-fs 序列。

2) 辅助检查序列：单侧髋关节斜横断面 FSE-PDWI-fs

序列。

(3) 扫描基线

1) 横断面：平行于两侧股骨头中心连线，并垂直于身体长轴，见图 15-4A。

2) 冠状面：平行于两侧股骨头中心连线，并平行于身体长轴，见图 15-4B。

3) 单侧髋关节斜冠状面、斜矢状面及横断面：①斜冠状面平行于被检侧股骨颈长轴或垂直于髋臼口前后缘连线，并平行于被检侧股骨长轴；②斜矢状面垂直于股骨颈长轴，并平行于被检侧股骨颈长轴或垂直于髋臼前后缘连线；③斜横断面同时垂直于单侧髋关节斜冠状面和斜矢状面上股骨颈长轴。

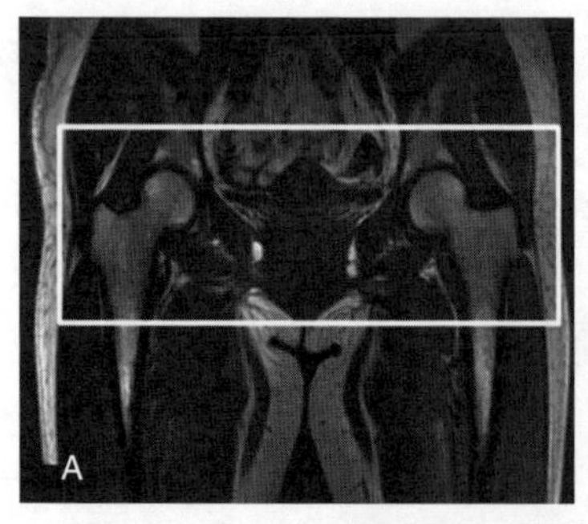

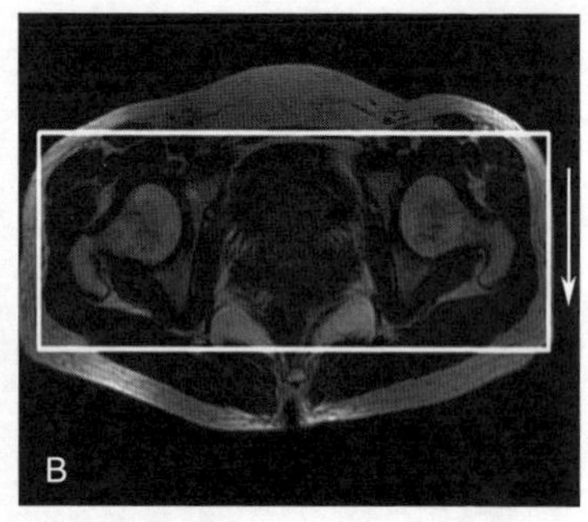

图 15-4　髋关节 MRI 定位图

A. 横断面定位；B. 冠状面定位

(4) 相位编码方向：横断面、冠状面采用左右方向，斜矢状面采用前后方向。

5. 推荐髋关节及骨盆 MR 成像参数见表 15-4。

表 15-4　髋关节及骨盆 MR 成像参数

脉冲序列	TR/ms	TE/ms	FA/°	ETL	矩阵	FOV/cm	层厚/(间隔/mm)	NEX
FSE-T_1WI①	300~600	10~20	90	2~4	320×224	30~40	3~4/0.5	2~4
FSE-T_2WI-fs②	≥3 000	50~70	90	16~30	320×224	30~40	3~4/0.5	1~2
FSE-PDWI-fs③	≥2 500	30~40	90	10~20	320×256	16~20	3~4/0.5	1~2

注：①、②双侧髋关节 MR 成像；③单侧髋关节 MR 成像。

6. 注意事项

(1) 应避免膀胱过度充盈对图像的影响。

(2) 应用技术选择：①髋关节前方及层面上下设置预饱和带。②使用过采样或无相位卷褶技术。

(3) 单侧髋关节高分辨力 FSE-PDWI 序列是评估髋臼盂唇损伤的最佳影像学检查方法。

五、骶髂关节 MR 检查技术

1. 适应证　①非特异性关节炎；②早期急性骨髓感染；③骨髓肿瘤或侵犯骨髓的转移瘤；④骨关节的恶性肿瘤；⑤良性骨关节肿瘤等。

2. 射频线圈、受检者体位　同髋关节 MR 检查，成像中心对准两侧髂前上棘连线中点，并与线圈中心重合。

3. MRI 平扫

(1) 定位像及扫描范围：三平面定位像，范围覆盖骶髂关节前后、上下缘。

(2) 扫描序列和成像平面

1）基本检查序列：横断面 FSE-T_2WI-fs 序列，斜冠状面 FSE-T_1WI、PDWI-fs 或 T_2WI-fs 序列。

2）辅助检查序列：横断面 FSE-T_1WI 序列，DWI 序列。

(3) 扫描基线

1）斜冠状面：平行于骶骨长轴，并平行于两侧骶髂关节面连线，见图 15-5A。

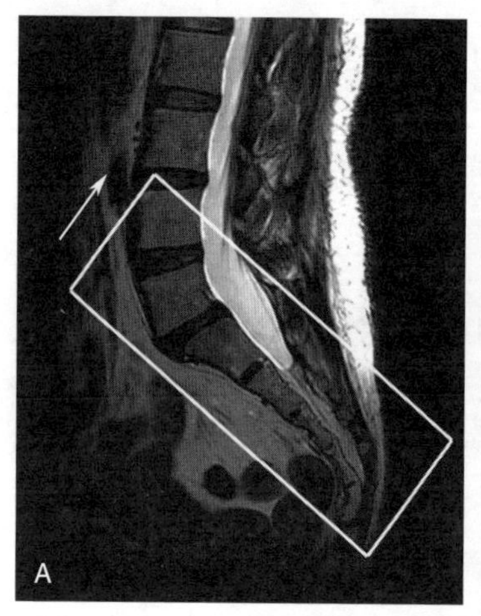

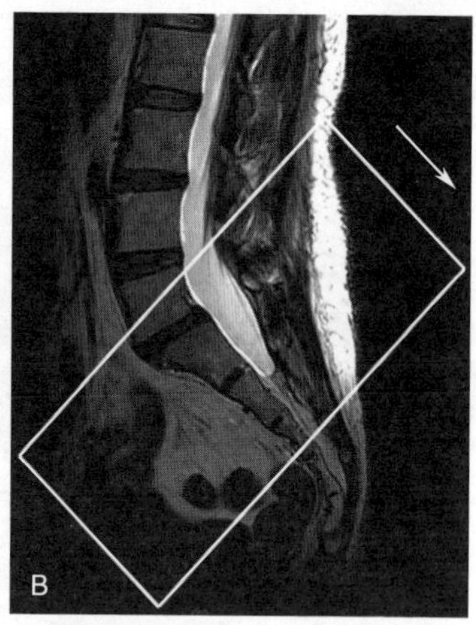

图 15-5　骶髂关节 MRI 定位图

A. 斜冠状面定位；B. 横断面定位

2）横断面：平行于两侧骶骨翼连线，并垂直于骶骨长轴，见图 15-5B。

(4) 相位编码方向：横断面及冠状面均采用左右方向。

4. 推荐骶髂关节 MR 成像参数见表 15-5。

5. 注意事项

(1) 同髋关节 MR 检查注意事项(1)、(2)。

(2) 横断面 T_1WI 扫描范围一般自骨盆上缘至髋臼。

(3) DWI 序列以骶髂关节为中心，添加局部匀场，频率编码设置为左右方向。

表 15-5　骶髂关节 MR 成像参数

脉冲序列	TR/ms	TE/ms	FA/°	ETL	矩阵	FOV/cm	层厚/(间隔/mm)	NEX
FSE-T_1WI	300~600	10~15	90	2~4	320×224	20~24	4/0.5~1	2~4
FSE-T_2WI-fs	≥3 000	40~70	90	16~30	320×224	20~24	4/0.5~1	1~2
DWI[①]	≥3 500	50~60	90		128×128	30~36	4/0.5~1	2~4

注：[①]b 值选择 500~600s/mm^2。

六、膝关节 MR 检查技术

1. 适应证　①膝关节组成骨早期骨软骨缺血性坏死；②感染；③外伤；④肿瘤或肿瘤样病变；⑤肌肉软组织病变；⑥半月板撕裂；⑦膝关节韧带的病变等。

2. 射频线圈　多通道膝关节专用线圈，或包绕式柔性表面线圈。

3. 受检者体位及成像中心　仰卧位，足先进，足尖向前。被检侧膝关节屈曲 10°~15°，尽量靠近磁场中心。成像中心对准髌骨下缘，并与线圈中心重合。

4. MRI 平扫

(1) 定位像及扫描范围：三平面定位像，范围包含整个膝关节及周围组织。

(2) 扫描序列和成像平面

1) 基本检查序列：横断面 FSE-PDWI-fs 或 T_2WI-fs 序列，矢

状面 FSE-T_1WI、PDWI-fs 或 T_2WI-fs 序列，冠状面 FSE-PDWI-fs 或 T_2WI-fs 序列。

2）辅助检查序列：冠状面 FSE-T_1WI 序列，矢状面 3D FSPGR 序列。

(3）扫描基线

1）横断面：平行于胫骨平台关节面，见图 15-6A。

2）矢状面：垂直于股骨内外侧髁后缘的连线或平行于股骨外侧髁的前缘，并平行于股骨与胫骨的长轴，见图 15-6B。

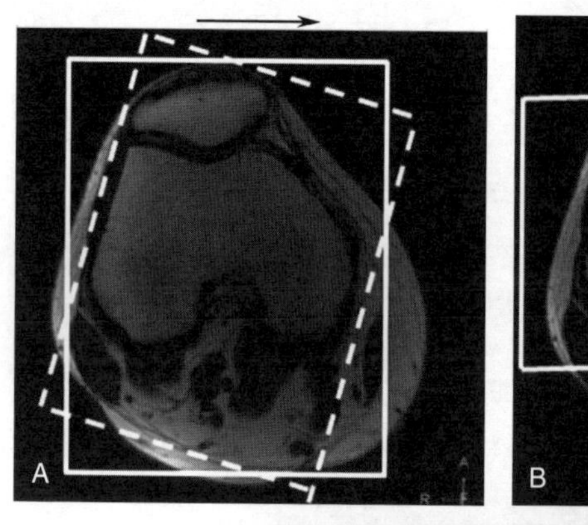

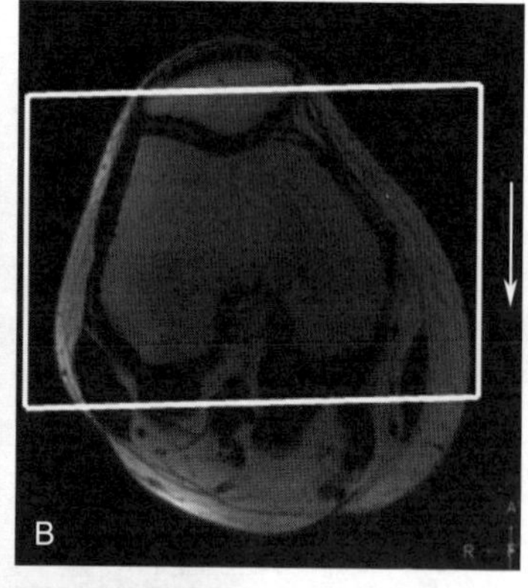

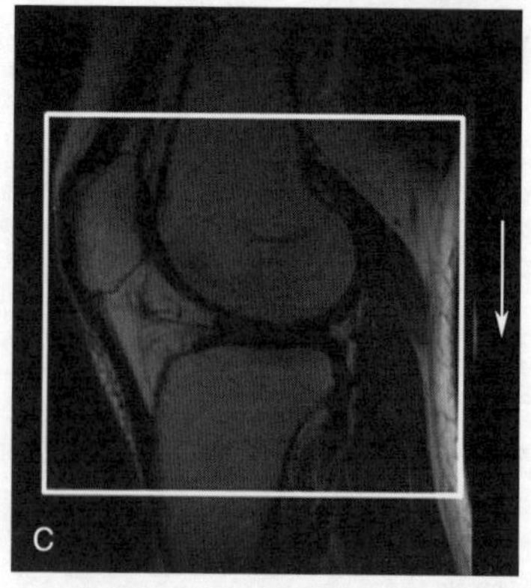

图 15-6　膝关节 MRI 定位图

A. 矢状面定位（实线为标准定位，虚线为斜矢状面定位，黑色箭头代表层面方向）；B. 冠状面定位；C. 横断面定位

3）冠状面：平行于股骨内外侧髁后缘连线，并平行于膝关节上下长轴，见图 15-6C。

（4）相位编码方向：横断面和冠状面采用左右方向，矢状面采用头足方向。

5. 推荐膝关节 MR 成像参数见表 15-6。

表 15-6　膝关节 MR 成像参数

脉冲序列	TR/ms	TE/ms	FA/°	ETL	矩阵	FOV/cm	层厚/(间隔/mm)	NEX
FSE-T_1WI	300~600	8~15	90	2~4	320×224	16~18	3/0.6	2~4
FSE-PDWI-fs	≥2 500	30~40	90	10~14	320×224	16~18	3/0.6	1~2
FSE-T_2WI-fs	≥3 000	50~60	90	10~14	320×224	16~18	3/0.6	1~2
3D FSPGR	20	8	25		320×256	16~18	1~2/0	1~2

6. 注意事项

（1）序列选择：①矢状面 FSE-PDWI-fs 序列为膝关节检查首选序列；②斜矢状面 FSE-PDWI-fs 序列用于显示前交叉韧带；③放射状 T_2^*WI 序列是观察半月板病变最好的序列；④脂肪抑制 3D FSPGR 序列主要用于观察软骨改变。

（2）成像参数：FSE-PDWI-fs 或 T_2WI-fs 序列的 ETL<14；FSE-T_2WI-fs 序列的 TE<60ms。

（3）3D FSPGR 序列原始数据经工作站后处理有利于软骨显示。

七、踝关节与足MR检查技术

1. 适应证 ①踝关节及足组成骨早期骨软骨缺血性坏死；②感染；③外伤；④肿瘤或肿瘤样病变；⑤肌肉软组织；⑥肌腱韧带病变等。

2. 射频线圈 多通道踝关节专用线圈，或包绕式柔性线圈、头线圈。

3. 检查体位及成像中心 仰卧位，足先进，足尖向前，踝关节自然屈曲约90°，检侧踝关节尽量靠近磁场中心。踝关节成像中心对准内外踝连线中点向上1cm，足成像中心对准足背中部或病灶感兴趣区，并与线圈中心重合。

4. MRI平扫

(1)定位像及扫描范围：三平面定位像，范围自胫腓骨下段至整个足部。

(2)扫描序列和成像平面

1)基本检查序列：横断面FSE-T_2WI-fs序列，矢状面、冠状面FSE-T_1WI、FSE-T_2WI-fs或PDWI-fs序列。

2)辅助检查序列：横断面T_1WI-fs或T_1WI-Dixon(T_1WI-Ideal/T_1WI-WFI)序列，3D各向同性序列(3D-CUBE、3D-VISTA、3D-SPACE等)。

(3)扫描基线

1)横断面：平行于距骨胫骨关节面，并垂直于胫骨长轴，见图15-7A。

2)矢状面：垂直于胫骨内、外踝连线，并平行于胫骨长轴，见图15-7B。

3)冠状面：平行于内、外踝连线，并平行于胫骨长轴，见图15-7C。

4)足基于第3跖骨长轴定位，横断面扫描基线垂直于第

3 跖骨长轴，冠状面及矢状面扫描基线则平行于第 3 跖骨长轴。

(4) 相位编码方向：横断面和冠状面采用左右方向；矢状面采用头足方向。

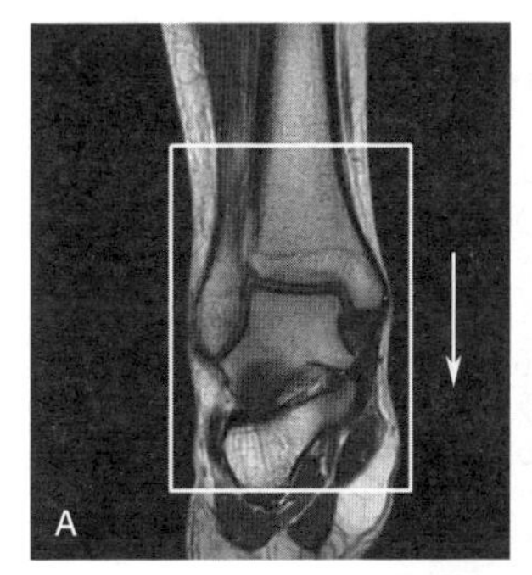

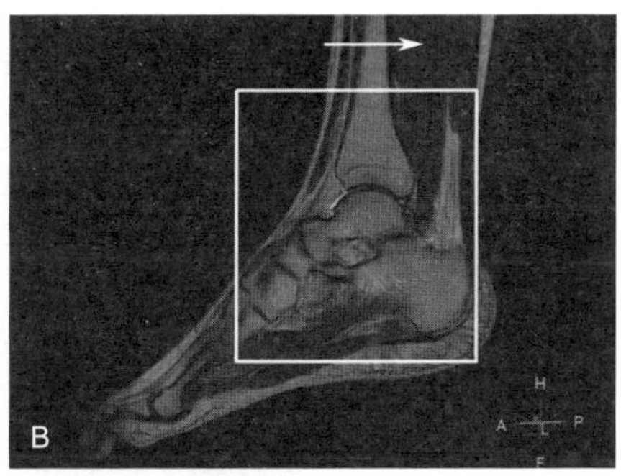

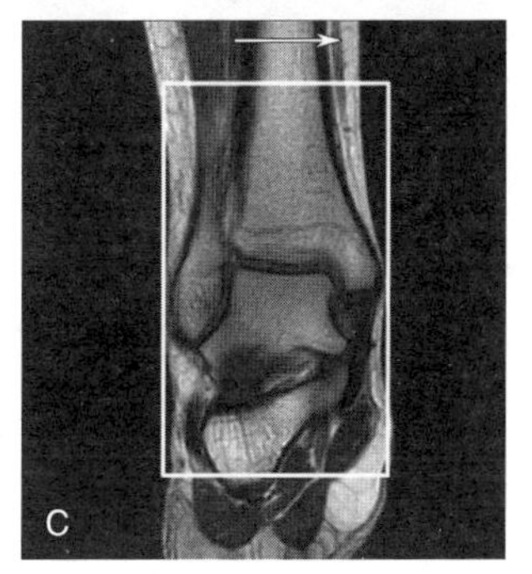

图 15-7 踝关节 MRI 定位

A. 横断面定位；B. 冠状面定位；C. 矢状面定位

5. 推荐踝关节及足 MR 成像参数见表 15-7。

表 15-7 踝关节及足 MR 成像参数

脉冲序列	TR/ms	TE/ms	FA/°	ETL	矩阵	FOV/cm	层厚/(间隔/mm)	NEX
FSE-T_1WI	300~600	10~15	90	2~4	320×224	16~18	3/0.6	2~4
FSE-PDWI-fs	≥2 500	30~40	90	10~20	320×224	16~18	3/0.6	1~2
FSE-T_2WI-fs	≥3 000	50~70	90	15~20	320×224	16~18	3/0.6	1~2
3D CUBE	2 200	40~50	30~120	40~60	256×256	16~18	1.2/0	1

6. 注意事项

(1)体位设计：足背与胫骨成直角，并固定。

(2)应用技术选择：①采用 STIR 或 T_2WI-Dixon(T_2WI-Ideal/T_2WI-WFI)技术；②层面上下设置预饱和带；③使用过采样或非相位卷积技术。

(3)3D-CUBE(3D-VISTA、3D-SPACE)序列原始数据经工作站后处理有利于软骨等结构显示。采用 STIR 脂肪抑制技术。

八、上肢与下肢长骨 MR 检查技术

1. 适应证 ①长骨及软组织感染性；②肿瘤性病变；③肌肉损伤，包括急性肌腱损伤、肌肉出血、骨化性肌炎、肌肉疝形成、肌肉坏死、横纹肌溶解等。

2. 射频线圈 包绕式表面线圈、正交线圈、心脏或体部相控阵线圈。

3. 受检者体位及成像中心 上肢检查取仰卧位，头先进，

被检侧上肢尽量靠近磁场中心，成像中心对准线圈中心及上臂或前臂长轴中点；下肢检查取仰卧位，足先进，被检侧下肢尽量靠近磁场中心，足尖朝上成像中心对准线圈中心及大腿/小腿长轴中点。

4. MRI平扫

(1)定位像及扫描范围：三平面定位像，范围覆盖被检长骨全长及其周围软组织或病灶感兴趣区，至少包含邻近1个关节。

(2)扫描序列和成像平面

1)基本检查序列：横断面FSE-T_2WI-fs及FSE-T_2WI序列，矢状面FSE-T_2WI-fs序列，冠状面FSE-T_1WI、FSE-T_2WI-fs序列。

2)辅助检查序列：横断面T_1WI-fs或T_1WI-Dixon(T_1WI-Ideal/T_1WI-WFI)序列，横断面DWI序列，3D各向同性序列(3D-CUBE、3D-VISTA、3D-SPACE等)。

(3)扫描基线

1)横断面：垂直于被检长骨长轴，见图15-8A。

2)矢状面：平行于被检长骨长轴，并垂直于其左右径线，见图15-8B。

3)冠状面：平行于被检长骨长轴，并平行于其左右径线，见图15-8C。

(4)相位编码方向：横断面和冠状面采用左右方向，矢状面采用头足方向。

5. 推荐上、下肢长骨MR成像参数见表15-8。

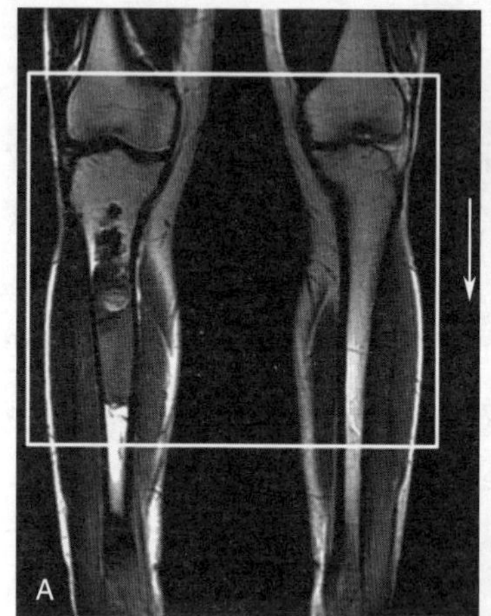

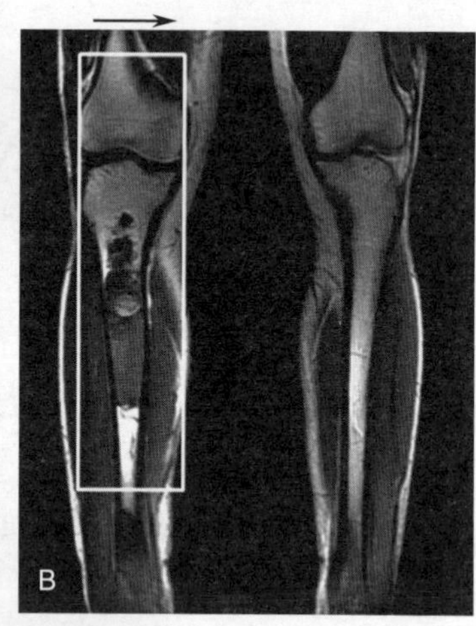

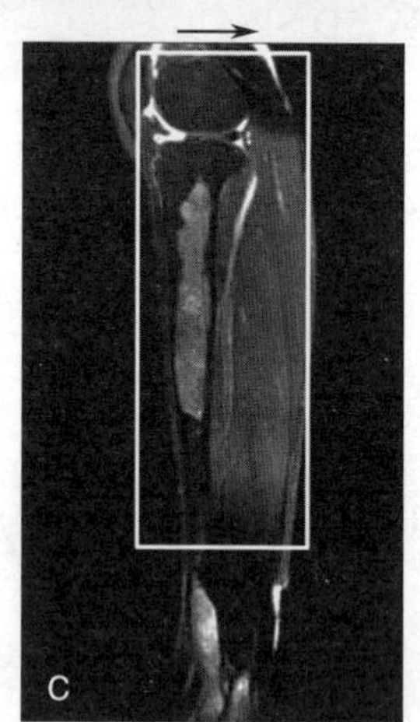

图 15-8　腓骨 MRI 定位图

A. 横断面定位；B. 矢状面定位；C. 冠状面定位

表 15-8　上、下肢长骨 MR 成像参数

脉冲序列	TR/ms	TE/ms	FA/°	ETL	矩阵	FOV/cm	层厚/(间隔/mm)	NEX
FSE-T_1WI	300~600	10~20	90	2~3	320×224	30~42	5/1	2~4
FSE-T_2WI-fs	≥3 000	50~70	90	10~20	320×224	30~42	5/1	1~2
DWI①	≥3 500	50~60	90		128×128	24~32	5/1	2~4
3D CUBE	2 500	50~70	90	40~80	256×256	30~42	1.2~1.6/0	1

注：①b 值选择 400~800s/mm^2。

6. 注意事项

(1) 如果体检发现病灶，检查前贴标记（维生素 E）。FOV 中心对准解剖中心。

(2) 用技术选择：①采用 STIR 或 T_2WI-Dixon（T_2WI-Ideal/T_2WI-WFI）技术；②层面上下设置预饱和带；③使用过采样或非相位卷积技术。

(3) DWI 序列以病变区域为中心，采用并行采集技术，添加局部匀场，频率编码设置为左右方向。

九、四肢关节 MR 检查技术的诊断要求和临床需求

骨骼肌肉系统是由骨骼、关节和骨骼肌组成的，这个系统的疾病种类繁多且非常复杂。除了外伤、炎症、肿瘤等疾病之外，全身性疾病、内分泌和代谢异常也可以引起该系统的病变。

在诊断骨及软组织疾病时，MRI 的软组织分辨力和敏感度明显优于 X 线和 CT，因此它是骨骼和软组织疾病重要的检查

方法。磁共振可以清晰显示正常的软组织、韧带、肌肉、软骨、骨髓，以及病变引起的出血、坏死、水肿和肿瘤等情况。然而，在显示钙化和细小骨化方面，MRI 的效果不如其他检查方法。因此，对于四肢关节疾病的 MRI 检查应该在 X 线或 CT 的基础上进行。

不同的四肢关节组织具有不同的信号强度和质子密度，MRI 图像具有良好的组织分辨能力，可以清晰地显示骨骼、关节和软组织的解剖形态，并且可以获得任意方向的断层图像。因此，MRI 可以显示其他检查方法无法显示或显示不清楚的一些组织和结构，例如关节软骨、关节囊内外的韧带、椎间盘和骨髓等。与 CT 相比，MRI 对于软组织病变更为敏感，可以显示 X 线和 CT 无法显示或显示不清楚的一些病理变化，例如软组织水肿、骨髓病变以及肌肉和韧带的变性等情况。此外，通过对比增强 MRI 检查、磁共振血管造影和灌注成像等方法，可以提供关于组织血供和血管化程度的信息。

在临床实践中，骨骼肌肉系统的成像主要采用 T_1 加权成像和 PD（proton density）加权成像的自旋回波序列，并添加脂肪抑制技术。以横断面、矢状面和冠状面为主，必要时根据临床需求，加扫任意方位的斜位，对特殊结构及病变靶向性显示和评估。对于较小的关节或结构，需要进行小视野高分辨力成像，以便精准地评估其结构与异常。随着磁共振三维技术的发展与应用，三维扫描序列在评估骨骼肌肉系统的结构、病变及诊断方面越来越受到临床的青睐。三维成像序列可以任意层面显示复杂的骨骼关节系统和各种成分，对于细小病变的显示与评估具有重要的临床价值。与传统的二维扫描相比，三维扫描序列提供了更全面、更立体化的图像信息，可以更准确地观察和分析骨骼肌肉系统的异常情况，特别是细小骨骼肌肉复杂结构，为诊断和治疗提供了更可靠的依据。增强扫描可以评估骨骼肌肉系统的血供情况,确定病变的范围和性质,必要时行动态对比增强扫描了解病变的灌注情况。对于肿瘤性病变,可加扫DWI明确肿瘤的性质和累及范围。

（周学军　丁金立　夏春潮　康庄　胥毅　张红迁　陈峰　刘小明）

第二节　脊柱与脊髓MR检查技术

脊柱与脊髓MRI包括脊柱与脊髓MRI、MR脊髓水成像及腰骶丛神经MRI。所有检查选用脊柱相控阵线圈或全景成像矩阵(tim)线圈(颈椎也可选用头颈联合线圈);采用仰卧位,头先进,取标准脊柱正位;被检段脊柱中心位于所选线圈中心。颈椎成像中心对准线圈中心及甲状软骨;胸椎成像中心对准线圈中心及胸骨角(第4胸椎)水平;腰椎成像中心对准线圈中心及肚脐上3cm(第3腰椎);骶尾椎成像中心对准线圈中心及双侧髂前上棘连线中点。

一、脊柱与脊髓MR检查技术

1. 适应证　①脊柱退行性变(椎间盘突出等)、椎管狭窄;②脊柱和脊髓外伤性病变;③脊柱感染性病变(如化脓性脊柱炎、脊柱结核等);④脊柱及椎管内肿瘤;⑤脊柱和脊髓先天性疾病;⑥脊柱及脊髓病变手术后复查。

2. MRI平扫

(1)定位像及扫描范围:三平面定位像,范围覆盖被检椎体及两侧附件。胸椎MRI定位像上应包括C_2椎体,以便胸椎节段二次定位。

(2)扫描序列和成像平面

1）基本检查序列：矢状面 FSE-T_1WI、FRFSE-T_2WI 及 T_2WI-fs（或 STIR）序列，横断面 FSE-T_2WI 序列。

2）辅助检查序列：冠状面 FSE-T_1WI、T_2WI 及 T_2WI-fs（或 STIR）序列，横断面或矢状面 DWI 序列。

（3）扫描基线

1）矢状面：平行于被检椎管正中矢状面，见图 15-9A、图 15-10A、图 15-11A。

2）横断面：平行于椎间盘（显示椎间盘病变），或平行于被检椎体横轴（显示椎体及脊髓病变），见图 15-9B、图 15-10B、图 15-11B。

3）冠状面：平行于被检脊柱长轴，见图 15-9C、图 15-10C、图 15-11C。

（4）相位编码方向：矢状面采用头足方向，横断面和冠状面采用左右方向。

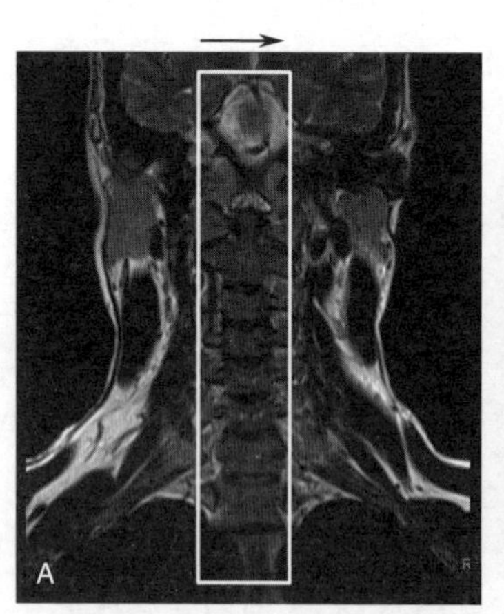

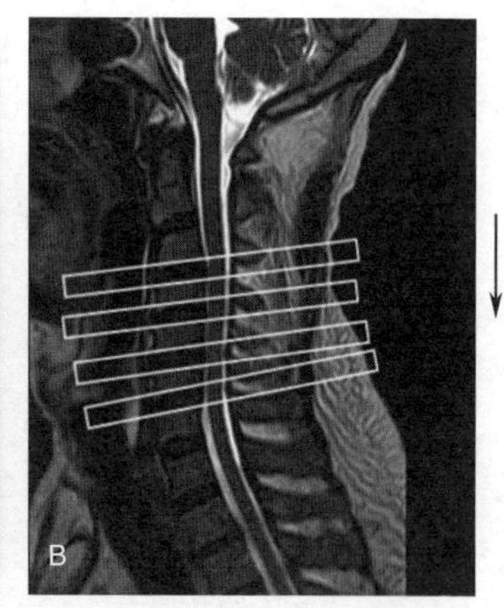

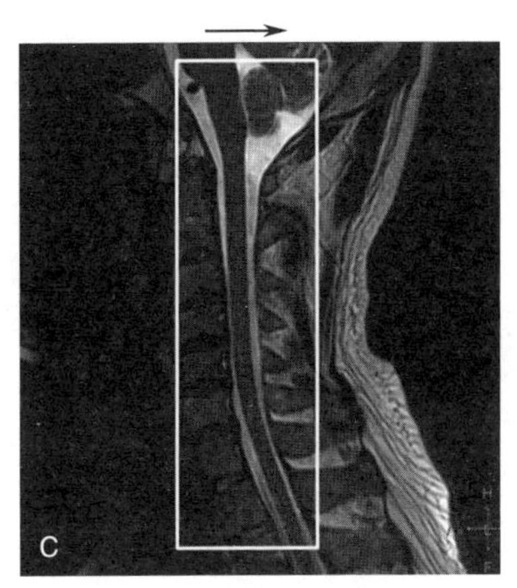

图 15-9　颈椎 MRI 定位图
A. 矢状面定位；B. 横断面定位；C. 冠状面定位

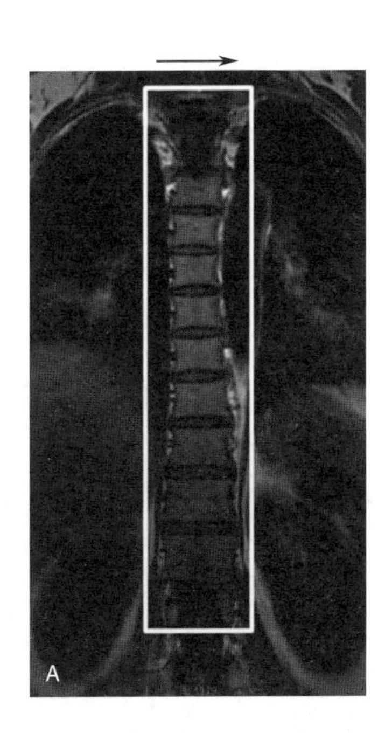

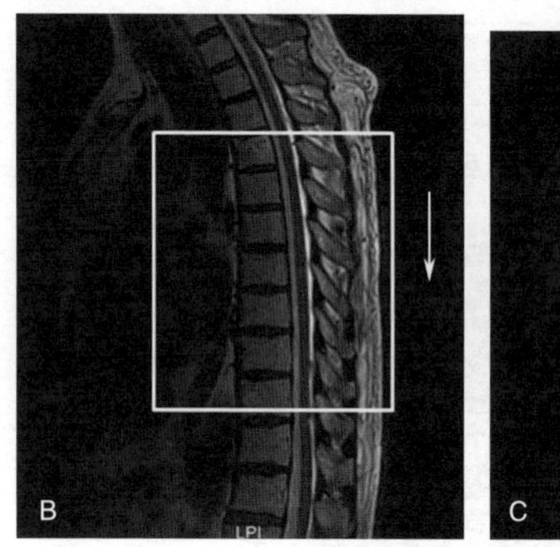

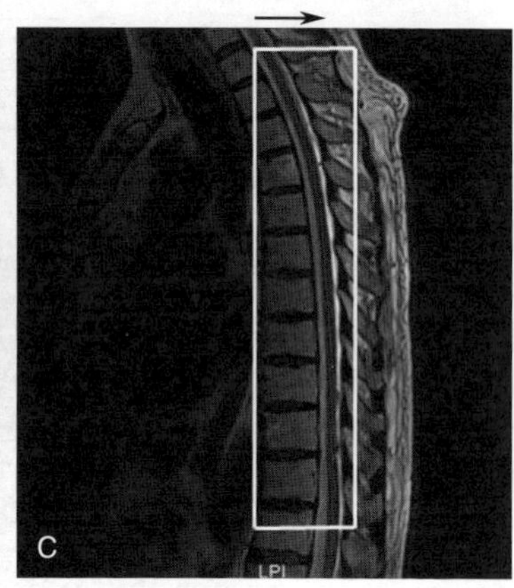

图 15-10 胸椎 MRI 定位图

A. 矢状面定位；B. 横断面定位；C. 冠状面定位

3. 增强扫描

(1) 对比剂剂量及注射速率：采用钆对比剂，常规剂量为 0.1mmol/kg 体重，以 2.0~3.0mL/s 速率静脉注射，注射完对比剂后等速注射 15~20mL 生理盐水。

(2) 扫描时相、扫描序列和成像平面：注射完对比剂后开始增强扫描，采用横断面 FSE-T_1WI 序列，矢状面、冠状面脂肪抑制 T_1WI（T_1 FSPGR/T_1 FFE/FLASH）序列，扫描层面与平扫保持一致。

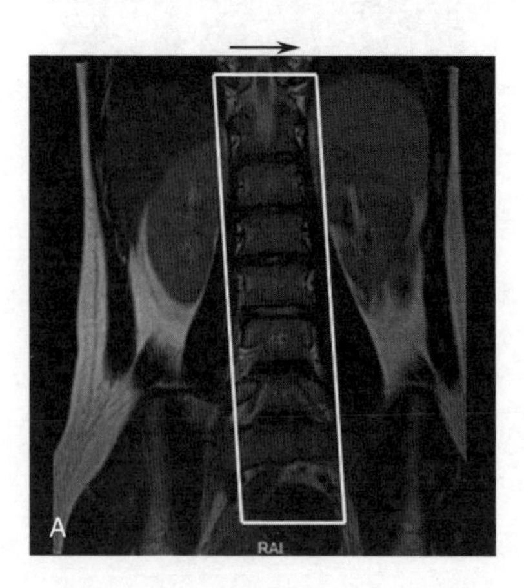

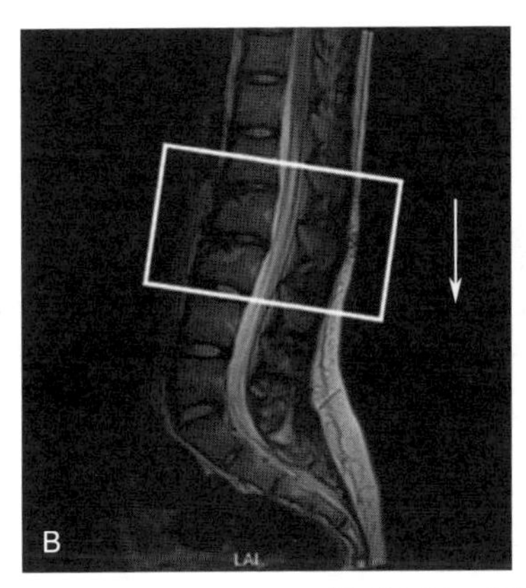

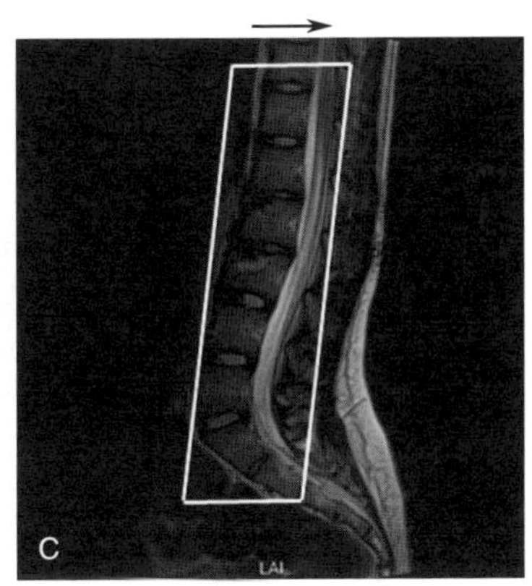

图 15-11　腰椎 MRI 定位图

A. 矢状面定位；B. 横断面定位；C. 冠状面定位

4. 推荐颈椎、胸椎、腰椎 MR 成像参数见表 15-9。

表 15-9　颈椎、胸椎、腰椎 MR 成像参数

脉冲序列	TR/ms	TE/ms	FA/°	ETL	矩阵	FOV/cm	层厚 /（间隔 / mm）	NEX
FSE-T_1WI	300~600	10~18	90	2~4	320 × 224	20~32	3~4/ 0.3~1	2
FRFSE-T_2WI	≥ 2 500	90~110	90	10~20	320 × 224	20~32	3~4/ 0.3~1	2~4
STIR①	≥ 3 000	90~110	180	10~20	288 × 192	20~32	3~4 0.3~1	2~4
DWI②	≥ 3 000	70~80	90		128 × 64	20~24	3~4/ 0.3	2~4
T_1flair③	≥ 2 500	20~25	180	8~10	384 × 224	20~32	3~4/ 0.3~1	2

注：① TI=150~170ms（1.5T），180~220ms（3.0T）；② b 值 =0，800~1 200s/mm^2；③ TI= 860~1 080ms。

5. 注意事项

(1)扫描范围和线圈位置严格对应。

(2)定位:①颈椎MRI定位线及定位框应避开主动脉弓,矢状面MRI添加两个预饱和带,分别覆盖颈前软组织及主动脉弓。②脊柱MRI横断面定位时,各组扫描线在FOV内不交叉,以避免交叉干扰伪影。

(3)应用技术选择:①在椎体前方及层面上下设置预饱和带。②应用流动补偿技术。③使用过采样或非相位卷积技术。④颈椎、胸椎及骶尾椎脂肪抑制采用STIR或T_2WI-Dixon(T_2WI-Ideal/T_2WI-WFI)技术,腰椎MRI可采用化学饱和法脂肪抑制技术,但需添加局部匀场。

(4)序列选择:①横断面或矢状面高分辨DWI常用于急性脊髓梗死及脊髓肿瘤病变的检查,采用小视野高清弥散成像(如ZOOMit/FOCUS/izoom DWI)技术。②横断面多回波梯度回波序列(MERGE/mFFE/MEDIC/GETI)用于清晰显示脊髓灰白质,对骨骼病变不敏感。

二、MR脊髓检查技术

1. 适应证　①椎间盘疝;②椎管狭窄;③蛛网膜及神经根囊肿;④椎管内占位性病等。

2. MRI平扫

(1)定位像及扫描范围:三平面定位像,或结合脊柱常规MRI进行MRM二次定位,范围覆盖被检椎管。

(2)扫描序列和成像平面

1)基本检查序列:冠状面单次激发薄层3D快速自旋回波重T_2WI序列。

2)辅助检查序列:冠状面、矢状面或放射状厚层块2D SSFSE-T_2WI序列。

（3）扫描基线

1）冠状面：平行于被检椎管，见图 15-12A。

2）放射状厚层块：以椎管为中心平行于被检椎管长轴，见图 15-12B。

（4）相位编码方向：冠状面采用左右方向，矢状面采用前后方向。

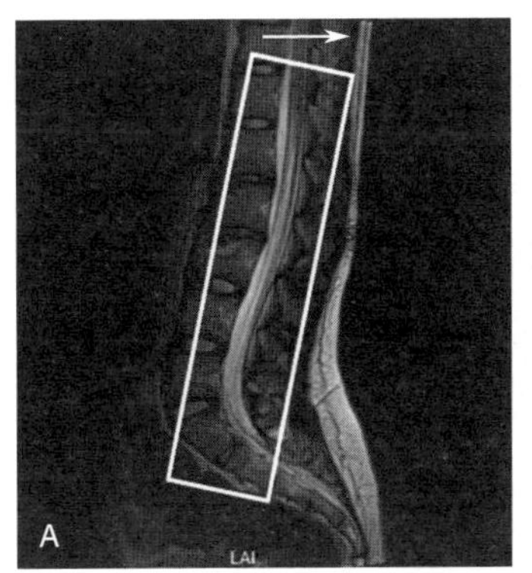

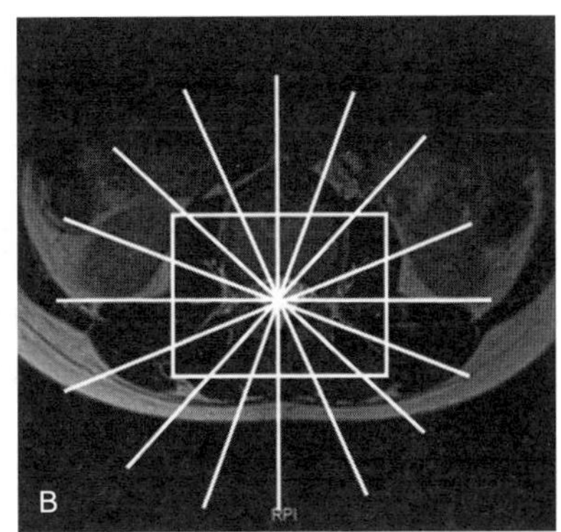

图 15-12　MRM 定位图（以腰段椎管为例）

A. 3D 重 T_2WI 序列冠状面定位；B. 2D SSFSE-T_2WI 序列放射状厚层块定位

3. 推荐脊髓 MR 成像参数见表 15-10。

表 15-10　脊髓 MR 成像参数

脉冲序列	TR/ms	TE/ms	FA/°	ETL	矩阵	FOV/cm	层厚/（间隔/mm）	NEX
FSE-T_2WI-fs	≥8 000	650~700	90	220~240	320×224	25~35	50~80/0	1~2
3D FSE-T_2WI-fs	≥4 000	650~700	90	120~140	320×224	25~35	1/0	1~2

4. 注意事项

(1)检查前禁水并排空膀胱,重建效果受容积效应或椎管狭窄程度的影响。

(2)MRM 采用脂肪抑制技术,对磁场均匀性较敏感,需要添加局部匀场。

(3)颈椎和胸椎的脑脊液流速较快,应使用流动补偿(FC)技术。

三、腰骶丛神经 MR 检查技术

1. 适应证　①神经鞘瘤、神经纤维瘤等神经源性肿瘤累及腰骶丛神经及其分支;②局部外伤骨折造成神经损伤;③腰椎间盘突出、椎管狭窄、坐骨神经痛等压迫神经根;④腰丛神经感染、腰丛神经炎症等其他疾病累及腰骶丛神经。

2. MRI 平扫

(1)定位像及扫描范围:三平面定位像,范围自 T_{12} 上缘至尾椎,覆盖腰椎椎体前缘至棘突,左右包括两侧股骨头。

(2)扫描序列和成像平面:常规腰骶椎 MRI 矢状面、横断面 FRSSE-T_2WI 序列,斜冠状面 3D FSE-T_2WI-fs 序列。

(3)扫描基线:斜冠状面平行于 L_3~L_4 椎体后缘,见图 15-13。

(4)相位编码方向:矢状面采用头足方向,横断面采用前后方向,斜冠状面采用左右方向。

3. 增强扫描

(1)对比剂剂量及注射速率:采用钆对比剂,剂量为 0.15mmol/kg 体重(双倍剂量背景抑制更好),以 2.0~3.0mL/s 速率静脉注射,随后等速注射 15~20mL 生理盐水。

(2)扫描时相、扫描序列和成像平面:注射完对比剂 3 分钟后开始神经根斜冠状面 3D FSE-T_2WI-fs 序列扫描。

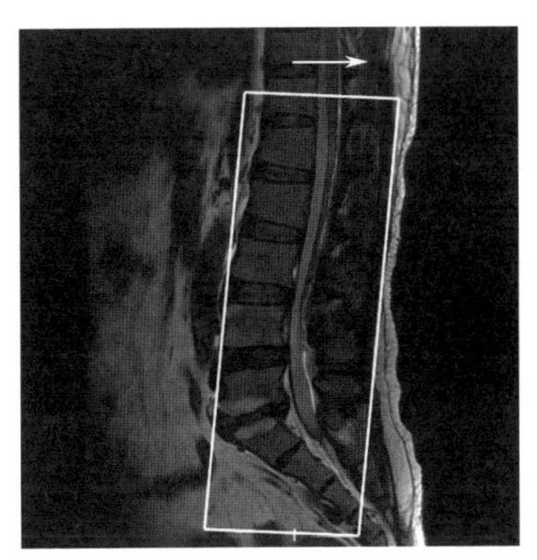

图 15-13　腰骶丛神经根 MRI 定位图

4. 推荐腰骶丛神经 MR 成像参数见表 15-11。

表 15-11　腰骶丛神经 MR 成像参数

脉冲序列	TR/ms	TE/ms	FA/°	ETL	矩阵	FOV/cm	层厚/(间隔/mm)	NEX
FRFSE-T_2WI	≥2 500	90~110	90	10~20	320×224	20~32	3/0.6	1~2
3D FSE-T_2WI-fs	≥3 000	200~300	90	140~150	320×256	25~32	1/0	1~2

5. **注意事项**

(1) 腰骶丛神经扫描范围包括部分腹盆结构，受呼吸运动及肠道内容物干扰较大，检查前可嘱患者保持小幅度平稳呼吸，必要时检查前行肠道准备。

(2) 腰骶丛神经走行曲折，支配全部骨盆和下肢神经。可疑股神经损伤时，扫描范围包括腹股沟。

(3) 体位设计时注意腹部线圈单元和脊柱线圈单元相匹配。

(4) 常规图像不需后处理，斜冠状面薄层或者三维图像需要进行后处理。将原始图像沿腰骶丛神经走行方向进行曲面重组，做靶 MIP 得到相应图像，从不同方向观察腰骶丛神经的位置、形态、大小以及与邻近结构的关系。

四、脊柱脊髓 MR 检查技术的诊断要求和临床需求

脊柱脊髓 MR 是脊柱疾病诊疗不可或缺的影像学检查和评估手段，脊柱脊髓 MRI 成像可为脊柱骨髓水肿、韧带、脊髓损伤、肿瘤浸润范围等提供精准、高清的图像信息，具有软组织分辨力高、多参数成像、多方位及任意方向断面成像和无须对比剂直接显示血管结构等成像优势。在目前的临床诊断工作中，常规运用于脊柱脊髓的 MRI 序列包括 T_1WI、T_2WI、脂肪抑制序列及 T_2WI。

脊柱 MR 用于评估椎骨、椎间盘、脊柱关节和周围软组织的解剖结构，以检测结构性异常。对于脊柱骨质外伤，利用 MRI 中的脂肪抑制序列可发现早期、轻微骨髓水肿，对于骨挫裂伤的呈现具有较大优势；矢状位 MRI 可以准确判断脊柱骨折累及椎管范围，评估骨折椎管损伤程度，清楚显示脊髓、神经根损伤及韧带、椎间盘、周围软组织损伤等，为制定临床诊疗决策提供正确的影像学信息。对于椎管内占位，目前常规 MRI 平扫基本可以满足定位、定性诊断，而注射对比剂后的增强扫描则可以增加定性诊断信心，例如，椎管内室管膜瘤增强扫描多呈明显强化，而星形细胞瘤强化方式可因肿瘤细胞分化不同而表现出多种不同的强化方式，低级别星形细胞瘤表现为无强化 - 轻度均匀强化，而恶性程度较高的胶质瘤则多表现为不规则花环样强化。

对于脊柱周围神经，磁共振神经成像（magnetic resonance neurography，MRN）可以通过获得高质量的周围神经图像，辅助疾病的准确定位和诊断。MRN 利用神经内膜的水信号来勾勒

出周围神经的结构形态，周围神经解剖定位，显示正常解剖结构及变异；对于外伤造成的神经损伤、神经卡压等判读，或肿瘤等占位性病变的定性和范围评估，MRN 也具有重要的诊断价值；此外，MRN 还可对神经相关疾病和周围组织病变累及神经的相关疾病的定性及范围、神经损伤程度的分级等作出准确判读。当前，脊柱脊髓 MR 检查仍受制于搏动伪影和扫描层厚等问题影响，对于急性脊柱损伤，亦存在 MRI 扫描时间过长等应用限制。

脊柱脊髓 MR 检查在神经外科、骨科、风湿病学和疼痛管理等领域中具有重要作用，有助于准确诊断脊柱和脊髓相关的疾病，制定治疗计划和监测治疗效果。随着技术的不断发展，脊柱脊髓 MR 检查将继续提供更全面的信息。

（周学军　欧阳雪晖　袁宪顺　尹建东　李 伟　范文文　陈 峰　刘小明）

第三节　外周血管 MR 检查技术

这里介绍对比剂增强（3D CE-MRA）外周血管成像检查技术。

一、全身血管 MRA 检查技术

1. 适应证　①糖尿病、动脉硬化症和大动脉炎等可能累及全身动脉的疾病；②动脉搭桥或者人工血管替换术后了解全身的动脉状况，包括血管的狭窄、梗阻等。

2. 射频线圈　头颈联合线圈、体部相控阵线圈、下肢线圈，根据设备需要，可多种线圈组合使用。

3. 检查体位及成像中心　头先进，仰卧位，头部放平，腿部抬高5~10cm，或使用下肢专用模具架。将全身血管分为颈胸段、腹盆段、大腿段、小腿段，成像中心对准每段中心。

4. MRI平扫

(1)定位像及扫描范围：三平面定位像，矢状面2D TOF或2D PC序列行二次血管定位，范围包括全身血管。

(2)扫描序列和成像平面：冠状面三维扰相梯度回波(3D SPGR/3D T_1 FFE/3D FLASH/3D GRE-SP)序列。

(3)扫描基线：冠状面平行于血管上下走行。

分别行颈胸段、腹盆段、大腿段、小腿段扫描获得2D图像，经MIP得到矢状面图像，可精确定位前后扫描范围；在三平面定位像上确定冠状面扫描的上下范围，各段有一定重叠(一般上下重叠5cm)；采用3D SPGR序列依次行颈胸段、腹盆段、大腿段、小腿段冠状面扫描。

(4)相位编码方向：冠状面采用左右方向，矢状面采用前后方向。

5. 增强扫描

(1)对比剂剂量及注射速率：①对比剂总量为0.2mmol/kg体重。②注射速率分两档：前一档注射量为0.1mmol/kg体重，注射速率为2.0mL/s；后一档，余下对比剂注射完，注射速率为0.5mL/s。注射完对比剂后，再以0.5mL/s的速率注射等量生理盐水，可减少外周静脉血管中对比剂残留对成像的影响。

(2)扫描序列和成像平面：3D SPGR序列冠状面成像。

(3)扫描时相：采用MR透视技术。透视下见颈动脉对比剂充盈时即开始颈胸段、腹盆段、大腿段、小腿段依次扫描。

6. 全身血管MRA成像参数见表15-12。

表 15-12　全身血管 MRA 成像参数表

脉冲序列	TR/ms	TE/ms	FA/°	矩阵	FOV/cm	层厚/(间隔/mm)	NEX
3D SPGR (1 段)	2.38	0.97	25	320×484	50	1.5/0	1
3D SPGR (2 段)	2.38	0.97	25	320×484	50	1.5/0	1
3D SPGR (3 段)	2.33	0.92	25	384×484	50	1.2/0	1
3D SPGR (4 段)	3.06	1.1	25	484×484	50	1.1/0	1

注：1.5T MRI 参数为例。

7. 注意事项

(1) 采用对比剂智能跟踪方式或透视触发方式启动 3D SPGR 序列冠状面血管成像。后一方式通常更为直观，普遍被临床采用。

(2) 启动血管成像后，系统自动依次完成自上而下的分段扫描。在腹盆段和头颈胸段需要告知受检者屏气配合（检查前需进行屏气训练），其余保持自然平静呼吸状态。

(3) 如果需要进行静脉成像，在完成第一轮自上而下的扫描后，接着进行自下而上的反向移床和逐段扫描，依次完成小腿段、大腿段、腹盆段和头颈胸段的静脉成像。

二、下肢血管 MRA 检查技术

1. 适应证　各种原因引起的下肢动脉血管狭窄、血管腔闭塞、血管畸形、血栓性脉管炎及动脉瘤等血管性病变。

2. 射频线圈　双下肢相控阵线圈（最佳线圈）或床下内置线圈和腹部相控阵线圈组合。

3. 检查体位及成像中心 足先进，仰卧位，使用专用模具架固定双下肢（最佳方式），若无固定架，可抬高腿部 5~10cm（使大、小腿的前后中心处于同一水平面）。将下肢血管分为腹盆段、大腿段、小腿段，成像中心对准每段中心。

4. MRI 平扫

(1) 定位像及扫描范围：三平面定位像，矢状面 2D TOF 或 2D PC 序列行二次血管定位，范围自双侧髂动脉起始部（包括部分腹主动脉）至足底动脉。

(2) 扫描序列和成像平面：冠状面三维扰相梯度回波（3D SPGR/3D T_1 FFE/3D FLASH/3D GRE-SP）序列。

(3) 扫描基线：冠状面平行于血管上下走形。

分别行腹盆段、大腿段、小腿段扫描获得 2D 图像，经 MIP 得到矢状面图像，可精确定位前后扫描范围；在三平面定位像上确定冠状面扫描的上下范围，各段有一定重叠（一般上下重叠 5cm）；采用 3D SPGR 序列依次行腹盆段、大腿段、小腿段冠状面扫描。

(4) 相位编码方向：冠状面采用左右方向，矢状面采用前后方向。

5. 增强扫描

(1) 对比剂剂量及注射速率、扫描序列和成像平面：同全身血管 3D CE-MRA 检查。

(2) 扫描时相：采用 MR 透视技术。透视下见腹主动脉对比剂充盈时即开始腹盆段、大腿段、小腿段依次扫描。

6. 全身血管 MRA 成像参数见表 15-12 第 2~4 段。

7. 注意事项

(1) K 空间选择中心部分优先填充方式。

(2) 从腹主动脉到足背动脉越来越细，序列设计时腹盆段体素稍大，时间 15~18 秒，屏气扫描；大腿段体素较小，时间 20 秒左右；小腿段体素最小，空间分辨力最高，时间22~25秒。

（3）3D CE-MRA序列采集到的原始图像需要进行后处理，常用方法有MIP和VR。后处理前也可以采用减影技术，减影的图像能较好地抑制背景信号，改善血管显示。

三、外周血管MR检查技术的诊断要求和临床需求

外周血管走行迂曲，结构复杂纤细，其各种周围血管性疾病的形态学评估是外科治疗的关键。磁共振在外周血管检查中具备一些显著优势，包括无创、无电离辐射、可任意层面扫描和重建，安全易行。通过观察信号的变化，磁共振还能对新旧血栓及其性质进行判断，为临床诊断提供重要依据。

在进行外周血管成像时，磁共振可以使用较少的对比剂剂量来实现全身血管的显示与评估，特别适用于对碘对比剂过敏的受检者。此外，对于肾功能不全的受检者或移植术后受检者，磁共振还可以提供非对比增强的扫描方案，满足临床的需求。对于血管壁本身的病变，磁共振血管成像可以通过多参数的黑血技术对血管壁的形态、成分、性质及易损性进行评估。而对于动静脉畸形的病变，磁共振又可以通过动态血管成像技术对畸形血管团、供血动脉、引流静脉及病变范围进行精准显示和评估，为临床决策和手术方案的制定提供可靠依据。此外，磁共振在血管炎性病变的显示方面也有独特的优势，可以提供其他影像难以获得的增强信息。

总之，外周血管MR检查技术不仅能提供全身血管的显示与评估，还能对血栓、血管壁病变、动静脉畸形和血管炎性病变等进行准确评估，为临床提供重要的决策支持。

（周学军　李真林　倪红艳　路　青　周高峰　孙建忠
汪启东　陈　峰　刘小明）

中英文名词对照索引

D

F

G

H

J

K

L

M

N

P

Q

R

S

T

W

X

Y

Z